POR TRÁS DO **JALECO** BRANCO

Tradução

André Garcia Islabão
Médico internista

T775 Por trás do jaleco branco : médicos, suas mentes e saúde mental / Organizador, Clare Gerada, com contribuições editoriais de Zaid Al-Najjar ; tradução: André Garcia Islabão. – Porto Alegre : Artmed, 2022.
xiv, 326 p. : il. ; 23 cm.

ISBN 978-65-5882-071-0

1. Medicina. 2. Clínica médica. 3. Pessoal da área médica - Saúde mental. I. Gerada, Clare.

CDU 616-07

Catalogação na publicação: Karin Lorien Menoncin – CRB 10/2147

Médicos, suas mentes
e saúde mental

POR TRÁS DO JALECO BRANCO

CLARE **GERADA (Org.)**
Diretora médica do Practitioner Health Programme
Londres, Reino Unido

com contribuições editoriais de

ZAID **AL-NAJJAR**
Diretor médico substituto do Practitioner Health Service
Londres, Reino Unido

artmed

Porto Alegre
2022

Obra originalmente publicada sob o título *Beneath the white coat: doctors, their minds and mental health*, 1st Edition

ISBN: 9781138499737

Gerente editorial: *Letícia Bispo de Lima*

Colaboraram nesta edição:

Coordenador editorial: *Alberto Schwanke*

Preparação de originais: *Caroline Castilhos Melo*

Leitura final: *Leonardo Foschiera de Mesquita e Luísa Féres de Aguiar Rabaldo*

Editoração: *Clic Editoração Eletrônica Ltda.*

Capa: *Paola Manica | Brand&Book*

Nota

A medicina é uma ciência em constante evolução. À medida que novas pesquisas e a própria experiência clínica ampliam o nosso conhecimento, são necessárias modificações na terapêutica, onde também se insere o uso de medicamentos. Os autores desta obra consultaram as fontes consideradas confiáveis, num esforço para oferecer informações completas e, geralmente, de acordo com os padrões aceitos à época da publicação. Entretanto, tendo em vista a possibilidade de falha humana ou de alterações nas ciências médicas, os leitores devem confirmar estas informações com outras fontes. Por exemplo, e em particular, os leitores são aconselhados a conferir a bula completa de qualquer medicamento que pretendam administrar, para se certificar de que a informação contida neste livro está correta e de que não houve alteração na dose recomendada nem nas precauções e contraindicações para o seu uso. Essa recomendação é particularmente importante em relação a medicamentos introduzidos recentemente no mercado farmacêutico ou raramente utilizados.

GRUPO A EDUCAÇÃO S.A.
(Artmed é um selo editorial do GRUPO A EDUCAÇÃO S.A.)
Rua Ernesto Alves, 150 – Bairro Floresta
90220-190 – Porto Alegre – RS
Fone: (51) 3027-7000

SAC 0800 703 3444 – www.grupoa.com.br

IMPRESSO NO BRASIL
PRINTED IN BRAZIL

AGRADECIMENTOS

Escrever este livro foi um prazer, pois me fez refletir sobre o serviço que montei há mais de uma década (Practitioner Health). Eu nunca pretendi liderar um serviço de saúde mental para profissionais de saúde, mas suponho que, considerando minha formação em saúde mental, trabalho médico-legal e cuidado de pessoas com adição, isso seria inevitável. Após a entrevista para o serviço – o que incluiu o maior painel entrevistador que já vi –, realmente pensei que não obteria o contrato. Eu tinha tanta certeza de ter falhado em minha empreitada que deletei todas as referências ao Practitioner Health Programme (como eu o chamava então) de meu computador! Fico contente com o fato de que minha previsão negativa não se realizou. Assim, as primeiras pessoas às quais devo agradecer são aquelas que confiaram a mim a formidável tarefa de liderar esse serviço. Isso inclui Rosemary Field e Alastair Scotland. As primeiras semanas de mobilização do serviço foram frenéticas – tudo tinha que ser construído a partir do zero, e eu não conseguiria ter feito isso sem Lucy Warner, que permanece no serviço desde então, e Jane Black. Também devo agradecer a todas as cerca de 200 pessoas que trabalham no serviço e têm o que Jane uma vez chamou de "aquilo" – "aquilo" é o desejo de realmente cuidar dos pacientes, colocá-los em primeiro lugar e manter em mente as suas necessidades.

É claro que, ao escrever este livro, eu recordei as conexões que mantive com os milhares de médicos que consultaram em nosso serviço. Agradeço a todos por terem coragem e fé para buscar ajuda. Agradeço ao grupo de pacientes por toda a ajuda e orientação, aos membros do grupo de Luto por sua sabedoria – vocês são um grupo maravilhoso de pessoas, que conseguem ajudar os outros mesmo em tempos de imenso pesar.

Gostaria de agradecer a Morris Nitsun por seu apoio inestimável ao longo dos anos, a meus filhos, Alex e Ben, por sua paciência e amor e, por fim, ao meu marido, Simon Wessely, que tem sido minha fortaleza, minha inspiração e meu amor há quase 35 anos.

AUTORES

Amy Wilson, BMedSci
Medical Student
Sheffield Medical School
Sheffield, UK

Caroline Walker, MbChB, BSc (MedSci), MRCPsych, PGDip (CBT)
Psychiatrist and Therapist
NHS Practitioner Health
Surrey, UK

Isa Ouwehand, BSc, MBBS
Academic Foundation Programme Trainee
Greater Glasgow and Clyde, UK

Mary Doherty, MBChB, FCARCSI
Consultant Anaesthetist
Our Lady's Hospital, Navan
Meath, Ireland

Richard Duggins, MBBS, MRCPsych
Clinical Lead Regional Department of Psychotherapy, Clinical Lead (North East and Cumbria)
NHS Practitioner Health
Cumbria, Northumberland, Tyne and Wear NHS Foundation Trust
Newcastle upon Tyne, UK

Richard Jones, RMN, MSc, BSc, MAREBT
Clinical Director, Mental Health Nurse and Cognitive Behaviour Therapist
NHS Practitioner Health
Surrey, UK

Sandy Miles, MA, MSc, MBBS, MRCGP
General Practitioner
St Andrew's Surgery
Eastleigh, UK

Shivanthi Sathanandan, BSc, MBBS, MRCPsych
Consultant Psychiatrist, Addiction Specialist
Camden & Islington Foundation
London, UK

PREFÁCIO

Eu tinha que escrever este livro. Eu precisava tentar compreender o porquê de, para onde quer que olhemos – seja na imprensa médica ou leiga, no circuito de conferências ou na literatura acadêmica –, parecemos estar no meio de uma crise de doença mental na profissão médica. Pesquisas têm identificado que os médicos apresentam altos níveis de *burnout*, depressão e até mesmo comportamento suicida. Muitos estão abandonando a carreira logo após o seu início; outros estão pendurando o estetoscópio anos antes de chegar à idade formal de aposentadoria.

Considerando meu papel como "médica de médicos", estou na posição, talvez mais do que a maioria, de tentar entender esse desespero. Desde 2008, mantenho um serviço para médicos com doença mental após obter o contrato para oferecer o primeiro e único serviço de saúde voltado a médicos no National Health Service (NHS) do Reino Unido. Tendo começado em Londres, ao longo dos anos, o serviço se expandiu, passando a incluir todos os médicos da Inglaterra, o que significa que cerca de 180 mil médicos podem ter acesso ao Practitioner Health Service, e cerca de 3 mil médicos o fazem todos os anos. O catalisador para a organização do serviço foi o suicídio de uma jovem psiquiatra, Daksha Emson, que matou sua filha de 3 meses antes de se matar. Ela, assim como outros médicos com doença mental, não tinha doenças diferentes daquelas de seus pacientes. A maioria dos que procuram meu serviço chega com depressão, ansiedade e sintomas indistinguíveis de transtorno de estresse pós-traumático. Outros apresentam problemas de abuso de substâncias, e um número menor tem, como Daksha, transtorno bipolar e outras doenças psicóticas. Embora as proporções específicas possam ser diferentes, as condições mais comumente apresentadas pelos médicos são as mesmas que afligem a população geral, ou seja, depressão e ansiedade.

O que difere é como, quando e por que (ou, mais comumente, por que não) os médicos procuram por cuidados. Eles costumam chegar tarde, em uma crise ou após uma infração de trânsito relacionada ao uso de álcool. Para alguns, infelizmente, em especial os anestesistas com transtorno por abuso de substâncias, a primeira indicação de que há um problema aparece quando se matam, seja de maneira acidental ou intencional. O inquérito após as mortes de Daksha e sua filha revelou as dificuldades que os médicos enfrentam para acessar os cuidados de saúde, em especial nos casos de doença mental. Tenho visto em primeira mão a vergonha que muitos sentem ao aceitar que precisam de ajuda. Tenho visto seu medo de que, ao admitirem ter uma doença mental, isso tenha impacto em suas carreiras. E tenho visto o constrangimento que outros médicos sentem ao tratar colegas.

Há outros motivos por que os médicos têm dificuldade para aceitar ajuda. A forma como são treinados, sobretudo a maneira como são socializados na profissão, aceitando as regras veladas da comunidade médica, especialmente de que não devem ficar doentes, aumenta seu risco. Essa socialização começa bem antes que eles cheguem à faculdade de Medicina, e isso ecoa minha própria experiência. Minha vida está interligada às vidas daqueles sobre quem escrevo, sãos e doentes. Compartilhamos a mesma base, algo que conecta os médicos no passado, no presente e até mesmo no futuro. Investi muito na medicina, e, para mim, como para muitos de meus colegas, ser médico é mais do que apenas algo que *faço*, mas, sim, algo que *sou*.

Meus momentos mais memoráveis estão ligados à medicina. Chegar ao University College Hospital, passar nos exames finais e poder usar o título de "Doutora", obter minha parceria de clínica geral (GP, do inglês *general practitioner*) e ganhar o contrato para oferecer o serviço para médicos doentes. Cada dia apoiando, tratando, diagnosticando, testemunhando ou apenas sendo uma médica é uma satisfação e algo profundamente marcante. Acredito que essa identificação com a medicina dificulta que eu me torne uma paciente – que eu remova, de forma literal e metafórica, meu jaleco e meu estetoscópio para substituí-los pelo avental de paciente. Espera-se que os médicos coloquem os outros em primeiro lugar, que sacrifiquem suas próprias necessidades em nome das de seu paciente e que façam deste sua principal preocupação. A doença é desaprovada, e os médicos têm mais chances de ir trabalhar mesmo estando doentes do que de tirar uma licença por problemas de saúde – o presenteísmo é um problema maior que o absenteísmo. Essa certamente tem sido a minha experiência. Como ocorre com meus pacientes-médicos, eu também experimentei estigma pessoal, profissional e institucional quando chegou minha vez de aceitar que poderia estar doente. Mesmo estando com o pé quebrado após cair de bicicleta, eu fui trabalhar, finalizando minhas consultas apesar da dor, sem que por nem um momento tenha pensado em pedir para ir para casa mais cedo. Evitei a ajuda de outros e preferi sofrer em silêncio a aceitar que tinha as mesmas vulnerabilidades de meus pacientes mesmo quando, como acontece inevitavelmente ao longo da carreira de alguém, sofri de problemas de saúde mental. A sociedade coloca os médicos em um pedestal, e a cultura médica reforça esse estado de elevação. Nossa abordagem biomédica da relação médico-paciente dita que o médico tem a autoridade e a condição de saber tudo. Assim, não surpreende que alguns médicos – incluindo eu – enxerguem a si mesmos como invencíveis e super-humanos. Espero que isso esteja mudando e que a próxima geração de médicos tenha uma atitude mais saudável em relação às suas próprias fraquezas que as gerações anteriores.

A infelicidade em médicos não é novidade. Neste livro, eu cito o relato em primeira pessoa de um médico russo do início do século XX. Ele considerava seu trabalho insuportável e falava sobre o peso de trabalhar em hospitais públicos para a sua saúde mental e a de seus colegas (com 1 a cada 10 morrendo por suas próprias mãos). Os principais desencadeantes emocionais dessa infelicidade eram, naquela época, como agora, a vergonha e o estigma associados com a revelação de que se possa estar vulnerável e precisando de ajuda.

Considerando que sou, afinal de contas, um ser humano, ao longo dos anos tive que mudar de um papel de médica poderosa e com autoridade para um papel de paciente vulnerável. Esse é um passo gigante para a maioria dos médicos, e escrevi sobre isso a partir de um ponto de vista pessoal e profissional. Espero que tenha deixado essa transição mais fácil ao montar meu serviço, o qual compreende as barreiras que os médicos enfrentam ao se tornarem pacientes; muitas delas são autoimpostas, embora algumas sejam impostas pela cultura de não demonstrar fraqueza, além de problemas associados a estar em uma profissão regulada. Os serviços estruturados especificamente para o atendimento de médicos são poucos e distantes, mas, onde existem, eles garantem que os médicos com doença mental tenham recuperações notáveis. Comparo meu serviço àqueles modelos norte-americanos parecidos com uma liberdade condicional e demonstro os resultados ao longo do livro.

Mesmo na profissão médica, há alguns que sofrem mais que outros. Tentei comparar os dados de diferentes especialidades e seus riscos, embora a realização de comparações significativas seja perigosa, dada a escassez de pesquisas e a pouca qualidade daquelas que existem, além de dar meu ponto de vista baseado em minha experiência de já ter cuidado de mais de 11 mil médicos de diferentes especialidades.

Incluí um capítulo específico sobre os problemas que os médicos formados no exterior enfrentam. Esses médicos, como no caso de meu pai, chegam em busca de aventura, de uma vida melhor e para ajudar seu novo país. A grande maioria acaba prosperando. Mas sabemos que há os que sofrem discriminação e enfrentam, de maneira desproporcional, as sanções de reguladores e empregadores.

Os estudantes de medicina sempre apresentaram taxas elevadas de doença mental. Embora este livro seja sobre médicos, não incluir os futuros profissionais teria sido uma grande falha.

Ao longo dos anos, também cuidei de médicos que transgrediram seu código profissional. É claro que existe uma significativa sobreposição entre apresentar uma doença mental e envolver-se em processos regulatórios e disciplinares. Cerca de 10% dos médicos atendidos em meu serviço estão envolvidos em procedimentos regulatórios, geralmente de dois tipos: problemas relacionados com bebida e drogas – podendo incluir infrações de trânsito relacionadas a beber e dirigir ou roubo de drogas do trabalho – ou comportamentos que levaram à atenção do regulador e à busca de ajuda. Tenho visto muitos médicos ficarem deprimidos ao longo de um processo disciplinar que pode durar anos. Infelizmente, o suicídio é um risco real naqueles que receberam alguma queixa. É por isso que incluí uma seção no livro sobre aspectos básicos dos processos regulatórios, pois é impressionante o pouco que os médicos sabem sobre o trabalho do General Medical Council. Também apresento alguns conselhos práticos sobre como responder no caso de envolvimento em alguma investigação.

A grande maioria dos médicos não apenas sobrevive em seu trabalho, mas prospera. Esse é certamente o meu caso ao longo das décadas. Para tanto, utilizei recursos internos, enfrentamento consciente e mecanismos de defesa do ego inconsciente. Isso está provavelmente ligado à resiliência, a qual é uma característica complexa que vem sendo cada vez mais usada para colocar a culpa no indivíduo por "não lidar bem", em vez de no sistema por não ser seguro.

Este livro foi escrito por médicos e para médicos. Porém, acredito que os temas abordados sejam transferíveis para outras profissões, como enfermeiros, profissionais de serviço social, psicólogos e terapeutas. Muitos dos problemas enfrentados são os mesmos – medo de admitir a vulnerabilidade, de fazer parte de uma profissão regulada e da falta de confidencialidade. Assim, espero que você aprecie este livro, qualquer que seja a especialidade ou área de cuidados de saúde em que trabalhe.

Os direitos autorais deste livro estão sendo doados para o Doctors in Distress, uma instituição registrada e estabelecida para dar apoio a todos os profissionais de saúde, além de reduzir o estigma associado com a doença mental de maneira a evitar o burnout *e o suicídio entre aqueles que cuidam de nós.*

https://doctors-in-distress.org.uk/#

Clare Gerada

SUMÁRIO

1

Como se faz um médico

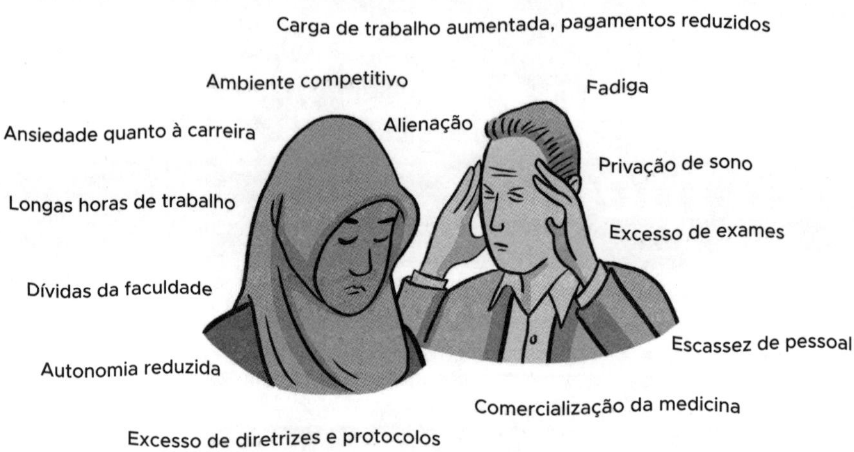
Carga de trabalho aumentada, pagamentos reduzidos
Ambiente competitivo
Fadiga
Ansiedade quanto à carreira
Alienação
Privação de sono
Longas horas de trabalho
Excesso de exames
Dívidas da faculdade
Escassez de pessoal
Autonomia reduzida
Comercialização da medicina
Excesso de diretrizes e protocolos

CAPÍTULO 1

COMO SE FAZ UM MÉDICO: *SELF* MÉDICO E GRUPO DE PERTENCIMENTO

Clare Gerada

Por favor, aceite minha renúncia. Não quero pertencer a nenhum clube que me aceite como membro.

Groucho Marx

Tornar-se médico envolve mais do que apenas absorver o enorme volume de informações necessárias para diagnosticar e tratar doenças. Os médicos têm que aprender as regras, os costumes e as práticas da profissão, que evoluíram ao longo de milênios. Desde o primeiro dia na faculdade de Medicina, os alunos têm que entender essas regras e, ao fazê-lo, tornam-se parte de seu grupo ou tribo escolhida, a "medicina". Esse aprendizado acontece não apenas nas palestras formais, rondas em enfermarias ou tutoriais, mas como parte do currículo informal, oculto e não codificado que acontece nos espaços intermediários. Os indivíduos são ensinados a se conformar às maneiras de se comportar, falar e vestir; ainda mais importante, eles também aprendem e adotam as regras do autossacrifício. Os indivíduos desconhecem esse processo e a maneira como, durante ele, assumem a persona do "médico".

"*O que você faz?*" é uma pergunta que fazemos ao encontrarmos alguém pela primeira vez. O que fazemos, significando a *atividade* que realizamos, é algo vital para a nossa identidade. Para os médicos, a identidade médica é muito forte, tanto em termos do indivíduo como clínico (médico) e como grupo (medicina). Combinadas, elas criam o profissional completo – **o médico**. A pessoa e a profissão ficam tão misturadas que muitos médicos, mesmo após se aposentar ou não conseguir mais trabalhar, ainda usam o título de "Dr.". Como me disse um paciente certa vez: *"médico é algo que você é, e não algo que você faz"*. Embora essa identidade ajude a garantir que os médicos realizem o trabalho esperado pelo público, ela também explica as poderosas barreiras que dificultam que os médicos busquem e tenham acesso a ajuda em caso de necessidade.

Neste capítulo, é discutida a formação das identidades individual e coletiva dos médicos. Os capítulos posteriores vão abordar vários aspectos desses conceitos e a forma como eles se relacionam à capacidade do médico para a realização de seu trabalho, mas também à sua vulnerabilidade a doenças mentais.

O *SELF* MÉDICO

A medicina ainda é uma das profissões mais respeitadas e prestigiadas, com o *status* elevado de curandeiro sendo um tema comum em várias culturas ao longo do tempo. Apesar das dificuldades atuais de se trabalhar como médico, as vagas nas faculdades de medicina ainda são muito procuradas, e os candidatos em potencial trabalham duro para mostrar que têm as credenciais adequadas para obter a entrada. Antes de conseguir uma vaga, os alunos já sabem o que significa "ser médico", e esse processo continua durante todo o treinamento. Durante esse período, os indivíduos se transformam no produto final: o médico. A primeira transformação que ocorre se relaciona ao *self* do indivíduo, sua identidade central. O "*self* médico" é um termo que foi usado pela primeira vez pelo médico norte-americano Robert Klitzman, em seu livro *When doctors become patients*,[1] mais tarde expandido por Alex Wessely em seu trabalho *Why doctors make good addicts and bad patients*.[2] Wessely descreve a fusão dos aspectos profissionais e pessoais do indivíduo médico para formar um único *self* médico. O *self* médico – na verdade, qualquer "*self*" – é composto por várias identidades que mudam dependendo da situação social, sendo determinado pelo mundo onde vivemos e pelos grupos (família, trabalho e grupos culturais e sociais mais amplos) dos quais fazemos parte.

Como exemplo, decidi tornar-me médica, em grande parte, por causa do meu falecido pai, que era clínico geral (GP, do inglês *general practitioner*). Como muitos médicos na década de 1960, ele veio como imigrante para trabalhar no National Health Service (NHS), que passava por dificuldades. Seu consultório era a nossa casa; o que era a sala de estar à noite tornava-se a sala de espera dos pacientes durante o dia; a sala de jantar tinha um duplo papel como sua sala de consultas. Aprendi a subir as escadas na ponta dos pés e ainda tenho vívidas as memórias das conversas na varanda, observando as senhoras rechonchudas usando chapéus e segurando bebês que choravam. Cada peça de nossa casa era cheia de coisas médicas: livros, revistas, equipamentos médicos, prontuários e até mesmo um esqueleto. As longas jornadas de carro eram amenizadas pelas histórias de meu pai sobre suas experiências na Nigéria quando trabalhava como Medical Officer of Health durante seu longo período no Colonial Service. Mesmo eu sendo muito jovem, ele me levava nas visitas domiciliares, e, a partir de um ponto de vista privilegiado como filha do médico, pude ver a pobreza e os efeitos da privação e da desigualdade social. Apesar de não ter treinamento em medicina, transformei-me em um "projeto de médica", e meus amigos me procuravam para perguntar sobre seus problemas de saúde. Meu pai era o GP local, um tipo de padre, considerando a reverência com que os pacientes e a comunidade local o tratavam. Eu também me sentia importante. Quanto mais os pacientes penetravam em meu espaço pessoal, mais eu me diferenciava deles. Eu me sentia e me tornava diferente. Inconscientemente, eu me definia como "a filha do médico". Minha identidade pessoal começou a incorporar a identidade de outros médicos. Eu atendia o telefone com autoridade, abandonando meu próprio nome e, em vez disso, adotando o título de "filha do Dr. Gerada". Esse exemplo ilustra a natureza insidiosa da internalização de uma identidade e de determinados valores, como ser capaz de manter a confidencialidade e estar ciente de precisar se comportar de "maneira apropriada" como a filha do médico. Por fim, e talvez ainda mais interessante, aprendi a fazer sacrifícios, como abrir mão de meus espaços pessoais em minha própria casa.

Mesmo antes de entrar na faculdade, de maneira implícita ou explícita, eu me via como diferente dos outros, e não estava sozinha nisso. A faculdade de medicina não faz nada para retirar do aluno essa "aura de especial". Devido ao nosso treinamento mais longo, oneroso e específico, nossa identidade é moldada por meio de normas e narrativas ajustadas pelas relações com outros médicos e com os pacientes, até chegarmos ao produto final: "o médico". Essa condição de ser especial é reforçada durante o treinamento, quando os médicos aprendem uma nova linguagem, usam roupas novas (para mim, era o avental branco curto como estudante que se transformava em um avental branco longo após a formatura) e carregam um estetoscópio (geralmente enrolado ao pescoço de maneira visível). Durante a faculdade, os estudantes aprendem a arte de compartimentar, sendo capazes de repartir cognitivamente diferentes aspectos de suas vidas. O longo treinamento e o vasto conhecimento necessário para a assimilação levam a uma "cientificização" do *self*, criando uma identidade cognitiva única e o produto finalizado (o médico) como alguém que incorpora conhecimento, certeza e autoridade. Após a formatura, a transformação fica completa quando os médicos adquirem seu novo nome: "Dr.". Todos esses símbolos externos marcam o indivíduo como "médico", mas os sentimentos internos ocultos (poder, autoridade e invencibilidade) são igualmente importantes na criação dessa identidade. Nesse ponto, surge o *self* médico – "aquilo que sou".

Como todo mundo, os médicos têm identidades conflitantes em diferentes momentos e contextos, em casa ou no trabalho, com a família ou com os pacientes, como médicos ou como pacientes. Contudo, o núcleo do "*self* médico" é particularmente forte e pervasivo. É este *self* que o médico apresenta ao mundo exterior e que o orienta durante a carreira. Sua onipresença significa que o equilíbrio entre trabalho e vida de um médico está alterado: os médicos têm dificuldade de abandonar sua identidade de trabalho na saída do hospital ou na porta do consultório e assumir outra que não seja a do "médico". Isso costuma ficar evidente em eventos sociais, onde os médicos tendem a ficar juntos, atraindo-se como se houvesse um radar na multidão. Pessoalmente, vivo e trabalho na mesma região e raramente abandono o papel de "GP local" mesmo em minha própria casa, pois muitos de meus amigos e dos amigos de meus filhos são pacientes atuais ou antigos e procuram-me para algum aconselhamento. Embora meu contato próximo com pacientes possa ser incomum, é muito comum a expectativa de que os médicos estão sempre em seu papel de profissionais, podendo ser solicitados a ajudar amigos, familiares ou estranhos. Assim, o médico nunca é um "não médico". Espera-se que eles sejam o "bom samaritano". Portanto, ao longo do tempo, o indivíduo e o médico se tornam indistinguíveis entre si. Não posso abandonar o médico em mim da mesma forma como um artista não consegue abandonar sua criatividade – os dois estão para sempre ligados. É este *self* médico que tenta, durante o trabalho, mascarar o sofrimento e proteger os médicos de sentimentos subjetivos de culpa, medo e desesperança.

Não posso abandonar o médico em mim da mesma forma como um artista não consegue abandonar sua criatividade.

O "*self* médico" atua como um mecanismo de defesa necessário e maduro, permitindo que os médicos lidem com o contato próximo com a morte, com o desespero e com a incapacidade. Porém, o "*self* médico" pode – e muitas vezes o faz – sair de controle, especialmente quando não é contrabalançado por um ambiente de trabalho saudável ou por um apoio pessoal. Ele pode inibir o desenvolvimento de empatia e limitar a compaixão. Este livro está repleto de exemplos em que médicos estão tão ligados ao seu papel de cuidados que não conseguem realizar nenhuma outra atividade, o que traz consequências negativas para sua saúde mental.

Um dos melhores exemplos dos aspectos positivos e negativos do *self* médico é encontrado no livro *A fortunate man: the story of a country doctor*. Escrito em 1967, o autor John Berger fornece um retrato de um GP, John Sassall. Sassall trabalhava como médico rural na Forest of Dean, e Berger o acompanhou em suas visitas e no consultório para conseguir produzir um relato de sua vida e trabalho realizado por um observador discreto. No livro de Berger, Sassall surge como alguém que incorpora o que há de melhor na profissão. Ele é descrito como uma pessoa puramente profissional, "que sabe tudo... cansado... e aceito pelos moradores do vilarejo e do campo como um homem que, no sentido mais amplo do termo, vive com eles".[3]

Sassall, como muitos outros médicos, era definido pelo seu trabalho. Quando seu parceiro de consultório de longa data morreu, em vez de conseguir outro, ele optou por dividir a lista de pacientes e seguir o trabalho sozinho. O livro de Berger descreve como Sassall desejava ser acordado à noite para chamadas de pacientes. Em termos bem claros, Sassall era "louco pelo trabalho", incapaz de ter qualquer outra identidade que não aquela de médico. Seus pacientes se beneficiavam com isso, pois ele estava sempre presente e disponível para eles. Ele era o epítome daquilo que muitos consideram como o médico de família perfeito, mas não sem as suas consequências. Sassall sofria de períodos regulares de depressão, os quais afetavam sua capacidade de realizar seu trabalho adequadamente, não havendo evidências de que tenha buscado algum tipo de ajuda profissional. Em vez disso, como escreveu Berger, "Sassall precisa trabalhar dessa maneira. Ele cura os outros para curar a si mesmo" (p. 79), tornando-se o clássico "curador ferido" que lida com suas feridas por meio de seu papel de cuidador em vez de abordar suas próprias necessidades psicológicas. Como um "médico total", Sassall não podia proteger seus pacientes contra a tarefa impossível de curar o incurável, uma falha que sentiu de forma pessoal e profunda. Infelizmente, após a morte de sua esposa, as coisas ficaram difíceis demais, e ele tirou sua própria vida.

O GRUPO DE PERTENCIMENTO (O *SELF* COLETIVO)

Tornar-se médico envolve uma rede de relações cada vez mais estreita com o sistema médico e dentro dele. Assim, não é surpreendente que a segunda transformação ocorrida durante o treinamento seja a da identidade coletiva dos médicos.

> *Nina chegou bem na hora para a aula. A sala estava cheia. Quase ninguém ali era médico, e eles aguardavam pelo início de uma palestra importante de um professor emérito que tinha ganhado um prêmio de prestígio; essa era sua aula de despedida. Pouco antes de começar a palestra, ele ficou sabendo que, entre as cerca de 500 pessoas da audiência, estava Nina, a qual recém tinha se formado como médica. Embora este fosse o dia dele, a sua glória, ele a dividiu com a moça, anunciando a todos o seu feito. Toda a audiência ficou de pé, sorrindo e batendo palmas. Ela tinha entrado para o grupo.*

Na vinheta, Nina passou pelo rito de passagem exigido ao formar-se, entrando para a "tribo" da medicina.[4] Esses rituais se conectam com as mudanças no ciclo vital do indivíduo em relação à hierarquia social, unindo, assim, os aspectos físicos e sociais de sua biografia. Os ritos de passagem têm três estágios: rituais de separação entre estudantes de medicina e de outras áreas não médicas, rituais de transição para a absorção do conhecimento biomédico e as habilidades, atividades, valores e assim por diante e um ritual de incorporação por meio do juramento de Hipócrates, do rótulo de "Dr." e do uniforme distintivo.

Como no caso do "*self* médico", esse processo acontece de maneira gradual, sendo reforçado quando estudantes de medicina – e, mais tarde, médicos – passam muitas horas no espaço limitado de sua "instituição total", onde moram, trabalham, sofrem, brincam, aprendem e, até mesmo, amam juntos (pois muitos formam parcerias duradouras com outros médicos). As instituições totais, conforme a definição do sociólogo canadense Erving Goffman, são lugares onde as pessoas trabalham e moram, apartadas da comunidade por períodos consideráveis, levando uma vida limitada.[5] Os exemplos típicos são as antigas instituições de saúde mental, as prisões e as escolas em regime de internato. Os espaços fisicamente limitados dessas instituições levam a divisões entre "eles" e "nós" (enfermeiros e pacientes, prisioneiros e funcionários da prisão, professores e alunos), com outras características que reforçam diferenças como rituais de admissão, roupas, linguagem e assim por diante. As faculdades de medicina são menos fisicamente confinadas em termos do espaço criados por tijolos e argamassa, mas são ainda mais limitadas, como diz o antropólogo Simon Sinclair, em termos do tempo gasto dentro da organização cognitiva e conceitualmente limitada da própria profissão.[6] Assim, elas compartilham muitas das características centrais das instituições totais de Goffman: o estudante é visto apenas como mais um na "multidão", e o treinamento das pessoas é conduzido na proximidade de outros. Além disso, as rotinas são impostas de cima para baixo e reforçadas por mesas diretoras e regras formais/informais (burocracia), independentemente do que seja melhor para o estudante ou a profissão.

Sinclair passou 1 ano inteiro observando estudantes de medicina e médicos recém-formados na Medical School da University College London (UCL) (onde estudei), escrevendo seus achados em *Making doctors: an institutional apprenticeship*. Para Sinclair,

> a incessante necessidade de que os estudantes de medicina trabalhem em exames infinitos acaba resultando em sua filiação cognitiva profissional à instituição, da qual eles são um interno (i.e., a profissão da medicina), uma passagem e uma filiação que podem excluir o mundo leigo da mesma forma como os manicômios o fazem.

Prefiro considerar uma descrição mais benevolente, mas não menos total, da instituição total da medicina como o "grupo de pertencimento".

Durante a faculdade de medicina, e mais tarde no trabalho, fiquei inconscientemente presa em meu grupo de pertencimento, o qual me continha desde sempre.

Durante a faculdade de medicina, e mais tarde no trabalho, fiquei inconscientemente presa em meu grupo de pertencimento, o qual me continha desde sempre. Aprendi sobre as regras de meu grupo, mesmo enquanto era apenas uma adolescente ajudando meu pai; por exemplo, como nunca dizer o que via ou ouvia; como me comportar em público; e como parecer confiante. Eu mantinha segredos sobre os outros, inclusive sobre amigos próximos e seus familiares. Esse grupo me ligava ao passado, ao presente e, até mesmo, à futura comunidade de médicos, dando-me a noção preestabelecida do que significava ser um médico. Assim, a faculdade de medicina cria um produto finalizado que é uma pessoa que incorpora o tremendo poder que a educação médica traz, que se manifesta na forma como o médico fala, age, escreve e interage. Isso tem conotações positivas, permitindo que os médicos façam o trabalho que as pessoas demandam deles, mas também estabelece pressões extremas sobre o médico e seus familiares. Para muitos médicos, o trabalho substitui suas famílias de maneira literal e metafórica. O produto final "médico" está imerso em seu "grupo de pertencimento" (medicina), um grupo reforçado por uma profissão que tem hierarquias estritas, comportamentos (dentro e fora do trabalho), solidariedade profissional, culturas, normas e valores construídos ao longo do tempo. É claro que o "grupo" não é uma entidade única, mas uma matriz de diferentes grupos interconectados que mudam com o tempo, incluindo o meu próprio: meu grupo de dissecção, meus hospitais, minhas equipes nas enfermarias dos hospitais, meu sindicato médico, minha entidade profissional, minha parceria como GP e assim por diante. Porém, há uma linha médica comum que liga todos os grupos, reforçada por comemorativos como as regras de grupo, as roupas (vestimentas cirúrgicas, aventais e insígnias) e os rituais, tudo isso servindo para reforçar a coesão do grupo.

MÉDICOS E TRABALHO

Considerando as transformações que ocorrem durante o treinamento de um médico, não surpreende que o trabalho se torne algo central em sua identidade.

> *Richard era cirurgião consultor sênior de um grande hospital-escola. O hospital passava por medidas especiais para tentar alcançar os objetivos da lista de espera e atravessava uma crise financeira séria. O hospital era dirigido quase exclusivamente por substitutos. Richard, como chefe de seu departamento, sentia-se culpado por não suprir as necessidades de seus pacientes. Ele abordou o problema assumindo a carga de trabalho de colegas ausentes, dando aos pacientes acesso direto a ele por meio de seu telefone celular privado e chegando mais cedo (6 da manhã) e ficando até mais tarde (10 da noite) no departamento. As horas de trabalho eram acrescidas da hora que levava para ir e vir até o trabalho todos os dias. Ele ficou irritado, ansioso e passou a beber para ajudar a dormir. À medida que a carga de trabalho aumentava, seu humor piorava.*

A consulta de Richard em meu serviço foi precipitada por uma tentativa de suicídio planejada para parecer um acidente. Ele jogou seu carro contra o canteiro central da estrada que levava até o hospital. Felizmente, o *airbag* salvou sua vida, e ele sofreu apenas alguns cortes e hematomas. Ele admitiu à sua companheira que tinha planejado tudo isso e, então, fez contato com meu serviço. Como no caso de John Sassall, o protagonista de *A fortunate man*, Richard sentia (e agia) como se tivesse o dever de sanar sozinho as falhas de seu hospital e lidar pessoalmente com esses problemas. Na primeira consulta, Richard disse: "Quanto mais eu trabalho, mais me iludo de que está tudo bem".

Isso não chega a surpreender, pois a identidade do médico está tão ligada ao seu trabalho que o seu presenteísmo – isto é, ir trabalhar mesmo quando não está bem – é um problema mais importante entre os médicos que o absenteísmo. O presenteísmo pode ser visto como a manifestação visível do quão central é o trabalho para a identidade do médico. Os médicos, da mesma maneira que Richard, trabalharão mesmo sem ter condições para isso, tentando cumprir com suas responsabilidades, em parte pela vergonha associada ao fato de não trabalharem tão bem quanto desejam e de desapontarem seus colegas se faltarem ao trabalho. Isso significa que médicos doentes que trabalham mais ficam ainda mais ligados ao seu grupo e ao "*self* médico", pois fazem hora extra e atendem mais pacientes. Essa reação é parecida com um pensamento mágico ou uma defesa maníaca, como explica um paciente--médico: "Eu imaginava que, se trabalhasse mais, não ficaria doente, de forma que chegava cada vez mais cedo ao trabalho e atendia cada vez mais pacientes. No final das contas, isso tudo ruiu quando bati o carro no caminho para o trabalho". Não são apenas os médicos que trabalham mesmo estando doentes: isso também acontece com professores e policiais, e essas profissões compartilham muitas das características discutidas neste capítulo.

A ausência do trabalho, especialmente durante períodos prolongados, produz um efeito negativo sobre a saúde física e mental, além de repercutir na estabilidade profissional e financeira. Ficar sem trabalhar, especialmente se for forçado a isso, pode levar à desmoralização substancial, à depressão e até mesmo ao suicídio. Médicos desempregados e suspensos estão entre os membros mais isolados da profissão, com risco aumentado de desenvolver graves problemas de saúde mental. A autoestigmatização em médicos que não trabalham também é comum, com os médicos se descrevendo como fracassados e internalizando as visões negativas dos outros. Sentimentos de alienação em relação à sua "instituição total" sem dúvida ocorrem, criando uma perda de identidade e questionando seu senso de *self* e valor. Há um paradoxo aqui. O modelo de Goffman sugere que o fato de estar na instituição total e os processos de institucionalização acabam promovendo a perda da individualidade, a alienação, a falta de orientação para o futuro e uma desesperança aprendida. Porém, para os médicos, é a exclusão da "instituição da medicina" que produz essas experiências pessoais, e isso fala muito sobre a profundidade da internalização da identidade de ser um médico.

Uma médica, Belinda Brewer, ao escrever sobre sua própria doença depressiva, diz que,

> Ser médico e não poder trabalhar nos rouba mais do que apenas a saúde. Não se trata apenas de um trabalho. O "ser médico" está fundamentalmente integrado a tudo que somos.[7]

Para os médicos, trabalhar mais duro significa que eles podem se esconder por trás da máscara de legitimidade que o self médico oferece.

Para os médicos, trabalhar mais duro significa que eles podem se esconder por trás da máscara de legitimidade que o *self* médico oferece. A percepção de sua própria condição de saúde é ocultada por essa máscara, a qual os protege de toda a pressão que tomou conta de sua vida. Como disse um paciente,

> Eu me segurava desesperadamente a isso [ser médico]. Durante cerca de 3 meses, eu só era feliz enquanto trabalhava. Fazia plantões adicionais, ficava até mais tarde. Sentia como se tivesse um propósito e um significado. O trabalho era minha muleta. Eu pensava: "Devo estar bem, já que sigo trabalhando".

Amy Wilson, quando ainda era estudante de medicina, examinou narrativas de médicos que foram escritas quando eles não se sentiam bem.[8] Em algumas delas, os médicos falam sobre a batalha para encontrar um equilíbrio entre ter conhecimento científico especializado e o súbito influxo de emoções e adversidades que chega com uma doença pessoal. Em outras palavras, eles têm dificuldade de se tornar pacientes. Os temas recorrentes são negação, autoestigmatização, vergonha e preocupação com sua reputação e competência profissionais. Esses temas são comuns e serão abordados mais adiante neste livro e no Capítulo 2, Doença mental em médicos: Um contexto histórico. A pesquisa de Amy Wilson e aquela da literatura acadêmica nos mostra que há um contrato informal que leva os médicos a trabalharem mesmo doentes, ignorando os sintomas de sofrimento e esperando que os colegas façam o mesmo, resumido da seguinte forma por um GP: "A menos que não consiga sair da cama, você se arrasta e trabalha".

Essa falta de aceitação da doença pessoal resulta em negação continuada da vulnerabilidade, dificuldade de buscar ajuda em caso de problemas de saúde, ocultação de doenças e tentativa de gerar a ilusão externa de ser uma pessoa altamente funcionante. Médicos costumam "seguir em frente" no trabalho, mesmo após seus casamentos acabarem, os amigos desaparecerem e seu interesse definhar. Eles se agarram ao papel profissional, vendo-o como o *único* domínio de suas vidas em que podem exercer o máximo de influência e controle, além de receber a validação que não obtêm em outras áreas. Contudo, esses médicos encontram dificuldades quando a única fonte de validação como médicos (e, em seu ponto de vista, como seres humanos) é ameaçada.

O psiquiatra Max Henderson e seus colegas entrevistaram médicos que estavam sob licença de saúde prolongada devido a problemas físicos e mentais.[9] Os principais temas que surgiram dessas entrevistas foram a importância de sua identidade de trabalho e os sentimentos de vazio quando não estão trabalhando. Ficar afastado estava associado a uma alteração fundamental nessa identidade, do tipo que era percebida como "humilhante, vergonhosa e isoladora". Quando estão doentes e não podem trabalhar, os médicos tendem a se culpar. Isso pode piorar ainda mais a autoestima e criar um círculo vicioso em que o médico precisa trabalhar para melhorar sua autoestima, mas não consegue trabalhar. Enxergar-se como um fracassado se torna sua nova identidade, exacerbada pela percepção das impressões negativas dos colegas. Quando adoecem, os médicos se sentem excluídos de seu grupo de pertencimento (medicina). Autoestigma descreve o fenômeno em que as pessoas adotam e internalizam estigmas sociais externos, experimentando perda de autoestima e autoeficácia.[10-12] Em geral, o sentimento de fracasso se torna uma autopercepção generalizada em vez de ser específica para a perda do papel profissional, e a experiência de ser um médico longe do trabalho culmina em um senso de *self* internalizado e alterado. É claro que nem todos os médicos se comportam dessa maneira. Alguns aceitam o papel de doentes quando isso é necessário, buscam e aderem aos conselhos dos outros e são modelos de pacientes. Infelizmente, contudo, em minha experiência de ter supervisionado o cuidado de mais de 10 mil médicos doentes, a maioria tem dificuldade para aceitar que estão doentes e espera entrar em crise para procurar ajuda.

CONCLUSÃO

Espero que este capítulo de abertura comece a explicar o porquê de os médicos terem tanta dificuldade para aceitar o papel de doentes e que o problema vai além dos aspectos práticos de simplesmente marcar uma consulta, chegando ao cerne do que significa ser médico. A profunda ligação do médico à sua identidade profissional e às regras de "pertencimento" à "medicina" o impede de demonstrar vulnerabilidade. Abordarei muitos desses temas ao longo do livro.

REFERÊNCIAS

1. Klitzman R. *When Doctors Become Patients*. Oxford University Press, 2008.
2. Wessely A, Gerada C. When doctors need treatment: an anthropological approach to why doctors make bad patients. *BMJ* 2013;**347**:f6644. Disponível em: www.bmj.com/content/347/bmj.f6644
3. Berger J, Mohr J. *A Fortunate Man*. New York: Vintage, 1995.
4. Van Gennep A. *The Rites of Passage*. London: Routledge and Kegan Paul, 1960.
5. Goffman E. *Asylums; Essays on the Social Situation of Mental Patients and Other Inmates*. Garden City: Anchor Books, 1961.
6. Sinclair S. *Making Doctors*. Oxford: Berg, 1997.
7. Brewer B. Depression has many faces. In: Jones P. *Doctors as Patients*. Oxford: Radcliffe Publishing, 2005, pp. 11–13.
8. Wilson A. The art of medicine. Physician narratives of illness. *Lancet* 2019;**394:**20–21.
9. Henderson M, Brooks SK, del Busso L, *et al*. Shame! Self-stigmatisation as an obstacle to sick doctors returning to work: a qualitative study. *BMJ Open* 2012;**2**:e001776. doi:10.1136/bmjopen-2012-001776.
10. Watson A, Corrigan P, Larson J, Sells M. Self-stigma in people with mental illness. *Schizophr Bull* 2006;**33**(6):1312–18.
11. Ritsher J, Otilingam P, Grajales M. Internalized stigma of mental illness: psychometric properties of a new measure. *Psychiatry Research* 2003;**121**(1):31–49.
12. Schomerus G, Matschinger H, Angermeyer M. The stigma of psychiatric treatment and help-seeking intentions for depression. *Eur Arch Psychiatry Clin Neurosci* 2009;**259**(5):298–306.

CAPÍTULO 2

DOENÇA MENTAL EM MÉDICOS: UM CONTEXTO HISTÓRICO

Amy Wilson

O MÉDICO HEROICO NO NOVO SÉCULO

Os desafios da medicina moderna (longas horas, responsabilidade pelos pacientes e uma cultura médica imperdoável) não são novos.[1] Embora os contextos e as sociedades tenham mudado, percepções sobre saúde e doença mental de médicos podem ser encontradas ao longo da história. Durante o século XIX e início do século XX, a medicina existia em um panorama diferente: como uma profissão predominantemente de homens de baixa renda que testemunhava o surgimento da ciência e da tecnologia em uma sociedade que estigmatizava profundamente a doença mental.[2] Muito da natureza estoica da medicina foi estabelecida durante esse período, com a expressão de firmeza vitoriana reforçando a repressão emocional e a capacidade de enfrentar incólume as adversidades. Além disso, a insatisfação e a decepção já eram encontradas em 1869. Um médico lamentava que: "A medicina sempre foi e continua sendo a mais desprezada de todas as profissões que os homens de educação liberal podem exercer", aconselhando seus alunos a "não estudarem medicina.".[3]

O médico Vikenty Veresaeff escreveu sobre seus embates com a medicina em suas memórias, *Confessions of a physician*.[4] Embora tenha havido boa recepção da imprensa, *Confessions* gerou uma onda de indignação entre os médicos. Eles não gostaram da sua "autoexploração" para os "leigos".[3] Como se poderia esperar pela rejeição, Veresaeff representava uma minoria entre os médicos no início da década de 1900. Para muitos, memórias médicas deveriam celebrar as conquistas e demonstrar o heroísmo. Contudo, mesmo nesses textos, um conflito implícito se faz presente. Uma sensação de tensão nervosa, esgotamento e carga de trabalho impiedosa também aparece nas memórias de Francis Galton em 1908, *Memories of my life*.[5] Galton, mais bem conhecido por seu trabalho em eugenia, também estudou medicina em Cambridge, na Inglaterra. Em um parágrafo curto, ele fala sobre o tempo que dedicou a cuidar de sua saúde:

> Foi durante meu terceiro ano que minha saúde piorou e tive que dar um tempo e ir para casa. Eu sofria de palpitações intermitentes e de uma variedade de sintomas cerebrais alarmantes. Parecia haver um moinho dentro da

Parecia haver um moinho dentro da minha cabeça. Não conseguia evitar as ideias obsessivas. Às vezes nem conseguia ler um livro.

> minha cabeça. Não conseguia evitar as ideias obsessivas. Às vezes nem conseguia ler um livro. Teria sido uma loucura continuar aquele tipo de vida de estudos que eu estava levando. Eu era muito fanático, trabalhava de maneira muito irregular e em direções diferentes, causando um grave dano a mim mesmo.[6]

A experiência é intensa e emotiva, mas é discutida de forma rápida. Galton enfatiza que a carga de trabalho era simplesmente exagerada, resultando em "sintomas cerebrais" e "ideias obsessivas", e que "parecia haver um moinho dentro de sua cabeça". As imagens descritas são claras, demonstrando a importância dessas memórias e contradizendo a brevidade de sua apresentação.

Tendo sido fornecida uma melhor percepção das pressões da medicina, foi durante essa era que foi examinado pela primeira vez o conflito entre profissionais médicos e seu trabalho. Os textos iniciais sobre sociologia médica foram publicados em 1894, 1902 e 1909.[6-8] McIntire afirma que

> Os afazeres médicos... dariam para escrever uma história mais abundante em cenas de autossacrifício e permeadas por mais bravura que o recital de todas as nossas guerras.[7]

Warbasse fala desse sacrifício e bravura, refletindo que a profissão médica não consegue enxergar além de seus pares, em que o indivíduo é apenas uma expressão humana isolada e geralmente imperfeita.[8] Trata-se de uma das primeiras discussões críticas sobre a profissão médica e sua devoção e perfeccionismo sem igual que pode levar a uma sensação de isolamento. Além disso, vemos os primeiros relatos sobre as taxas de suicídio entre médicos. Um editorial de uma página publicado em 1897 afirmava haver um elevado grau de infelicidade na profissão[9] (coincidentemente, este foi o mesmo ano em que Durkheim publicou seu livro inovador, *Suicide*[10]).

O editorial intitulado *Suicide among physicians* sugere que:

> há razões especiais para o descontentamento exagerado entre os médicos... a prática da medicina oferece pouco retorno em troca de suas demandas, incluindo não haver compensação por horas extras e feriados... [além de] haver muitas questões éticas e morais a lidar sem um suporte fiel.[9]

Apesar do reconhecimento das demandas da medicina, a exposição do "descontentamento" da profissão obteve, mais uma vez, recepção ruim entre os médicos da época. Essa recusa em aceitar os desafios que os médicos enfrentavam na virada do século anunciava a vulnerabilidade dos profissionais médicos nos anos seguintes.

AUMENTO DO *STATUS*, AUMENTO DOS CONFLITOS

Entre 1903 e 1947, foram publicados muito poucos artigos sobre o bem-estar do médico.[11-14] Durante esse período, a medicina e a sociedade passaram por transformações significativas. O modelo biomédico foi integrado à prática médica, o National

Health Service (NHS) foi estabelecido no Reino Unido em 1948, e os cuidados de saúde foram privatizados nos Estados Unidos. A profissão médica estava ganhando prestígio político e científico, oferecendo uma plataforma para o florescimento do médico heroico. As novas teorias de Sigmund Freud introduziram a ideia de que poderia haver doença mental na população geral. Em razão disso, a suicidologia mudou seu foco para o indivíduo, e o cuidado da saúde mental começou a tomar a forma de psiquiatria e psicanálise.

A questão do suicídio médico se tornou um pouco problemática. Como poderia a profissão proteger seu sucesso e sua nova imagem? Em outras palavras, se o suicídio fosse devido a fatores individuais, como poderia um médico suicida responder bem às demandas da profissão? No *New York Medical Journal*, Knopf relata que a medicina tem "o maior número de suicídios entre todas as classes profissionais", ainda que essas taxas fossem "patéticas" – que "ninguém deveria esperar que colegas que fugiam ao padrão e que se autodestruíam" obtivessem sucesso na medicina.[14]

A primeira análise aprofundada do bem-estar psiquiátrico dos médicos foi conduzida por Anchersen, em 1947. Seu artigo, *On the prognosis of narcomania*, expunha a elevada prevalência de adição a drogas entre médicos nos Estados Unidos e no Reino Unido.[15] O suicídio de médicos surgiu mais uma vez como um problema que necessitava de solução. DeSole, Singer e Aronson publicaram uma lista das taxas de suicídios relatadas na época:

> Em 1950, a taxa de suicídios ajustada para a idade entre médicos, comparada à de todos os outros homens brancos com idade entre 25 e 59 anos nos Estados Unidos, era de 1,11:1;
>
> A taxa de suicídios entre médicos na Grã-Bretanha é de cerca de 2,25 vezes a taxa para homens em geral.[16]

Os autores discutem as causas para essas taxas elevadas, sugerindo que as estatísticas "não refletem uma reação verdadeira às novas relações sociais estabelecidas como resultado de serviços de saúde socializados".[16] Embora seja possível que o contexto desses médicos tenha contribuído para o risco de suicídio, essa explicação atribui "o estresse e a transição social" como causas da suicidalidade. Eles ainda descrevem fatores associados ao suicídio de médicos semelhantes àqueles do início do século: um nível avassalador de estresse, carga de trabalho e responsabilidade. Contudo, essa explicação supõe uma culpa individual, sugerindo que alguns indivíduos não conseguem lidar com o estresse. Outro estudo publicado no *BMJ* atribuía a causa a "condições de trabalho cruéis" e a "tipos intelectuais que trabalham sob algum grau de pressão".[17] Novamente, assume-se que os médicos não tinham resiliência. Embora esses artigos tenham começado a abordar a questão do suicídio de médicos (e os problemas associados de carga de trabalho e estresse), a necessidade de que os médicos fossem fortes e resilientes era ressaltada.

Relatos de experiências pessoais oferecem uma visão melhor da insatisfação e dos estressores de toda a sociedade médica na década de 1950. Um médico escreveu no periódico médico *Lancet*, em 1950, que "Em uma profissão que tem como uma de suas principais glórias o que o Ministro chama de 'consanguinidade', os pais estão agora desencorajando seus filhos a seguir seus passos".[18] Pinner publicou *When doctors are patients* em 1952, sendo a primeira coleção de narrativas de doenças escritas por médicos. Aqui, a experiência de ansiedade é iluminadora. Ao ver marcas negras na testa das pessoas, um cirurgião escreve

> Eu tinha muito medo de perguntar para alguém. O segredo seria descoberto, e eu seria rotulado como psicótico. Decidi que deveria apostar. Tentei ser casual... Ele respondeu, sem perceber meu pânico, que "hoje é quarta-feira de cinzas".[19]

Eu tinha muito medo de perguntar para alguém. O segredo seria descoberto, e eu seria rotulado como psicótico.

Ele também se lembra de ver um estudante de medicina sendo tratado para depressão:

> Entre esses prontuários, deparei-me com o de um estudante de medicina cujo nome eu já conhecia... Ali estava ele, escondido e gradualmente se recuperando de uma depressão emocional grave... Lembrei-me de sua aparência normal e mais uma vez senti um vago desconforto e apreensão... Fiquei com a boca seca e todo suado.[19]

Essas narrativas revelam que as doenças mentais atingiam os médicos da mesma forma que a população geral. Elas mostram uma progressão desde o tormento pessoal do indivíduo até a profunda vergonha sentida por toda a profissão. No *Bulletin of Suicidology*, a esposa de um médico que tirou a própria vida descreve a total ausência de suporte dos colegas:

> [seus colegas] não foram capazes de acreditar que a pessoa que eu conhecia em casa era a mesma pessoa que eles conheciam como médico. Implorei por ajuda nos últimos 2 anos para que ele fosse hospitalizado e impedido de se matar, mas ninguém acreditou em mim.[20]

Esses textos começam a descrever alguns temas comuns à experiência de doença em médicos até mesmo hoje – um medo inato de doenças mentais, uma sensação de que a doença mental seria o fim de sua carreira, a dificuldade de buscar ajuda e a ocultação de médicos que enfrentavam doenças mentais ou que recebiam tratamentos para elas.[21]

O MÉDICO INSTÁVEL, PATOLÓGICO E INDESEJÁVEL

Na década de 1950, as doenças mentais, as taxas de suicídio e a insatisfação com a medicina estavam lentamente começando a ser associadas. Entre 1960 e 1975, vimos um grande aumento na literatura e na pesquisa sobre doenças mentais em médicos.

A responsabilização pessoal e a falta de suporte chegam até a essas últimas décadas, pois a literatura do período considerava os médicos com doenças mentais como patológicos e inadequados para a medicina. Também foi determinado que os médicos "tinham mais chances de ter casamentos ruins, usar drogas e álcool em excesso e obter auxílio de psicoterapia".[22] Os pesquisadores dessa época afirmam que apenas os médicos com infâncias e adolescências menos estáveis pareciam vulneráveis aos riscos e aos estresses ocupacionais da medicina.[22] Muitos estudos ostracizavam os psiquiatras, os quais pareciam "procurar soluções para seus próprios problemas inconscientes", aprendiam com os pacientes o sucesso do suicídio e cujos próprios suicídios mostravam o fracasso em conhecer sua própria especialidade. À medida que as mulheres começaram a entrar na profissão, elas também enfrentaram um escrutínio – sendo descritas como compulsivas, competitivas e preocupadas com o casamento.[23] Embora a elevada pressão e a natureza causadora de ansiedade do trabalho fossem salientadas, a causa das doenças psiquiátricas acabava sendo atribuída a falhas no autorrespeito e em traços de personalidade.[24]

Em 1972, foram observados casos de adição a drogas e suicídio entre médicos. Também durante esse ano, um médico com esquizofrenia matou 3 crianças em um hospital do Reino Unido; o interesse no assunto estava se intensificando, mas esse evento aumentou, de maneira surpreendente, o interesse da profissão e do público sobre doenças psiquiátricas em médicos.[25] Surgiram revisões em múltiplos periódicos de psiquiatria e no *Lancet*. Em termos de avaliação, foram recomendadas duas propostas pelo General Medical Council (GMC) e pela British Medical Association (BMA): estabelecer painéis de saúde mental e um comitê com poder de suspender médicos com doenças mentais, além de estabelecer que diretores de faculdades de medicina avaliassem o estado mental de seus estudantes (e, se fosse considerado aceitável, que emitissem um certificado de aptidão para a prática).[25] Em 1973, a American Medical Association (AMA) publicou um artigo em que defendia o comprometimento da medicina com o cuidado competente do paciente, além de enfatizar o escopo das doenças psiquiátricas entre médicos.[26] Ele listava os programas que surgiam em alguns estados e oferecia recomendações que salientavam a responsabilidade ética dos médicos em relação à notificação de colegas acometidos e à maneira de notificar as organizações disciplinares do Estado.[23]

Pode parecer chocante para um leitor moderno que um médico com doença mental seja considerado como intrinsecamente desesperançado, patológico e indesejável na profissão. O estigma e a culpabilização pessoal estavam profundamente estabelecidos nos ideais da profissão médica, e seu *status* e poder crescentes eram protegidos a todo custo. Embora os médicos possam ter desejado apoiar seus colegas com doenças mentais, as consequências de suscitar preocupações sobre outro médico os colocava em uma posição difícil. Em muitos casos, a ideia era reiterada de que "médicos não notificam colegas com problemas porque não querem destruir a carreira de outros médicos".[27] Ao mesmo tempo, as pesquisas reforçavam a ideia de que essas pessoas não mereciam ajuda, pois não eram adequadas para a medicina e eram uma causa perdida.

Os médicos com doenças mentais pareciam não ter a quem recorrer. Isso era reconhecido por aqueles que estavam doentes, conforme ilustrado nas narrativas da época (que ficaram cada vez mais claras e explícitas).[21] Isso teve consequências prejudiciais para os indivíduos que mais precisavam de apoio. Muitos não se sentiam capazes de procurar ajuda e continuavam praticando a medicina até o momento de uma crise. Em alguns casos, isso resultava na investigação desses indivíduos. É trágico, embora comum, que muitos médicos investigados tenham morrido por suicídio:

Muitos não se sentiam capazes de procurar ajuda e continuavam praticando a medicina até o momento de uma crise.

> Ele foi denunciado à sociedade médica local e foi investigado pelo comitê de médicos incapacitados. Por fim, durante um de seus episódios depressivos, acabou se matando.[27]

Para aqueles que conseguem buscar ajuda, a sensação de isolamento e estigma é palpável. Conforme uma narrativa de adição, um médico descreveu:

> Por fim, o terapeuta perguntou como andavam as coisas e, em meio a lágrimas, derramei culpa e desespero. Sou médico, e estou em um hospital para drogaditos. Você encaminharia sua mãe, esposa ou irmã para consultar comigo? Sou médico. Eu deveria conseguir superar isso sozinho![28]

Os exemplos de problemas de personalidade também são evidentes:

> Eu era o único com dependência química no hospital, e o psiquiatra não tinha a menor ideia de como me tratar. Ele dizia que eu tinha um transtorno de caráter, que era tenso demais, que tinha que aprender a levar uma vida mais tranquila.[27]
>
> Meus colegas psiquiatras... dizem que, entre alcoolistas, há 10% de depressão e 90% de personalidade inadequada. Não consigo aceitar essa afirmação.[29]

Essas citações salientam as consequências das percepções em relação a médicos com doença mental na década de 1970. Os tratamentos estavam sendo disponibilizados, mas eles costumavam conter o estigma e a culpa descritos na literatura. Ainda assim, o suporte inesperado de alguns colegas e mesmo de outros médicos com doença mental ou adição parecia mais significativo para quem estava doente:

> Esses dois homens tinham um imenso conhecimento sobre alcoolismo, pois também estavam se recuperando da doença... Eles me demonstraram um amor

verdadeiro, compaixão e compreensão, e me fizeram acreditar em meu valor pessoal, o que guiou minha recuperação.[28]

RECONSIDERANDO OS DESAFIOS DA MEDICINA

Nos últimos 25 anos do século XX, a profissão começou a demandar mudanças nos ideais da medicina. Ao longo da década de 1980, os médicos em treinamento costumavam trabalhar mais de 100 horas por semana, com plantões em fins de semana que começavam na manhã de sexta-feira e terminavam na noite de segunda-feira. Na forma de artigos que relatavam o estilo de vida e os estresses dos médicos, as pesquisas começaram a considerar os outros fatores envolvidos na saúde mental dos médicos. De maneira parecida com o início do século XX, os estresses das faculdades de medicina e da prática médica viraram um tema central do discurso. A essa altura, acreditava-se que a cultura da profissão médica criava traços de personalidade imperfeitos e comportamentos de enfrentamento problemáticos em que "a falta de sono, a competitividade e os problemas matrimoniais causados por um comprometimento médico de 24 horas por dia se juntam para impor ansiedade e insegurança".[30]

Os fatores de personalidade predisponentes observados nas doenças mentais de médicos e nos suicídios foram, em vez disso, reconhecidos como fatores de risco que poderiam servir como alvo de intervenção, em vez de qualidades profissionais.[31] Diferentemente do início do século XX, a insatisfação entre médicos estava começando a ser reconhecida abertamente e discutida. Em 1981, em uma pesquisa com médicos em British Columbia, no Canadá, metade deles disse que não recomendaria a medicina tanto quanto o fariam uma década antes.[32]

Apesar de os ideais não realistas do médico heroico estarem começando a ser abandonados, ainda não se tinha encontrado uma solução direta para a insatisfação e as doenças mentais nos profissionais médicos. Em 1989, Pilowski e O'Sullivan publicaram um artigo no *BMJ* em resposta a outro estudo, afirmando que médicos de ambos os sexos e de todas as idades se arrependiam de terem se tornado médicos, e ofereciam uma revisão das pesquisas existentes.[33] Eles consideram os programas de aconselhamento disponíveis para os médicos doentes:

> Embora este serviço seja importante, é provável que não seja suficiente. Outras medidas, incluindo reformas reais na carreira, serão necessárias.[33]

Isso marca uma mudança significativa na literatura, analisando a efetividade dos programas disponíveis e demandando uma reavaliação da cultura de trabalho. A necessidade subsequente de prevenção e manejo era, sem dúvida, essencial, e as primeiras grandes reformas para o bem-estar de médicos doentes surgiram na década de 1990 no Reino Unido e nos Estados Unidos, incluindo a recomendação de aconselhamento para estudantes de medicina e diretrizes para a melhora da saúde da força de trabalho do NHS.[34,35]

Isso expôs alguns dos problemas culturais mais desafiadores da medicina: o estabelecimento de uma hierarquia, a humilhação e a competição com seus pares.

Ao mesmo tempo, foi na década de 1990 que iniciaram as pesquisas sobre o "currículo oculto" da medicina, explorando as regras aprendidas e costumes médicos e suas instituições.[36] Isso expôs alguns dos problemas culturais mais desafiadores da medicina: o estabelecimento de uma hierarquia, a humilhação e a competição com seus pares.[36,37] No fim das contas, os estudantes de medicina devem adotar um estoicismo arraigado para se afastarem emocionalmente e aceitarem o desrespeito e a humilhação como parte da hierarquia. Surgiram outros estudos sobre a cultura médica examinando os médicos em geral e os médicos enfermos. Um estudo interessante de Thompson e colaboradores avaliou a cultura dos clínicos gerais (GPs, do inglês *general practitioners*) em relação à sua própria saúde, oferecendo percepções importantes. Eles observaram a existência de negação, da consideração da doença psiquiátrica pessoal como fraqueza, de preocupações com a confidencialidade, de relutância em aceitar tratamento e da explicação de que, na faculdade de medicina e nos hospitais, "a doença não era bem tolerada, sendo esperado que você faça seu trabalho".[38]

Uma cultura assim pode ser encontrada nas narrativas de médicos de todas as especialidades. A autoestigmatização persiste nas narrativas modernas de doenças mentais – ecoando aquelas da década de 1980 e, até mesmo, as de 1950. Conforme trecho retirado do livro *Doctors as patients*, de Petre Jones, de 2007, um médico descreveu:

> Doenças mentais são muito comuns, e os médicos são tão vulneráveis quanto qualquer pessoa. Mas há tabus vulneráveis contra "admitir" ter uma doença dessas (como se fosse crime)... Os pacientes e colegas continuariam a confiar em mim? Eu mesmo confiaria em mim? Assim, os médicos ficam quietos a respeito de seus problemas, e o sistema conspira para isso, geralmente com resultados trágicos.[39]

Apesar de uma mudança continuada ao longo do século desafiar os ideais da profissão, as dificuldades comuns da cultura médica seguem existindo. Embora as narrativas modernas de médicos com doenças mentais comecem a desafiar o estigma e mostrem uma maior reflexão sobre suas vulnerabilidades e os tabus existentes, os problemas inatos parecem permanecer. A citação anterior começa a separar dois sujeitos distintos ao perguntar se "*Os pacientes e colegas continuariam a confiar em mim?*" e "*Eu mesmo confiaria em mim?*". As atitudes em direção ao *self*, em comparação com as atitudes da profissão como um todo, são os principais aspectos da doença mental em médicos ao longo do século. Embora seja difícil determinar a etiologia da doença mental, no mínimo podemos dizer que há uma sobrecarga persistente dos profissionais médicos, em sua identidade individual, valores e crenças, e no ambiente onde trabalham.

Negação, estigma e sensação de fracasso são vistos ao longo do século XX nas narrativas de doença de médicos, sendo discutidas como temas neste livro. Na maioria dos casos, crenças prejudiciais sobre o *self* são reforçadas pela profissão como um todo, como reação reflexa da histórica caricatura de heroísmo da cultura médica. Para simplificar, uso uma citação de 2016 de Pamela Wible em *Physician suicide letters answered* para demonstrar isso:

> Nós, médicos, somos muito cruéis entre nós. Como podemos ser tão cruéis?[40]

Mesmo em narrativas modernas, muitos médicos não conseguem buscar ajuda. Muitos dos que buscam ajuda recebem pouco suporte de colegas e administradores. Muitos médicos com doença mental discutem o estigma continuado em relação aos outros, sendo vistos como incompetentes e considerados como comprometidos e inadequados para a profissão.[21]

CONCLUSÃO

Atualmente, há um maior reconhecimento da doença mental e do suicídio entre médicos. Embora seja difícil dizer se as estatísticas de doença mental e suicídio estão aumentando, está claro que nossos médicos estão lutando. A profissão está enfrentando problemas de recrutamento e retenção, pois mais jovens médicos recusam as pressões da medicina e mais médicos velhos estão se aposentando o mais cedo possível.[41] Alguns tiveram a sorte de encontrar suporte em seus colegas. Em suas memórias da depressão de 2015, a psiquiatra Linda Gask descreve o ponto de virada no caminho de sua recuperação:

> "O que você faz quando acredita estar pior do que alguns de seus pacientes?"
> "Pede ajuda."
> "Onde?"
> "Deixe comigo", ela disse, "Vou organizar alguma coisa."[42]

A oferta de ajuda é algo profundo, e talvez as palavras não ditas sejam a maior oferta de compreensão.

É tentador procurar um culpado ou uma causa no caso de doenças mentais entre médicos. Existe até a tendência dos médicos de procurar a causa da doença – um tumor, vírus ou parasita – para removê-la. Ao longo do século XX, as potenciais razões para a doença mental oscilaram entre o indivíduo e o ambiente. Na verdade, somos responsáveis pela forma como nos tratamos. Embora as causas profundas da doença mental em médicos sejam complexas e criem áreas de vulnerabilidade, talvez o maior problema para a profissão médica seja sua luta para admitir o problema.

AGRADECIMENTOS

Esta pesquisa foi conduzida sob a supervisão de Chris Millard e Ian Sabroe. Gostaria de agradecer o papel desses pesquisadores na criação deste trabalho. Ambos sempre participaram de minha escrita e ofereceram *insights* intelectuais, além de me permitirem conduzir livremente a pesquisa.

REFERÊNCIAS

1. Kinman G, Teoh K. What could make a difference to the mental health of UK doctors? A review of the research evidence [Internet]. 2018. Disponível em: http://eprints.bbk.ac.uk/24540.
2. Porter R. *Blood and Guts: A Short History of Medicine*. London: Penguin Books, 2002.
3. Beauchamp DE, Starr P. The social transformation of American medicine: the rise of a sovereign profession and the making of a vast industry. *Polit Sci Q* 1983;**98**.
4. Veresaeff V. *Confessions of a Physician*, 1st edn. London: Grant Richards, 1904.
5. Galton F. *Memories of My Life*. London: Methuen & Co, 1908.
6. Blackwell E. *Essays in Medical Sociology*. London: E Bell, 1902.
7. McIntire C. The importance of the study of medical sociology. Bull Am Acad Med 1894;**19**:425–34.
8. Warbasse J. *Medical Sociology*. New York: Appleton & Co, 1909.
9. Suicide among physicians. *Med Surg Report* 1897;**76**:271–3.
10. Durkheim E. *Suicide: a Study in Sociology*.orNke: wThYe Free Press, 1897 [1951].
11. JAMA. Suicide of physicians and the reasons. *JAMA* 1903;**41**(4):263–4.
12. Emerson H, Hughes H. Death rates of male white physicians in the United States, by age and cause. *Am J Public Health* 1926;**16**:1088–93.
13. Dublin L, Spiegelman M. The longevity and mortality of American physicians. *JAMA* 1947;**134**:1211–5.
14. Knopf A. Suicide among American physicians – its causes and suggestions for prevention. *New York Med J* 1923;**118**:84–7.
15. Anchersen P. On the prognosis of narcomania (euphomania) (to clarify some problems of narcomania). *Acta Psychiatr Scand* 1947;**22**:153–93.
16. DeSole DE, Singer P, Aronson S. Suicide and role strain among physicians. *Int J Soc Psychiatry* 1969;**15**(4):294–301.
17. Sponar J, Pivec L, Sormova Z. Suicide among doctors. *BMJ* 1964;**1**(5386):789–90.
18. Batten L. Letter to Lancet. *Lancet* 1950;780.
19. Pinner M. *When Doctors are Patients*, 1st edn. New York: WW Norton & Co, 1952.
20. Blachly P, Dishner B, Roduner G. Suicide by physicians. *Bull Suicidol* 1968;**4**:1–18.
21. Wilson A, Millard C, Sabroe I. Physician narratives of illness. *Lancet* 2019;**394**(10192):20–1.
22. Vaillant GE, Sobowale NC, McArthur N. Some psychologic vulnerabilities of physicians. *N Engl J Med* 1972;**287**(8):372–5.
23. Legha RK. A history of physician suicide in America. *J Med Humanit* 2012;**33**(4):219–44.
24. A'Brook MF, Hailstone JD, McLaughlan I. Psychiatric illness in the medical profession. *Br J Psychiatry* 1967;**113**(502):1013–23.

25. Murray R. Psychiatric illness in doctors. *Lancet* 1974;**1**(7868):1211–3.
26. Council of Mental Health. The sick physician: impairment by psychiatric disorders, including alcoholism and drug dependence. *JAMA* 1973; **223**(6):684–8.
27. Pekkanen J. *Doctors Talk About Themselves*. New York: Dell Pub Co, 1988.
28. Gehring WR. *Rx for Addiction*. Michigan: Zondervan Publishing House, 1985.
29. Spiro H, Mandell H. *When Doctors get Sick*. New York: Plenum Publishing Corporation, 1987.
30. Preven D. Physician suicide. *Hillside J Psychiatry* 1981;**1**(1):61–70.
31. AMA Council on Scientific Affairs. Physician mortality and suicide: results and implications of the AMA-APA Pilot Study. *Conn Med* 1986;**50**(1):37–43.
32. Zuger A. Dissatisfaction with medical practice. *New Engl J Med* 2004;**350**(1):69–75. Disponível em: www.uft-a.com/PDF/NEJMPhysician Dissatisfaction1-03.pdf.
33. Pilowski L, O'Sullivan G. Mental illness in doctors. *BMJ* 1989;**298**(6669):269–70.
34. Hays L, Cheever T, Patel P. Medical student suicide, 1989–1994. *Am J Psychiatry* 1996;**153**(4):553–5.
35. Williams S, Michie S, Pattani S. *Improving the Health of the NHS Workforce*. London: Nuffield Trust, 1998.
36. Lempp H. Papers. The hidden curriculum in undergraduate medical education: qualitative study of medical students' perceptions of teaching. *BMJ* 2004;**329**:770.
37. Sinclair S. *Making Doctors. An Institutional Apprenticeship*. Oxford: Berg Publishers, 1997.
38. Thompson WT, Cupples ME, Sibbett CH, Skan DI, Bradley T. Challenge of culture, conscience, and contract to general practitioners' care of their own health: a qualitative study. *BMJ* 2001;**323**(7315):728–31.
39. Jones P (ed). *Doctors as Patients*, 1st edn. Oxon: Radcliffe Publishing Ltd, 2005.
40. Wible P. *Physician Suicide Letters Answered*. Pamela Wible; 2016.
41. Read C. Driving retention by supporting doctors [Internet]. *HSJ* March 2019. Disponível em: www.hsj.co.uk/workforce/driving-retention-by-supporting- doctors/7024583.article.
42. Gask L. *The Other Side of Silence: A Psychiatrist's Memoir of Depression*. Chichester: Summersdale Publishers, 2015.

CAPÍTULO 3

O QUE TORNA A MEDICINA TÃO EXIGENTE E AUMENTA O RISCO DE DOENÇA MENTAL EM MÉDICOS?

Clare Gerada

Embora a doença mental em médicos não seja algo novo, os níveis de infelicidade e desilusão estão alcançando patamares preocupantes. É difícil para aqueles que não trabalham na área da medicina compreender o porquê de médicos estarem tão infelizes, e, mesmo que eu trabalhe com médicos que apresentam doença mental, ainda me surpreende que eles fiquem tão mal e com tanta frequência. É claro que sei que ser formado em medicina não confere imunidade contra doenças mentais nem protege contra a experiência de eventos vitais traumáticos. Contudo, como os médicos têm vários fatores de proteção (carreira recompensante, boas redes sociais, *status* elevado, estabilidade financeira e flexibilidade em suas vidas profissionais), seria esperado que suas taxas de doença mental fossem consideravelmente menores, e não maiores que as da população geral, como sugerem as pesquisas.

As razões pelas quais os médicos são tão infelizes são complexas: alguns fatores contribuintes estão associados ao próprio trabalho (especialmente à carga emocional de trabalhar tão próximo do sofrimento), outros derivam de características comuns daqueles que escolhem se tornar médicos, e alguns se devem a fatores sociopolíticos mais amplos relacionados a mudanças na posição dos médicos na sociedade. Talvez a narrativa que tenho lido com mais frequência sobre as causas do sofrimento dos médicos seja a da escritora norte-americana Abigail Zuger.[1] Seu artigo foi escrito a partir da perspectiva dos Estados Unidos e, dessa forma, cita estressores que podem não ser atualmente tão relevantes no Reino Unido, como o *managed care* e a crise dos litígios por má prática. Outros, como a incapacidade de cuidar dos pacientes da forma como se foi treinado a fazer devido à falta de tempo e à crescente carga de observação e escrutínio, são comuns no mundo todo.

O TRABALHO EMOCIONAL DA MEDICINA

Talvez o melhor lugar para começar a entender o porquê de médicos estarem sofrendo tanto seja o próprio trabalho. Um ex-editor do *BMJ*, Richard Smith, escreveu um artigo de opinião intitulado *Why are doctors so unhappy*?, concluindo que os médicos trabalham demais e recebem pouco suporte.[2] Smith está certo. Parece óbvio, mas o fator de risco mais importante é **o trabalho**. A medicina é muito exigente, além de demandar muito do indivíduo sob o ponto de vista intelectual, físico e emocional.

Não são apenas as horas de isolamento ou os longos plantões que fazem ela ser assim (embora isso aumente o estresse). Tampouco a medicina é difícil apenas pela vasta quantidade de conhecimento de que precisamos lembrar (afinal, os advogados são obrigados a aprender o equivalente a várias listas telefônicas para realizarem adequadamente seu trabalho). O que torna a medicina difícil é ter que lidar com o sofrimento humano e todas as emoções decorrentes disso.

O que torna a medicina difícil é ter que lidar com o sofrimento humano e todas as emoções decorrentes disso.

Os sociólogos Harold Lief e Renée Fox *escreveram que a medicina trata de*:

> explorar, examinar e fatiar o corpo humano; lidar com medos, raiva, sensação de desesperança e desespero dos pacientes; enfrentar situações de emergência; aceitar as limitações da ciência médica para lidar com doenças crônicas ou incuráveis; confrontar-se com a própria morte.[3]

Tudo isso é difícil. Porém, temos que suportar mais do que apenas as manifestações visíveis da doença (e podemos argumentar que a enfermagem carrega grande parte dessa carga), pois existem aspectos emocionais ocultos que podem ser até mais difíceis de lidar.

Trabalhar com pessoas é algo complicado e profundamente recompensador, mas também pode ser psicologicamente doloroso. Os pacientes trazem suas histórias pessoais, expectativas, crenças e desejos para o consultório. Eles trazem suas emoções – alegria, tristeza, choque, medo, agressividade, preocupações e tudo o mais agrupado em um ser mortal. Durante aqueles breves períodos, somos como convidados em suas vidas ao compartilharem conosco suas preocupações mais íntimas e, utilizando nossos sentidos, ficamos ligados às suas necessidades. Precisamos criar um espaço, ainda que seja por alguns minutos, que seja inteiramente dos pacientes e que não esteja ocupado por nossas próprias necessidades. Depois de 40 anos, ainda me surpreende a maneira como, em questão de segundos, um estranho me encontra e deseja me mostrar as porções mais pessoais de suas mentes e corpos, partes que são proibidas em todos os outros encontros entre humanos, mesmo para aqueles mais próximos e íntimos deles.

Os pacientes raramente chegam com diagnósticos bem-formados – em vez disso, apresentam sintomas indiferenciados ("sinto dor por tudo", "estou me sentindo estranho", "não estou bem") que precisamos investigar como detetives para chegar a um diagnóstico coerente. Eles não seguem as descrições das doenças dos livros-texto. Lembro de um paciente que reclamava de "encher os olhos de lágrimas" apenas quando atravessava uma determinada rua. Tratava-se de lágrimas pela perda de um grande amigo, o qual era ressuscitado toda vez que ele passava pela casa. Os pacientes fazem escolhas pessoais que podem não se encaixar em nosso treinamento médico. Georgina recusava todos os tratamentos convencionais para seu câncer, e tive que apenas observar durante anos a sua saúde deteriorar, já que o único tratamento aceito por ela foi aquele recomendado por um homeopata. Meu papel era estar presente e pronta para o caso de ela mudar de ideia, o que ela nunca fez antes de sua morte prematura. Não se consegue enxergar o paciente o tempo todo ao longo dos anos sem ser profundamente afetado por essa experiência e pelas batalhas enfrentadas. Mesmo agora, enquanto escrevo, vejo os rostos de meus pacientes e ouço suas palavras, alguns mortos há vários anos. Vejo seus fantasmas enquanto levo meu cachorro para passear, faço compras no supermercado ou passo em frente à casa onde moravam. Muitos de meus pacientes ainda estão vivos em minha mente.

Não são apenas as emoções dos pacientes que entram no consultório. Nossas emoções também estão lá. Os pacientes costumam causar sensações fortes em nós, as quais geralmente têm que ser compreendidas em vez de respondidas. Essas sensações, nem sempre geradas diretamente pelos pacientes, mas de forma indireta, surgem no encontro com o paciente devido a experiências dolorosas prévias do médico. Por exemplo, um médico que perdeu a mãe muito cedo pode se identificar de forma exagerada com alguém que tenha perdido recentemente um dos pais ou com uma mulher que o faz lembrar de sua mãe. Na literatura psiquiátrica, isso é comumente chamado de transferência e contratransferência. Ambas podem ocorrer em qualquer interação entre médico e paciente, embora ocorram com mais frequência quando existe uma relação terapêutica intensa e próxima, como no caso da psicoterapia. Sem que haja espaços seguros para pensar sobre o porquê de um paciente nos fazer sentir ou agir de determinada maneira, essas emoções podem "grudar" no médico, o qual terá de lidar sozinho com elas.

Os pacientes também geram emoções negativas poderosas em nós, não porque nos "recordem" de experiências prévias, mas apenas por serem desagradáveis, difíceis ou rudes. Eles podem estar bêbados, violentos ou agir de maneiras que consideramos inaceitáveis. Podemos nos sentir culpados por abrigarmos essas sensações negativas e temos dificuldade em admitir isso, com exceção do ambiente seguro do grupo de apoio ou da supervisão individual.

Há muito poucos trabalhos em que as pessoas precisam estar constantemente ligadas às necessidades dos outros para, no final do dia, deixá-las literal e metaforicamente para trás no consultório ou na enfermaria. Independentemente de como nos sentimos ou de quão difícil tenha sido o dia, dos traumas que tenhamos superado ou dos problemas que nos aguardam em nossa vida pessoal, devemos sempre interagir com nossos pacientes na consulta de maneira atenta às suas necessidades e de forma objetiva e profissional. No dia em que minha mãe morreu, tive que terminar de atender um consultório lotado. Era tarde demais para delegar o turno para outra pessoa (embora isso pareça dizer mais sobre uma falha minha em aceitar a vulnerabilidade do que sobre a resposta da administração em caso de cancelamento). Apesar de meu luto, tinha que concentrar-me nos pacientes, tornando-os minha principal preocupação. É isso que entendo como o "trabalho emocional" do médico, um termo usado pela primeira vez pelo sociólogo norte-americano Arlie Hochschild.[4] Trata-se de manejar ou suprimir nossos sentimentos pessoais de maneira a não interferirem no ato de cuidar ou dar atenção aos outros. É este trabalho emocional que acompanha a atividade dos médicos e os coloca sob risco especial para as doenças mentais. O exemplo típico de uma garçonete que pergunta se você teve um bom dia quando ela mesma está tendo um dia terrível é semelhante ao comportamento do médico que tenta manter a compostura ao ser confrontado com pacientes ou situações que o fazem esconder o medo ou a repulsa. Superficialmente, esse trabalho emocional significa que o profissional controla ou muda sua reação emocional de maneira que o observador (no caso, o paciente) não consegue reconhecer o que o médico realmente sente. Esse descompasso entre o que é expresso e o que é sentido pode levar a uma dissonância cognitiva – e, se a diferença entre esses elementos for grande demais, pode causar culpa, ansiedade, depressão e *burnout*.[5] É difícil compreender a forma como alguém modula as interações emocionais com os pacientes e como lida com a dissonância entre a ação e a realidade, especialmente quando não se tem tempo para parar e refletir sobre isso com seus pares e equipes.

É este trabalho emocional que acompanha a atividade dos médicos e os coloca sob risco especial para as doenças mentais.

Nosso trabalho é essencialmente manejar as expectativas humanas e lidar com o sofrimento que os pacientes trazem. Os pacientes tentam, de maneira inconsciente, "reduzir a carga" de seus medos "transferindo-os" (em termos psicanalíticos, projetando) para os médicos. Essas projeções encontram campo fértil e, como os médicos desejam ajudar, são facilmente aceitas pela profissão médica. Os pacientes veem os médicos em seus momentos de maior vulnerabilidade. Eles chegam querendo receber esperança e desejando que aliviemos seu medo de morrer. Alguns, ainda, querem que impeçamos que a morte ocorra, mesmo isso sendo impossível. No dia a dia, vejo essa fantasia de esperar que médicos e cuidados de saúde tenham poderes mágicos. Por exemplo, quando pacientes com doenças terminais chegam ao fim da vida, seus parentes ligam para o serviço de emergência no último instante, solicitando que seu ente querido seja levado de sua cama para o hospital na esperança de que a medicina possa dar uma "última chance". No entanto, o paciente acaba morrendo algumas horas mais tarde em uma maca no serviço de emergência. No caso de Charlie Gard, um bebê com um distúrbio genético grave, raro e intratável, seus pais processaram o hospital, demandando que deveriam ter permitido que levassem a criança a outros locais para que ela recebesse intervenções experimentais que só tinham sido testadas em camundongos. Até mesmo o Papa e Donald Trump se envolveram no caso, acreditando na crença delirante de que a morte, mesmo em casos de doenças terminais, pode ser postergada para sempre. É claro que a morte não pode ser evitada e, mesmo que não se fale disso, esta é a sombra de todo o cuidado de saúde, e, embora os serviços sejam geralmente mantidos para salvar e prolongar vidas, o espectro da morte está sempre por perto.[6] Há uma razão por que a maioria dos hospitais tem necrotérios no próprio local. Acredito que esse desencontro entre as expectativas e a realidade da medicina alimente o desenvolvimento do *burnout* em médicos, além de nossa desesperança diante do sofrimento, levando à depressão. A negação da morte é algo disseminado.

A negação da morte é algo disseminado.

A psicanalista Isabel Menzies-Lyth, a qual conduziu estudos com acadêmicos de enfermagem na década de 1950, falava sobre como a sociedade se defende dos problemas que considera muito difíceis de lidar identificando – e, depois, repudiando – ansiedades associadas a instituições como hospitais, asilos e prisões.[7] Após ser separada da consciência normal, a ansiedade remanescente é expressa por meio de idealização ou difamação daqueles que ficaram com a tarefa para si. Não me surpreende que minha especialidade, a clínica geral, seja cada vez mais retratada tanto como bode expiatório quanto salvação para o National Health Service (NHS), à medida que os líderes da saúde identificam em nós os seus medos relativos à própria sobrevivência do serviço de saúde. Isso também pode explicar por que pediatras, até então os preferidos do sistema de saúde, cada vez mais recebem abusos verbais, processos e queixas. À medida que a medicina mantém vivas crianças com doenças crônicas e complexas, os pais projetam nos pediatras suas emoções sobre terem filhos doentes, e os pediatras aceitam e devem lidar com essas dolorosas projeções. Esconder dos outros essas emoções é algo psicologicamente difícil, ainda que não se fale muito sobre isso. Também é difícil confrontar o lado obscuro de nosso trabalho, dia após dia, aprendendo a lidar com o conhecimento de que sempre falharemos em relação a essas expectativas dos pacientes e que essa falha é parte fundamental da medicina. Essa é uma lição difícil, a qual necessita de suporte, supervisão e espaço para explorar nossos sentimentos, o que infelizmente é raro em nossos sistemas de saúde modernos.

FATORES SOCIOPOLÍTICOS

Aprendi a acreditar que a medicina é uma arte apoiada na ciência. Bons juízos clínicos resultam de nossas relações pessoais e de nosso conhecimento científico e livros-texto que nunca nos preparam para a riqueza individual de cada paciente que encontramos. Aprender a encontrar o equilíbrio ideal entre a ciência e a arte da prática médica não é fácil, e, quando não conseguimos fazê-lo, geramos ansiedade.

No mundo todo, encontramos uma crise nos cuidados de saúde, com os médicos mais focados em doenças do que nos pacientes e mais focados na ciência em vez dos cuidados. Isso é algo que Francis Peabody, professor em Harvard, identificou já em 1927:

> A crítica mais comumente feita atualmente pelos profissionais mais antigos é de que os jovens graduados recebem muitos ensinamentos sobre os mecanismos das doenças, mas muito pouco sobre a prática da medicina – ou, para ser mais exato, eles são "científicos" demais e não sabem como cuidar dos pacientes.[8]

Quase um século depois, a arte de cuidar está sob ainda mais pressão, à medida que a medicina se transforma em um jogo de números com suas mensurações, monitoramentos e produtividade. Os médicos têm, agora, menos oportunidade de praticar sua arte sem objeções do mercado ou de forças externas como inspeções ou monitoramentos. Tudo isso atua para negar a individualidade do paciente e a criatividade do médico. Escrevendo sobre os clínicos gerais (GPs, do inglês *general practitioner*), o geriatra Steve Iliffe fala da dissonância criada à medida que o papel da medicina muda de:

> uma arte que lidava com a singularidade de cada encontro com uma pessoa enferma para uma indústria de manufatura em massa preocupada com a produtividade no cuidado dos doentes.[9]

Iona Heath, ex-presidente do Royal College of General Practitioners, lembra que, quando iniciou sua carreira, em 1974, ser servidor público significava algo bom. Com a mudança em direção a uma economia de mercado por meio de um processo doloroso e desmoralizante, essa busca de uma carreira na medicina se transformou em "algo desprezível".[10] O que essas pessoas estão articulando, algo com que não concordo plenamente, é a perda de seu ideal de profissão, do médico tendo uma relação única e pessoal com seu paciente. É cada vez mais difícil realizar um cuidado personalizado, mas acredito que seja a luta para fazer isso, a todo custo, que esteja deixando os médicos infelizes. Os médicos são tão altruístas, atenciosos e comprometidos como na época de Iliffe e Heath, mas hoje esses médicos precisam se esforçar mais para atingir os objetivos desejados.

A prática da medicina também está se tornando cada vez mais difícil à medida que são perdidos muitos fatores de proteção dentro das organizações, as quais teriam agido para combater os sofrimentos mentais relacionados ao trabalho. Harold Ellis, um cirurgião formado em 1948 (que me deu aula na faculdade), lembra da época em que trabalhar era uma experiência positiva. Apesar de estar sempre de plantão, ele tem boas memórias: "nós todos nos conhecíamos... a equipe era uma irmandade feliz".[11] Quando se leem os relatos em primeira pessoa escritos por médicos dessa geração, eles falam sobre suas equipes e sobre como se sentiam amparados. Essa também foi a minha experiência. Essas interações entre colegas tinham valor inestimável, oferecendo não apenas acesso à educação, mas também apoio e uma sensação de pertencimento. Meu hospital tinha uma sala de estar para médicos e até mesmo uma sala de jantar onde podíamos fazer as refeições e compartilhar nossas histórias sem medo de ser ouvidos pelos pacientes. Eu sentia que pertencia não apenas àquele grupo, mas a todo o hospital. Atualmente, há uma falta de conexão generalizada entre as pessoas, e também entre as pessoas e as instituições.

Atualmente, há uma falta de conexão generalizada entre as pessoas, e também entre as pessoas e as instituições.

A forma como os médicos são tratados também mudou ao longo das décadas. Ellis acordava a cada manhã com o café entregue por um porteiro; seus sapatos já haviam sido engraxados durante a noite; outros médicos recebiam acomodação gratuita, todas as refeições, roupa lavada e serviços de arrumação para a sala dos médicos.[11] Atualmente, os médicos mal têm um cabide para pendurar o casaco, muito menos refeições quentes e um quarto para descansar. Escalas malprojetadas, falta de pessoal e plantões cada vez mais frequentes – com a consequente perda de continuidade nos cuidados – também impedem que haja uma sensação de pertencimento e de ser cuidado pelo empregador, o que leva o médico a sentir-se mais como um trabalhador itinerante do que pertencente ao local. O treinamento se tornou atomizado, e, em vez de fazer parcerias, os médicos correm o risco de ficar sozinhos, mal podendo defender psicologicamente a própria pele.

A hierarquia inconsciente entre pacientes e médicos está rapidamente desaparecendo à medida que os pacientes estão vivendo mais tempo com doenças crônicas, e o acesso exclusivo dos médicos ao conhecimento médico está sendo destruído pela proliferação do "Dr. Google" e de comunidades virtuais. Em *The changing face of medicine* (2017), a British Medical Association (BMA), com contribuições do mundo todo, concentrou-se nos fatores que impactam o bem-estar e a moral dos médicos, além da forma como a mudança de seu papel tradicional e de seu *status* na sociedade está contribuindo para a crise de saúde mental dos médicos.[12] Os temas são todos familiares: a incapacidade de oferecer cuidados continuados; os efeitos prejudiciais de trazer o mercado para os cuidados de saúde; a natureza mutante do profissionalismo; e a intensidade da carga de trabalho. Outra causa importante de sofrimento no NHS, mas também em muitos outros sistemas de saúde, são as eternas reorganizações.

Não são apenas os médicos que estão infelizes atualmente. Muitas outras profissões, incluindo o direito e o ensino, ficaram limitadas por estruturas corporativas, resultando na perda de autonomia, *status* e respeito. Em 1982, o sociólogo Paul Starr escreveu que, durante a maior parte do século XX, a medicina era "a exceção heroica que sustentava uma tradição evanescente de profissionalismo independente... Mas a exceção pode agora estar se alinhando às regras governamentais".[13] Seu livro pioneiro fala sobre o crescimento da autoridade médica (superando a autoridade religiosa), obtida, em parte, pelo crescente conjunto de conhecimentos guardados pelos médicos. Autoridade significa possuir um *status* ou poder especiais, os quais os médicos recebiam até a mais recente revolução tecnológica, quando o conhecimento passou a ser mais igualitariamente distribuído.

FATORES INDIVIDUAIS

Além dos fatores sociopolíticos e das realidades da profissão, os médicos, enquanto indivíduos, têm seu próprio risco de doença mental.[14] O processo de decisão de quais pessoas entrarão na faculdade de medicina é altamente seletivo. Temos que enfrentar as difíceis exigências para a entrada, o que envolve resultados excelentes nos exames e entrevistas desafiadoras. Os candidatos devem mostrar determinação, inteligência e capacidade de trabalhar duro sob pressão; devem se comunicar bem e demonstrar desejo de cuidar das pessoas. O University Clinical Aptitude Test (UCAT) é um teste admissional usado por muitas faculdades de medicina no Reino Unido para avaliar se os estudantes são adequados para a medicina. Ele avalia os candidatos quanto a atributos como o raciocínio verbal, quantitativo e abstrato, a tomada de decisão e o juízo situacional. Hoje, diferentemente de quando entrei na faculdade, os médicos também precisam ter boas notas nos registros escolares. É provável que aqueles que superam essas dificuldades tenham um conjunto de atributos considerado ideal para torná-los médicos. Isso inclui ser paciente, altruísta, responsável e altamente ético. Quando estão sob estresse e ao enfrentar as demandas, os indivíduos não devem demonstrar fraqueza nem indecisão, devendo colocar os outros em primeiro lugar. Esses atributos formidáveis podem ser exagerados, levando os médicos a se tornarem menos tolerantes aos próprios erros ou aos erros de seus colegas, buscando a perfeição e nunca se sentindo "suficientemente bons". A acadêmica Jenny Firth-Cozens, em sua pesquisa sobre os médicos, sugere que o trabalho difícil e emocionalmente exigente de um médico o leva a ser demasiadamente autocrítico sob estresse.[15] Alguns profissionais podem criar estratégias de adaptação inadequadas – distanciamento emocional, por exemplo, em vez de lidar ativamente com os estressores –, o que pode aumentar o sofrimento psicológico.[16] Outras vulnerabilidades psicológicas comuns incluem uma excessiva sensação de responsabilidade, o desejo de agradar todo mundo, a culpa por coisas fora de seu controle, dúvidas sobre si mesmo e traços compulsivos.[17]

O perfeccionismo é um dos traços de personalidade mais pervasivos encontrados em médicos. Perfeccionistas buscam a ausência de falhas e estabelecem padrões extremamente elevados para si e para os outros, o que pode levar os indivíduos a serem cada vez mais autocríticos.[18,19] À medida que a prática da medicina fica menos tolerante a erros, ter perfeccionistas na equipe é visto como algo positivo e desejável, e, assim, o desejo por um "médico perfeito" é um conluio coletivo entre médicos, pacientes e sistema de saúde. Esse conluio é evidenciado pelas atuais iniciativas de "suicídio zero", pela busca incessante por qualidade crescente e pela eliminação dos chamados "eventos nunca" (que são eventos considerados como erros tão catastróficos que nunca devem acontecer, como a amputação do membro errado durante uma cirurgia). No mundo industrializado, as pessoas jovens atualmente enfrentam condições sociais e econômicas mais difíceis que seus pais, e as pressões crescentes são pervasivas ao longo de suas vidas.[20] Os estudantes de hoje estão sob constante escrutínio, e eles sabem disso. Cada relação é classificada, e isso contribui para a avaliação final, influenciando a capacidade do jovem médico de obter postos de treinamento, verbas de pesquisa e outras posições. Buscar a perfeição se tornou a nova norma.[21]

O comportamento que estimula o perfeccionismo (aumento do compromisso, trabalho por períodos mais longos e maior motivação) é negativamente contrabalançado por aumento no risco de *burnout*, depressão e ansiedade, o que tem graves consequências até mesmo fora do ambiente de trabalho. Longe de produzir melhores resultados, as pesquisas têm mostrado que o perfeccionismo leva a piores resultados no trabalho e fora dele, além de níveis maiores de doença mental.[22]

> *Charlotte, médica residente de 27 anos, sempre era a melhor na escola, não apenas academicamente, mas também em esportes e música. Quando as coisas ficaram difíceis, o que ocorreu quando seu irmão mais novo morreu repentinamente, ela se concentrou nos estudos para não ter de pensar na perda. Ela se saiu muito bem na faculdade, ganhando prêmios. Ela era crítica em relação a seus colegas por não trabalharem tanto quanto ela. Na residência médica, ela passou a se sentir cada vez mais ansiosa e com medo de cometer erros. Ela estava sempre verificando seu trabalho e comparecia até mesmo em seus dias de folga para certificar-se de que suas decisões não tinham causado nenhum dano aos pacientes. Certo dia, durante um plantão, um paciente morreu de maneira inesperada. Ela se culpou, mesmo que seus colegas e a revisão do caso a tivessem absolvido de culpa. Após isso, seu medo de errar se intensificou. Ela chegava no trabalho 2 horas antes de iniciar o turno. Ela brigou com seu companheiro porque queria se concentrar no trabalho. Já incapaz de suportar as coisas, Charlotte tomou uma* overdose *de comprimidos e foi encontrada por sua colega de apartamento.*

Há centenas de Charlottes em meu serviço. Ela, como outros médicos, internalizou a necessidade de "perfeição". Essa necessidade começou a ser preparada mesmo antes da faculdade de medicina, sendo reforçada durante o treinamento, seguindo o modelo de outros médicos que encontrou e a cultura da instituição médica onde trabalhava, na qual os indivíduos que cometem erros são punidos. Na faculdade de medicina, estudar muito se traduz presumivelmente em obter conquistas, mas não há garantias de que serão alcançados resultados semelhantes após a formatura. A perfeição que os médicos exigem de si mesmos é impossível no mundo real dos cuidados de saúde, podendo ser prejudicial.[22]

A perfeição que os médicos exigem de si mesmos é impossível no mundo real dos cuidados de saúde, podendo ser prejudicial.

Em *The house of God*, a sátira da jornada de um jovem médico durante o internato em um hospital dos Estados Unidos, Samuel Shem descreve uma interação entre um médico mais experiente (chamado de Fat Man) e um jovem interno. Fat Man dá importantes lições ao jovem sobre como lidar com a falta de sono e as intermináveis admissões de pacientes durante a noite:

> O principal conceito, diz Fat Man, é pensar que você está fazendo um trabalho de merda. Se você se resignar em fazer um trabalho de merda, vá em frente e o faça; e, como estamos todos no percentil 99 dos internos, em um dos melhores internatos do mundo, o que você faz se torna um trabalho maravilhoso, um trabalho exemplar.[23]

Fat Man está ensinando ao interno um importante mecanismo para lidar com a situação, que é *não* buscar a perfeição, mas aceitar que o suficientemente bom já é bom. Talvez essa seja uma lição da qual todos precisemos nos lembrar. Compreender os limites de nossas capacidades talvez seja um dos mais importantes antídotos para lidar com toda uma vida na medicina.

A decisão de estudar medicina, com todas as suas escolhas, é influenciada por motivações conscientes e inconscientes. De maneira consciente, a razão mais óbvia pode ser que o indivíduo seja bom em ciências e queira seguir uma carreira interessante em que ajude as pessoas. Pode haver pressão dos pais para que o filho faça vestibular para medicina na esperança de satisfazer suas próprias ambições fracassadas. É claro que surgem problemas quando o filho descobre que está na carreira errada. Os componentes inconscientes também são importantes, especialmente porque podem predizer o porquê de alguns indivíduos terem maior risco de desenvolver doença mental. Embora as motivações inconscientes costumem ser especulativas, há algumas evidências sugerindo que o desejo de reparar experiências traumáticas da infância seja um fator importante.[24-26] Isso pode estar na raiz de meu desejo de me tornar médica. Escolhi a medicina devido à minha admiração por meu pai, que era GP. Fomentar o amor pela medicina e tudo que ela representava significava ter uma razão "legítima" para passar mais tempo com ele, o que era importante, já que ele saiu da casa da família quando eu ainda era muito jovem. Graças ao meu interesse pela medicina, eu podia visitá-lo em seu consultório, acompanhá-lo em visitas domiciliares e conversar sobre ser médico. Minha ligação com ele – e tenho certeza de que também a dele comigo – cresceu e eu me sentia "especial". Assim, não surpreende que eu tenha me tornado médica e que seja GP.

Uma carreira médica pode dar aos indivíduos as informações e as habilidades para a resolução de conflitos anteriores e dar aos outros o cuidado e a atenção que desejariam para si mesmos. Esses não são maus motivos para querer estudar medicina, embora haja evidências de que esses estudantes possam ter mais chances de apresentar problemas de saúde mental quando determinadas experiências clínicas ressoam com seus conflitos anteriores.[27] O desejo inconsciente de curar uma pessoa amada e a culpa associada com a falha em fazê-lo podem ser canalizados em uma tendência a ser cada vez mais cuidadoso, altruísta e trabalhador. Essas são as ações do curador ferido. Se isso não for tratado, não levará à reparação nem à cura; em vez disso, haverá o risco de repetir a falha de curar o incurável, o que alimentará a tendência emocional associada de aplicar-se a uma tarefa impossível. Isso não significa que essas pessoas não devem se tornar médicos. Eu desabrochei em minha carreira e espero ter sido uma médica suficientemente boa para os meus pacientes. A experiência de trauma pessoal pode predispor os indivíduos a uma verdadeira dádiva: a capacidade de empatia e de dedicação, em especial se os seus conflitos da infância tiverem sido reconhecidos e se a vulnerabilidade for considerada.[28] Isso é parcialmente apoiado pelo trabalho de Firth-Cozens.[29] Ela concluiu que os estudantes que eram mais deprimidos tanto como estudantes quanto como residentes tendiam a ser mais empáticos e mais críticos de si mesmos e de seus pares – e tudo isso parece ser atributos desejáveis para um médico.

CONCLUSÃO

Neste capítulo, discuti a maneira como o trabalho emocional da medicina, juntamente com aquilo que o indivíduo traz (especialmente o perfeccionismo) e fatores sociológicos mais amplos colocam os médicos cada vez mais em risco para doenças mentais. A abordagem desses fatores não é fácil, pois alguns deles já estão incutidos na forma de pensar de médicos e da sociedade há milênios. Considerando-se as dificuldades discutidas, é importante lembrar que a maioria dos médicos prospera em seu trabalho. Trabalhar com pessoas e ter uma carreira na qual se pode fazer a diferença para os outros é, em si, algo recompensador e satisfatório. A alegria, a satisfação pessoal e a sensação de realização pessoal ao final do dia de trabalho repõem as baterias psicológicas e possibilitam enfrentar um novo dia, revigorados e entusiasmados.

REFERÊNCIAS

1. Zuger A. Dissatisfaction with medical practice. *N Engl J Med* 2004;**350**:1.
2. Smith R. Why are doctors so unhappy? *BMJ* 2001;**322**:1073–4.
3. Lief HI, Fox RC. Training for 'detached concern' in medical students. In: HI Lief, VI Lief, NR Lief (eds). *The Psychological Basis of Medical Practice*. New York: Harper & Row, 1963, p. 13.
4. Hochschild AR. *The Managed Heart: Commercialization of Human Feeling*. Berkeley: University of California Press, 1983.
5. Schwenk T, Gold K. Physician burnout – a serious symptom, but of what? *JAMA* 2018;**320**(11):1109.
6. Nitsun M. *Beyond the Antigroup: Survival and Transformation*. London: Routledge, 2015.
7. Menzies Lyth I. *Containing Anxiety in Institutions*. London: Free Assoc. Books, 1992, p. 209.
8. Peabody FW. *The Care of the Patient*. 1927;**88**:877–82.
9. Iliffe S (2008). *From General Practice to Primary Care. The Industrialisation of Family Medicine*. Oxford: Oxford University Press, 2008, pp. 2–3.
10. Heath I. *Love's Labours Lost: Why Society is Straitjacketing its Professionals and How We Might Release Them*. Presentation at The Royal Society of Edinburgh Michael Shea Memorial Lecture; organised in partnership with the International Futures Forum, 2012.
11. White C. Feature, Junior Doctors Was there ever a golden age for junior doctors? *BMJ* 2016;**354**:i3662. https://doi.org/10.1136/bmj.i3662 (publicado em 6 de julho de 2016).
12. British Medical Association. *The Changing Face of Medicine and the Role of Doctors in the Future*. Presidential project, 2017.
13. Starr P. *The Social Transformation of American Medicine: The Rise of a Sovereign Profession and the Making of a Vast Industry*. USA: BasicBooks, a division of HarperCollins Publishers, 1982.

14. Brooks S, Gerada C, Chalder T. The specific needs of doctors with mental health problems: qualitative analysis of doctor-patients' experiences with the Practitioner Health Programme. *J Mental Health* 2017;**26**(2):161–6. DOI: 10.1080/09638237.2016.1244712.
15. Firth-Cozens J. Predicting stress in general practitioners: 10 year follow up postal survey. *BMJ* 1997;**315**:34–5.
16. Tattersall AJ, Bennett P, Pugh S. Stress and coping in hospital doctors. *Stress Medicine* 1999;**15**: 109–13.
17. Vaillant GE, Sobowale NC, McArthur C. Some psychological vulnerabilities of physicians. *N Engl J Med* 1972;**287**:372–5.
18. McManus IC, Keeling A, Paice E. Stress, burnout and doctors' attitudes to work are determined by personality and learning style: a twelve-year longitu- dinal study of UK medical graduates. *BMC Med* 2004;**2**:29.
19. Brewin CR, Firth C. Dependency and self-criticism as predictors of depression in young doctors. *J Occup Health Psychol* 1997;**2**:242–6.
20. MORI. Global Trends Survey [Internet]. 2014. Disponível em: www.ipsos.com/sites/default/files/publication/1970-01/ipsos-mori-global-trends-2014.pdf.
21. Curran T, Hill A. Perfectionism is increasing over time: A meta-analysis of birth cohort differences from 1989 to 2016. *Psychol Bull* 2019;**145**(4):410–29.
22. Swider B, Breidenthal A, Bujold Steed L. *The Pros and Cons of Perfectionism, According to Research* [Internet]. Harvard Business Review. 2018 [cited 28 September 2019]. Disponível em: https://hbr.org/2018/12/the-pros-and-cons-of-perfectionism-according-to-research.
23. Shem S. *The House of God*. London: Black Swan, 1985, p. 75.
24. Johnson WDK. Predispositon to emotional distress and psychiatric illness amongst doctors: The role of unconscious and experiential factors. *Br J Med Psychol* 1991;**64**:317–29.
25. King E, Steenson C, Shannon C, Mulholland C. Prevalence rates of childhood trauma in medical students: a systematic review. *BMC Med Educ* 2017;**17**(1):159.
26. Bowlby J. The making and breaking of affectional bonds. *Br J Psychiatry* 1977;**130**(3):201–10.
27. Sacks MH, Frosch WA, Kesselman M, Parker L. Psychiatric problems in third year medical students. *Am J Psychiatry* 1980;**137**:822–5.
28. Zigmond D. Physician heal thyself: the paradox of the wounded healer. *Br J Holistic Med* 1984;**1**:63–71.
29. Firth-Cozens J. Emotional distress in junior house officers. *BMJ* 1987;**295**:1177–80.

CAPÍTULO 4

NÍVEIS CRESCENTES DE DOENÇA MENTAL: FATO OU MITO?

Clare Gerada

O foco atual da doença mental em médicos pressupõe que este é um fenômeno novo e que a doença mental não existia no passado. No entanto, ela já existia, conforme ilustra Amy Wilson no Capítulo 2, com exemplos de narrativas de médicos ao longo do tempo descrevendo sua experiência com doenças mentais. Isso inclui a narrativa do médico russo Vikenty Vikentyevich Veresaeff, o qual fez um relato em primeira mão da miséria de ser médico em suas memórias *Confessions of a physician*.[1] Amy Wilson afirmou que vale a pena ler esse livro com mais detalhes, pois muitos problemas ali descritos são tão pertinentes hoje quanto eram na data de publicação, em 1904. Veresaeff começou a escrever seu livro desde a entrada na faculdade de medicina até cerca de uma década após a formatura, e suas confissões referidas no título dizem respeito à hipocrisia dos "poderes" da medicina e à fé que o público mantém na profissão médica. O livro é um relato arrependido de sua experiência durante o treinamento e, mais tarde, no trabalho como médico. Da mesma forma que ocorre com muitos estudantes hoje, ele começou animado, mas logo ficou desmoralizado e abatido com as suas experiências. Ele escreveu que "ao aprender a verdade, as pessoas leigas podem perder a confiança na medicina e em seus expoentes". Na verdade, Veresaeff perdeu a confiança em sua própria capacidade de ajudar os pacientes, descrevendo a medicina como consistindo em "momentos de terrível tensão nervosa... uma súbita mudança para pior na recuperação de um paciente, um paciente incurável que implora por ajuda, a morte iminente de um paciente e a sempre presente possibilidade de um acidente ou erro imprevisto".

Da mesma forma que ocorre com muitos estudantes hoje, ele começou animado, mas logo ficou desmoralizado e abatido com as suas experiências.

Enquanto estava apenas no primeiro ano de medicina, ele discute o horror de "estudar o sofrimento de homens vivos". Ele se queixava do estresse do trabalho, de sua desilusão trabalhando como médico e das elevadas taxas de depressão e suicídio entre seus colegas, com 10% deles cometendo suicídio. Ele colocava a culpa pelos problemas que ele e seus colegas enfrentavam nas expectativas irrealistas dos pacientes em relação ao "escopo de poderes atribuídos aos médicos"; no salário e nas condições de trabalho; na cultura de queixas e processos; e na interminável carga de trabalho. Ele chegou a fazer referência aos "jornais baratos, que estão sempre piorando as coisas para os médicos". Assim, parece não ter mudado muita coisa durante todo o século. Embora não use o termo *burnout* (o qual foi adotado cerca de 70 anos após a descrição de Veresaeff), ele certamente exibia muitas características disso e forneceu o que pode ter sido a primeira descrição de seus sintomas na literatura publicada:

> há momentos... em que você está tão deprimido que apenas um pensamento permanece – dar as costas e fugir para longe da multidão enlouquecida e sentir-se, apenas por um momento, livre e em paz.[2]

A angústia dos médicos na virada do século XX foi ignorada e negada. Por exemplo, uma revisão do *BMJ* concluiu que "haviam encontrado um médico russo lavando a roupa suja em público com todo tipo de sensacionalismo imaginado apenas para atrair a atenção para suas malcriações". E relatava ainda: "O melhor lugar para as 'Confessions' de Veresaeff não é a mesa da sala, mas a lata de lixo".[3]

Recebi meu diploma de graduação em 1983 e, embora soubesse que alguns médicos passavam por dificuldades, não se falava muito disso (certamente não de maneira aberta). Os médicos simplesmente desapareciam, abandonavam os estágios ou postos de consultoria. As pessoas falavam que estavam deprimidas apenas sussurrando ou chegavam até mesmo a se matar. Em 1986, escrevi na *Maudsley Gazette* (a revista interna do hospital Maudsley) sobre minha experiência trabalhando como estagiária. O artigo que escrevi e só reencontrei 20 anos depois se chamava *Lest we forget*, e, no centro dele, havia uma fotografia de quatro estagiários, eu e outros três. O artigo descrevia minha experiência trabalhando 6 meses como obstetra. Escrevi sobre as intermináveis noites de plantão e seu impacto devastador em mim e em meus amigos. Não podíamos dormir. Não conseguíamos nos concentrar. Achávamos pouca graça na vida. E, como muitos colegas da época, eu me culpava por não ser capaz de lidar com a situação. Escrevi que:

> pela primeira vez compreendi o processo pelo qual os estagiários poderiam ficar tão deprimidos até o ponto de tirarem a própria vida, algumas vezes realizando o ato na própria sala dos médicos.

Muito poucos médicos falavam sobre suas doenças mentais, embora falassem sobre sua fadiga, a raiva pelas horas trabalhadas, a falta de apoio, o medo de cometer erros e as reclamações. Um médico, ao escrever um relato pessoal de sua própria doença mental, pedia para o leitor considerar:

> qual profissão permitiria que alguns de seus membros ficassem regularmente sem comer ou beber, duas necessidades humanas básicas? Eu sentia como se estivesse sendo física e emocionalmente torturado.[4]

A INCIDÊNCIA DE DOENÇAS MENTAIS ESTÁ AUMENTANDO?

Nos últimos anos, tem havido uma preocupação crescente com o aparente aumento continuado da incidência de doenças mentais na profissão médica. Porém, não há boas pesquisas que possibilitem fazer uma análise objetiva para saber se as taxas estão aumentando, diminuindo ou se estão estáveis. Há poucos estudos que utilizam a mesma metodologia com coortes semelhantes em diferentes períodos, e os melhores estudos já têm mais de 30 anos.[5,6] Contudo, se fosse possível fazer uma estimativa apenas com base em relatos de jornais, programas de rádio ou televisão, mídias sociais ou no circuito das conferências, poderíamos concluir que estamos em meio a uma crise de "doença mental". Isso parece acontecer também com a maioria das outras profissões, como profissionais de serviço social, professores, jornalistas e policiais, sem falar nos estudantes e nas crianças. De fato, todos os grupos parecem estar em uma "crise". Porém, precisamos ser cuidadosos, pois nada disso indica de fato um aumento. Antes de acreditarmos no pior, devemos considerar várias explicações alternativas. Isso pode estar acontecendo porque mais casos estão sendo buscados; e necessidades estão sendo consideradas por meio de melhor treinamento de profissionais de saúde na identificação de problemas de saúde mental em seus pacientes. Ademais, isso poderia estar relacionado a uma maior motivação para falar sobre doenças mentais e para buscar ajuda. Dito isso, embora os médicos de hoje possam ter uma atitude mais saudável em relação às doenças mentais, acredito que ainda falte muito para chegarmos a um ponto em que falar de depressão seja tão fácil quanto falar de dispepsia.

Ainda falta muito para chegarmos a um ponto em que falar de depressão seja tão fácil quanto falar de dispepsia.

A percepção de níveis elevados de doença mental pode ser devida à tendência a classificar como doença mental os "sofrimentos" ou experiências normais, como a reprovação em exames, a timidez ou a solidão. Há alguma evidência disso ao vermos números crescentes de médicos (principalmente jovens) que, ao exibir qualquer sinal de desconforto no local de trabalho (como ficar triste após a morte de um paciente), são estimulados a procurar serviços de aconselhamento para buscar ajuda em vez de procurar suporte de amigos ou colegas.

Arvind estava finalizando seu período de trabalho no serviço de emergências e acidentes em pediatria. Esta era a quarta vez que uma ressuscitação de uma criança falhava em vários meses. Ele se sentia arrasado, um fracasso e muito triste. Ele sabia que não poderia ter feito nada de diferente pelas crianças, pois elas estavam doentes demais para sobreviver. Isso não o impediu de ficar triste e começar a chorar. O diretor clínico perguntou a ele qual era o problema, e ele contou como as mortes o fizeram se sentir. O diretor clínico pediu que ele se apresentasse no outro dia ao setor de saúde ocupacional e tirasse uns dias de folga até que "sua saúde mental melhorasse".

Arvind estava experimentando uma resposta normal (ajustamento agudo) a uma situação anormal. Porém, isso foi "patologizado" com o encaminhamento para a saúde ocupacional e o rótulo de doença mental. Um abraço gentil (metafórico) ou uma conversa entre um médico experiente e um jovem podem ser uma resposta muito melhor e mais adaptativa.

Outros fatores que podem influenciar os resultados podem incluir o viés relacionado à forma como "mensuramos" a doença mental, bem como *quem* faz as perguntas. Inquéritos de ocupações específicas podem sofrer vieses sistemáticos.[7] Por exemplo, uma revisão comparou estudos que focavam apenas em grupos ocupacionais únicos (p. ex., professores, médicos, funcionários do serviço social, policiais) com estudos maiores de amostras aleatórias da população. Essa revisão concluiu que as pessoas têm menos chances de relatar sintomas de transtornos mentais comuns no contexto de um estudo populacional em vez de um estudo sobre o grupo de trabalho ao qual o paciente pertence. Isso significa que podemos superestimar os níveis de sofrimento quando membros das amostras são identificados como pertencendo a grupos profissionais particulares (como médicos, enfermeiros e professores). Além disso, as respostas em estudos ocupacionais podem apresentar vieses devido à ênfase em questões relacionadas ao trabalho que podem levar as pessoas a expressar insatisfação geral por meio dos questionários. Apenas quando eliminarmos esses vieses talvez possamos concluir que de fato exista uma real elevação na taxa de doença mental entre médicos.

AUMENTO DA PREOCUPAÇÃO E NÚMEROS REAIS

Onde há pesquisas, elas geram resultados conflitantes. Um estudo longitudinal não encontrou aumento significativo na prevalência de morbidade psiquiátrica ao longo de um período de 3 anos,[8] enquanto outro estudo encontrou um aumento significativo ao longo de um período de 8 anos.[9] Os estudos longitudinais de Firth-Cozens demonstraram que a proporção de médicos com níveis acima do limiar de estresse permaneceu bastante constante em cerca de 28%.[10,11] Por fim, uma metanálise mais recente, envolvendo 54 estudos publicados entre 1963 e 2015, sugere que a prevalência de depressão tem aumentado 0,5% ao ano, em média,[12] embora isso possa refletir o aumento geral da doença mental na população total (particularmente em mulheres jovens).

A cada ano, um número crescente de médicos procura meu serviço para receber cuidados, tão doentes quanto aqueles que consultam em qualquer serviço ambulatorial de saúde mental.[13] Considerando os resultados de várias pesquisas recentes, não parece estar havendo qualquer alívio nos níveis crescentes de sofrimento que vejo em minha clínica. Independentemente de haver um real aumento na taxa de doença mental em médicos ou não, certamente há uma escalada na preocupação de organizações como o National Health Service (NHS),[14-16] o Health Education England (HEE)[17] (que supervisiona todo o treinamento de médicos na Inglaterra), o General Medical Council (GMC)[18] (que regulamenta os médicos no Reino Unido), a British Medical Association (BMA)[19,20] (o sindicato médico do Reino Unido) e a World Medical Association (WMA),[21] a Canadian Medical Association (CMA)[22] e a American Medical Association (AMA).[23] Há preocupações não apenas com o número de médicos que se apresentam em serviços de saúde mental como o meu, mas também com o aumento em medidas que representam o descontentamento, como o número de médicos que abandonam a medicina prematuramente (alguns após apenas 2 anos de formatura), o número de médicos que escolhem trabalhar em tempo parcial e os níveis aumentados de doenças. Os problemas de saúde mental estão em ambos os extremos da carreira médica. Cerca de 1% dos estudantes de medicina são excluídos por razões de saúde, e metade desses casos resulta de problemas de saúde mental. O mesmo padrão continua mais adiante na carreira – 40% dos casos de aposentadoria precoce se devem a problemas psiquiátricos.[24]

Todos os médicos estão sofrendo, embora pareça que os clínicos gerais (GPs, do inglês *general practitioners*) estejam experimentando taxas particularmente elevadas de sofrimento mental. O relatório anual do GMC (State of Medical Education, 2019)[25] concluiu que, embora os médicos estejam com dificuldade para lidar com a carga de trabalho, isso é especialmente problemático entre os GPs; ao serem questionados, um sexto dos GPs relatou se sentir incapaz de lidar diariamente com a carga de trabalho. Isso é mais do que o dobro da proporção relatada por especialistas, 4 vezes aquela de médicos graduados não consultores e mais de 5 vezes a de médicos em treinamento. Os GPs também apresentaram o maior risco de *burnout* em comparação com outros médicos. Considerando a sua posição na "linha de frente" do sistema de saúde, é provável que os GPs sustentem uma carga de trabalho desproporcional, ao mesmo tempo em que os recursos diminuem. Assim, não surpreende que estudos do mundo todo concluam que os GPs têm algumas das maiores taxas de sofrimento mental e de *burnout* em comparação com outros médicos,[26-29] com variabilidade no mundo todo em grande parte relacionada à carga de trabalho (volume e complexidade).[30] A University of Manchester tem pesquisado sobre o bem-estar dos GPs há vários anos, com o relatório mais recente publicado em 2018.[31] A pesquisa se concentra nas experiências dos GPs no trabalho, fazendo perguntas sobre a satisfação em vários aspectos de sua ocupação, as fontes de pressão no exercício de sua profissão (incluindo pressão de recursos, demandas de várias fontes e carga de trabalho), experiências gerais de seu trabalho e futuras intenções quanto à sua carreira profissional (incluindo a intenção de aumentar ou diminuir as horas de trabalho e a intenção de abandoná-lo). Embora tenha havido pouca mudança nos resultados de

Os GPs também apresentaram o maior risco de* burnout *em comparação com outros médicos.

satisfação e estressores desde a pesquisa de 2015 até a mais recente, permanecem os baixos níveis de satisfação e os altos níveis de pressão. Uma pesquisa mais recente conduzida pelo GMC concluiu que 90% dos GPs e 75% dos especialistas tinham dificuldade em lidar com as altas cargas de trabalho e a alta demanda.[18]

Porém, não são apenas os GPs que estão experimentando níveis mais altos de doença mental. Os médicos que trabalham em hospitais também estão sofrendo sob a pressão da maior intensidade de seu trabalho. À medida que os GPs não conseguem atender às demandas de seus pacientes, estes começam a consultar em serviços de emergência. A escassez de leitos aumenta o problema, pois os médicos precisam andar por muitas enfermarias de um grande hospital procurando por seus pacientes gravemente enfermos. No passado, os médicos do hospital podiam ter alguns momentos de calma durante o plantão, até para dividir um chá com torradas com o pessoal da enfermagem; porém, agora todos estão trabalhando o tempo todo, sem tempo nem mesmo para as necessidades humanas básicas. A pesquisa *Adapting, coping, compromising*, realizada em 2018,[32] mostrou como a pressão crescente causada pela escassez de trabalhadores está levando os médicos a ficarem estressados e doentes. Outras pesquisas com as equipes que trabalham no NHS mostraram que um terço dos médicos que trabalham em hospitais indicou não se sentir bem como resultado do estresse relacionado ao trabalho,[33-35] 10% no último ano. O relatório do GMC encontrou níveis crescentes de doenças causadas pelo estresse, e 18% dos médicos em treinamento relataram ter se afastado devido ao estresse no ano anterior – porcentagem que era de 11% para os médicos em geral.[32] Em 2018, a CMA conduziu uma pesquisa sobre a saúde mental de seus médicos. Embora quase 60% dos que responderam relatassem que sua saúde mental estava melhorando, a pesquisa também revelou áreas de preocupação, como taxas elevadas de *burnout*, depressão e ideação suicida em algum momento da vida, em especial entre as médicas.[22]

CONCLUSÃO

Parece haver uma crise verdadeira, seja ela apoiada por números ou não. Embora as taxas de doença mental não estejam aumentando tanto ou tão rapidamente como as notícias sugerem, ainda assim há uma sensação de mudança no humor da profissão em direção a depressão, *burnout* e desesperança. É fundamental que abordemos as causas desse descontentamento. Dinesh Bhugra, ex-presidente da BMA, após a publicação de seu relatório mostrando que 25% dos médicos sofriam de doença mental, disse:[36,37]

> Este relatório traz luz sobre uma alarmante crise na saúde mental que sobrecarrega nossa força de trabalho médica, já que a ligação entre as pressões atuais sobre os médicos e a sua saúde mental precária não podem mais ser ignoradas.

Eu faria eco a essas palavras. Um sistema que não consegue apoiar e proteger seus próprios trabalhadores está em perigo.

REFERÊNCIAS

1. Veresaeff V. Simeon Linden (tradutor). *The Confessions of a Physician.* London: Grant Richards, 1904, p. ix.
2. Veresaeff V. Simeon Linden (tradutor). *The Confessions of a Physician.* London: Grant Richards, 1904, p. 176.
3. Lichterman B. *Memoirs of a Physician. BMJ* 2007;**335**(7614):307.2–307.
4. Paiba N. Running on empty. In: Jones P (ed). *Doctors as Patients.* Oxford: Radcliffe Publishing, 2005, p. 31.
5. Scheurer D, McKean S, Miller Je, tWterneck T. US physician satisfaction: a systematic review. *J. Hosp Med* 2009;**9**:560–8.
6. Murray A, Montgomery J, Chang H, Rogers W, Inui T, Safran D. Doctor discontent. A comparison of physician satisfaction in different delivery system settings, 1986 and 1997. *J Gen Intern Med* 2001;**16**(7):452–9.
7. Goodwin L, Ben-zion I, Fear NT, Hotopf M, Stansfeld SA, Wessely S.eAr reports of psychological stress higher in occupational studies? A systematic review across occupational and population-based studies. *Plos One* 2013;**8**(11). doi: 10.1371/journal.pone.0078693.
8. McManus I, Winder B, Gordon D. The causal links between stress and burnout in a longitudinal study of UK doctors. *Lancet* 2002;**359**:2089–90.
9. Taylor C, Graham J, Potts H, Richards M, Ramirez A. Changes in mental health of UK hospital consultants since the mid-1990s. *Lancet* 2005;**366**:742–4.
10. Firth-Cozens J. The psychological problems of doctors. In: Firth-Cozens J, Payne R (eds). *Stress in Health Professionals: Psychological and Organizational Causes and Interventions.* London: Wiley, 1999.
11. Wall T, Bolden R, Borrill C, *et al.* Minor psychiatric disorder in NHS trust staff: Occupational and gender differences. *Br J Psychiatry* 1997;**171**(6): 519–23.
12. Mata DA, Ramos MA, Bansal N, *et al.* Prevalence of depression and depres- sive symptoms among resident physicians: a systematic review and meta- analysis. *JAMA* 2015;**314**(22): 2373–83.
13. Gerada C, Ashworth M,arWner L, Willis J, Keen J. Mental health outcomes for doctors treated at UK Practitioner Health Service: a pilot study. *Res Adv Psychiatry* 2019;**6**(1):7–14.
14. NHS England. National NHS Staff Survey 2018 [Survey]. Dados acessados em 30 outubro de 2019. Disponível em: www.england.nhs.uk/statistics/2019/02/26/2018-national--nhs-staff-survey-in-england. Additional analysis conducted on data provided by NHS England.
15. 2015 HSC staff survey regional report | Department of Health [Internet]. Health Disponível em: www.health-ni.gov.uk/publications/2015-hsc-staff- survey-regional-report.
16. NHS Wales. NHS Wales Staff Survey 2018: National report [Internet]. 2018. Disponível em: www.wales.nhs.uk/sitesplus/documents/866/4.3b%20 National%20Staff%20 Survey%20Report.pdf. Análise adicional conduzida sobre os dados do NHS de Wales.
17. NHS Health Education England. NHS Staff and Learners' Mental Wellbeing Commission [Internet]. 2019. Disponível em: www.hee.nhs.uk/sites/default/files/documents/NHS%20 %28HEE%29%20-%20Mental%20Wellbeing%20 Commission%20Report.pdf.

18. ComRes (2019) *What it means to be a doctor*. Available from: www.gmc- uk.org/-/media/documents/what- it- means- to- be- a- doctor- report_pdf- 79704293.pdf (acesso em 1 de novembro de 2019).
19. British Medical Association. The changing face of medicine and the role of doctors in the future [Internet]. 2017. Disponível em: www.bma.org.uk/collective-voice/policy-and-research/education-training-and-workforce/changing-face-of-medicine.
20. British Medical Association. Caring for the mental health of the medical workforce [Internet]. 2019. Disponível em: www.bma.org.uk/collective-voice/policy-and-research/education-training-and-workforce/supporting-the-mental-health-of-doctors-in-the-workforce#report1.
21. World Medical Association. WMA statement on physicians wellbeing. Disponível em: www.wma.net/policies-post/wma-statement-on-physicians-well-being.
22. Canadian Medical Association. CMA National physician health survey. Disponível em: www.cma.ca/sites/default/files/2018-11/nph-survey-e.pdf.
23. IHS Markitt Ltd. The Complexities of Physician Supply and Demand: Projections from 2017 to 2032 [Internet]. Washington D.C.: Association of American Medical Colleges; 2019. Disponível em: www.aamc.org/system/files/c/2/31-2019_update_-_the_complexities_of_physician_supply_and_demand_-_projections_from_2017-2032.pdf.
24. Pattani S, Constantinovici N, Williams S. Who retires early from the NHS because of ill health and what does it cost? A national cross-sectional study. *BMJ* 2001;**322**:208–9.
25. General Medical Council. The state of medical education and practice in the UK: the workforce report. 2019. Disponível em: www.gmc-uk.org/about/what-we-do-and-why/data-and-research/the-state-of-medical-education- and-practice-in-the-uk/workforce-report-2019.
26. McCain R, McKinley N, Dempster M, Campbell W, Kirk S. A study of the relationship between resilience, burnout and coping strategies in doctors. *Postgrad Med J* 2017;**94**(1107):43–7.
27. Imo U. Burnout and psychiatric morbidity among doctors in the UK: a sys- tematic literature review of prevalence and associated factors. *B J Psych Bull* 2017;**41**(4):197–204.
28. Halliday L, Walker A, Vig S, Hines J, Brecknell J. Grit and burnout in UK doctors: a cross-sectional study across specialties and stages of training. *Postgrad Med J* 2016;**93**(1101):389–94.
29. Orton P, Orton C, Pereira Gray D. Depersonalised doctors: a cross-sectional study of 564 doctors, 760 consultations and 1876 patient reports in UK general practice. *BMJ Open* 2012; **2**:e000274.
30. Baird B, Charles A, Honeyman M, Maguire D, Das P. Understanding pressures in general practice [Internet]. The King's Fund; 2016. Disponível em: www.kingsfund.org.uk/sites/default/files/field/field_publication_file/Understanding-GP-pressures-Kings-Fund-May-2016.pdf.
31. Gibson J, Sutton M, Spooner S, Checkland K. Ninth National GP Worklife Survey [Internet]. University of Manchester: Policy Research Unit in Commissioning and the Health Care System; 2018. Disponível em: www.research.manchester. ac.uk/portal/en/publications/ninth-national-gp-worklife-survey(4192e8f5- b256-45db-ad90-45274acda242).html.
32. Community Research (2019) *Adapting, Coping, Compromising*. Disponível em: www.gmc-uk.org/about/what-we-do-and-why/data-and-research/research- and-insight-archive/

adapting-coping-compromising-research-exploring-the- tactics-and-decisions-ed-oacpt-polrysi-nagr (acesso em 12 de novembro de 2019).
33. NHS Wales. NHS Wales Staff Survey 2018: National report [Internet]. 2018. Disponível em: www.wales.nhs.uk/sitesplus/documents/866/4.3b%20 National%20Sta %20 Survey%20Report.pdf. Análise adicional conduzida sobre os dados do NHS de Wales.
34. 2015 HSC staff survey regional report. Department of Health [Internet]. Disponível em: www.health-ni.gov.uk/publications/2015-hsc-sta-survey-regional-report.
35. NHS England. National NHS Staff Survey 2018 [Survey]. (acesso em 30 de outubro de 2019). Additional analysis conducted on data provided by NHS England.
36. Independent. One in four NHS doctors suffering from mental health issues, report warns. Disponível em: www.independent.co.uk/life-style/nhs-doctors- mental-health-stress-british-medical-association-a8881936.html.
37. British Medical Association. Serious mental health crisis among doctors and medical students revealed in BMA report [Internet]. 2019. Disponível em: www.bma.org.uk/news/media-centre/press-releases/2019/may/serious- mental-health-crisis-among-doctors-and--medical-students-revealed-in-bma- report.

CAPÍTULO 5

SOBREVIVER E PROSPERAR NA MEDICINA

Clare Gerada

Da mesma maneira que os médicos utilizam proteções físicas ao lidar com os pacientes, como luvas cirúrgicas, máscara facial e roupas de proteção, também devemos usar algum tipo de proteção psicológica para evitar contaminações emocionais. Considerando a natureza diária da medicina, a questão interessante não seria por que tantos médicos ficam doentes, mas por que tão poucos ficam. Os eventos causadores de ansiedade começam cedo na faculdade de medicina, ao avistar pela primeira vez um cadáver na sala de dissecção (ainda hoje sinto aquele nauseante cheiro adocicado das substâncias de conservação), e depois continuam, como no meu caso, havendo a necessidade de superar a repulsa gerada pela visão de sangue e do ato não natural de colocar uma agulha dentro da carne de uma pessoa. Depois disso, temos que continuar aprendendo a lidar com nossos erros e omissões (difícil quando se é escolhido pelos traços de perfeccionismo, obsessão e compaixão). Se quisermos não apenas sobreviver, mas também prosperar em nossa carreira, temos que aprender a usar um conjunto de abordagens cognitivas, psicológicas e comportamentais para lidar com a ansiedade de trabalhar tão próximos da morte, do desespero, da incapacidade e do fracasso. Como escreveram os psicanalistas Robert Hale e Liam Hudson, os médicos:

> precisam transformar o chocante em mundano; e, ao fazerem isso, controlar as ansiedades inevitáveis que seus pacientes projetam neles. Ao lidar com isso, cada um de nós depende de estruturas de defesa institucionais e individuais, as quais em grande medida nos são úteis.[1]

Esses mecanismos são formados por **mecanismos de enfrentamento** conscientes e por **defesas do ego** inconscientes. São eles que impedem que os médicos entrem em colapso psicológico cada vez que têm de dar notícias ruins ou lidar com um paciente que apresenta lesões graves. Isso nos permite superar um evento intensamente traumático, como a morte de uma criança, ou um evento mais mundano de maneira aparentemente natural. O ambiente de trabalho pode oferecer proteção psicológica extra por meio de práticas de trabalho compassivas, as quais promovem a coesão da equipe, rotinas previsíveis e justiça.

Aprender diferentes estratégias de enfrentamento é algo que se faz na linha de frente, durante as rondas na enfermaria, aulas e tutoriais, e também na retaguarda, de maneira informal, ao seguir o exemplo de um de seus pares, e por tentativa e erro. Isso é tão importante na prática diária da medicina quanto saber medir a pressão arterial de um paciente. Isso nos provê com as habilidades e a blindagem psicológica para realizarmos o trabalho que esperam de nós. Com o tempo, os médicos ficam dessensibilizados para as emoções humanas, e isso é normal. Todos precisamos encontrar o ponto ideal descrito por Harold Lief e Renée Fox como "preocupação desinteressada".[2] Lief e Fox se referiam ao processo pelo qual os estudantes de medicina aprendem a objetivar e intelectualizar suas experiências para se distanciar das emoções de ansiedade e medo. Os médicos devem aprender a manter essas fronteiras emocionais em seu devido lugar, e o uso de distanciamento ou isolamento, balanceados pela quantidade adequada de preocupação com o paciente, há muito tempo é considerado uma receita para uma relação médico-paciente saudável. Como eles observam: "O médico empático é suficientemente distante ou objetivo em suas atitudes em relação ao paciente para realizar juízos clínicos adequados e manter sua equanimidade e, ao mesmo tempo, tem preocupação suficiente pelo paciente a ponto de cuidá-lo de forma sensível e compreensiva".[2]

Com o tempo, os médicos ficam dessensibilizados para as emoções humanas, e isso é normal.

A preocupação desinteressada é um equilíbrio difícil de alcançar e ainda mais difícil de manter. Deve ser encontrado um equilíbrio, pois, com uma blindagem insuficiente, corremos o risco de sofrer demais com a dor de nossos pacientes, enquanto, com um excesso de blindagem, arriscamos ficar insensíveis e perder a empatia. Mesmo com todos os métodos que usamos para nos proteger, há momentos em que o contato com os pacientes nos afeta profundamente, refletindo em nossa vida privada. É aqui que a supervisão e o trabalho em equipe se tornam mais importantes, pois oferecem o espaço seguro onde podemos mostrar nossas falhas emocionais sem medo de sanções.

Este capítulo sobre enfrentamento e o Capítulo 6, sobre resiliência, exploram a maneira como fazemos isso. Neste capítulo, faço uma diferenciação entre enfrentamento (o qual acredito que esteja em grande medida sob controle consciente) e as defesas inconscientes do ego.

O que os estudantes precisam aprender na faculdade de medicina para lidar com o trabalho
Como compreender e lidar com a transferência e a contratransferência na interação médico-paciente
Como permanecer emocionalmente presente sem apresentar labilidade emocional
Como evitar a identificação exagerada com os pacientes
Como "esquecer"

continua

Como não projetar os próprios sentimentos no paciente
Como permanecer centrado no paciente
Como reconhecer e lidar com a fadiga de compaixão
Como manter os limites profissionais
Como comunicar más notícias

ESTRATÉGIAS DE ENFRENTAMENTO

O enfrentamento é um conceito amplo que abrange uma gama de pensamentos e ações (cognitivas, como ao pensar, e comportamentais, como ao agir) que usamos para tornar uma situação mais tolerável. Em outras palavras, é o uso de técnicas para evitar ou reduzir as ameaças, os danos e as perdas ou para diminuir o sofrimento associado. O enfrentamento em si não implica **sucesso**, mas **esforço**. Todos nós usamos mecanismos de enfrentamento para lidar com a ansiedade e para lidar com situações difíceis. Tenho usado diferentes estratégias ao longo da minha carreira. Para o estresse da prática clínica diária e, mais recentemente, do cuidado de médicos enfermos, utilizo a conversa, seja com meus colegas ou com profissionais de outras áreas. Fiz parte de um grupo de reflexão semanal para profissionais por mais de uma década, e ter um espaço confidencial e tempo para falar sobre pacientes que me afetam pessoalmente é algo de valor inestimável. O suporte menos formal de pares tem sido feito por meio de encontros semanais de uma equipe multidisciplinar, o que tem sido a base de minha prática clínica por mais de 30 anos. Para as questões mais complicadas e pessoais, tenho buscado a ajuda individualizada de profissionais de outras áreas, tendo conversado com supervisores clínicos, mentores, psicólogos ocupacionais, terapeutas cognitivo-comportamentais e, quando a pressão é imensa e sinto que as coisas estão ficando difíceis, com um psicoterapeuta, o qual me ajudou a localizar as dificuldades em um contexto histórico pessoal. Fiz treinamento como terapeuta de grupo; participar e liderar grupos de terapia me ajudou a lidar com grupos disfuncionais que encontrei durante minha carreira. Tenho praticado corrida, e talvez minha maneira favorita de desestressar após um dia difícil seja assistir sem parar aos episódios do programa de TV “Come Dine with Me”. Também tenho “enfrentado” as coisas evitando os estressores, dando uma volta e esperando que as coisas melhorem. Raramente isso acontece.

A literatura classifica os métodos de enfrentamento como **focados no problema** ou **focados na emoção**.

As estratégias de enfrentamento focadas no problema atuam para minimizar o sofrimento por meio da redução ou eliminação do estressor, além da diminuição de seu impacto. Elas são usadas quando o indivíduo tem poder para mudar as coisas. As técnicas podem incluir alterações nos padrões de trabalho ou trabalhar por mais tempo para superar um período difícil, como a preparação para um exame.

Isso geralmente ajuda a lidar com um período (esperançosamente) temporário de estresse adicional. O enfrentamento focado na emoção se refere a estratégias que regulam as emoções e minimizam a dor desencadeada pelos estressores. Isso inclui a busca de suporte emocional, a meditação e o uso de exercícios e outros métodos de relaxamento.

Parece haver diferenças de gênero em relação ao que pode ser usado. Um estudo com médicos canadenses concluiu que as mulheres relatavam buscar mais suporte social em momentos de estresse que os homens.[3] Existe até mesmo alguma evidência de que médicos de diferentes especialidades podem preferir distintas formas de enfrentamento. Por exemplo, foi constatado que os psiquiatras preferem técnicas de relaxamento, solução organizacional de problemas, grupos de apoio para equipes, aconselhamento confidencial e sessões de sensibilização para a equipe.[4] Os médicos que trabalham em lares de permanência e cuidados paliativos comumente relatam o uso de "encontrar um tempo para si mesmo", meditação e reflexão.[5] Uma pesquisa com médicos norte-americanos concluiu que quase a metade usava exercícios para lidar com o *burnout*, um terço comia porcarias e um quarto usava álcool.[6] No curto prazo, isso pode ajudar. Quem nunca se empanturrou com comidas pesadas (afinal de contas, isso se chama comida reconfortante) ou bebeu uma boa dose de gim com tônica para lidar com um dia estressante?

Isso me leva à terceira categoria de enfrentamento. Ela se baseia na **evitação** ou **recolhimento**, seja por meio da ação (saída física de uma situação ou uso de drogas ou álcool para obter um isolamento mental) ou do pensamento (uso de negação ou pensamento ilusório). Embora a evitação possa ser benéfica temporariamente ao distanciar a pessoa de seu estressor, quanto mais ela for usada, mais intratáveis podem ficar os problemas, além de não abordar as causas subjacentes. O uso prolongado da evitação pode levar a um aumento dos pensamentos intrusivos relacionados ao estressor e, assim, a mais ansiedade e/ou problemas adicionais; por exemplo, o desenvolvimento do abuso de substâncias. A técnica de evitação que eu encontrei mais comumente em médicos que tratei é tentarem trabalhar mais para esquecer o problema. Eles trabalham ainda mais, ficam mais tempo no trabalho e acabam se esgotando duplamente.

Elizabeth Cotton, psicanalista e autora de *Surviving work*, descreve os mecanismos de enfrentamento pouco saudáveis usados por aqueles que se esforçam no trabalho.[7] Entre eles, está o uso inútil da raiva e de culpar os outros. Isso pode significar direcionar aos administradores do hospital sua frustração pela falta de recursos, ou até mesmo culpar o paciente por sua própria doença. Da mesma maneira, uma pessoa que já está com dificuldades no trabalho é um alvo fácil para as projeções de outras pessoas, não sendo incomum que sejam bodes expiatórios para os problemas do ambiente de trabalho.

Em 2019, o General Medical Council (GMC), órgão regulador do Reino Unido, encomendou pesquisas sobre as táticas e as decisões usadas pelos médicos para sobreviver em um sistema de alta pressão.[8] O que eles descobriram foi que os médicos usavam métodos diferentes de sobreposição e interligação que podiam ser considerados, de forma mais ampla, em três áreas:

- **Comprometimento:** buscar maneiras de reduzir a carga de trabalho, como a priorização dos pacientes e seus problemas ou o que o serviço possa oferecer; delegar tarefas, estimular os pacientes a serem mais responsáveis por sua própria saúde.
- **Adaptação:** tentar mudar a maneira de trabalhar melhorando a efetividade da equipe ou trabalhando por mais tempo ou com maior intensidade; dividir a carga de trabalho com colegas, usar o telefone ou a tecnologia para poupar tempo; desenvolver sistemas de triagem mais efetivos e reduzir a administração.
- **Enfrentamento:** aprender a conviver com a pressão, fazendo micropausas durante o dia; manter atividades variadas, buscando o bem-estar emocional, como meditar, praticar exercícios e passar algum tempo com a família ou os amigos.

Mecanismos de enfrentamento específicos

Dentro da ampla classificação de enfrentamento, estão exemplos de diferentes intervenções que podem ser usadas. Eles podem ser aquilo que o **indivíduo** faz sozinho ou o que pode ser feito com os **outros**, seja de forma individualizada (com um mentor, supervisor ou treinador) ou em grupo.

INDIVÍDUO

Estabelecimento de limites

Estabelecer limites, seja em uma simples consulta ou ao longo da carreira, é uma habilidade que os médicos precisam aprender. O estabelecimento de limites começa na consulta, o que é especialmente importante na clínica geral, em que não é incomum que os pacientes apresentem muitos problemas (aparentemente) desconexos e queiram discuti-los todos em uma consulta de 10 a 15 minutos. Mesmo havendo tempo, digo ao paciente que não consigo me concentrar em tantas questões diferentes ao mesmo tempo. Não se trata de negligenciar suas necessidades, mas de aceitar que eu também tenho necessidades, e a mais importante delas é permanecer focado (e relativamente no horário). Não é possível lidar com muitos problemas diferentes que variam desde psicológicos até sociais, físicos e práticos. Essa técnica exige habilidade e experiência – e é importante não menosprezar o "ah... e falando nisso, doutor" quando o paciente está saindo da sala. Este "ah... e falando nisso" costuma ser a parte mais importante.

O estabelecimento de limites também se refere a deixar o paciente para trás após o final da jornada de trabalho. Ruminar sobre as consultas ou cirurgias difíceis serve apenas para aumentar a ansiedade. Não respeitar os limites entre a casa e o trabalho é cada vez mais comum à medida que somos encorajados a ficar conectados ao trabalho remotamente, terminar de preencher documentos em casa ou responder a mensagens fora de hora. A casa deve ser o lugar onde recarregamos nossas baterias psicológicas e nos recuperamos da carga de trabalho diária, e não um substituto para o consultório. Estabelecer limites também significa ser realista sobre o que pode ser alcançado e aceitar-se mesmo quando não puder fazer tudo. O estabelecimento de limites exige prática, pois é mais fácil dizer "sim" do que "não". Isso é ainda mais importante desde a pandemia de covid-19, quando o trabalho remoto em casa se tornou a regra. Fazer um horário extra ou ficar até mais tarde em uma crise é aceitável, mas, quando isso é necessário diariamente, então o médico deve aprender a dizer "não". Defender a si mesmo deveria fazer parte do currículo médico. No caso de trabalhos não relacionados a pacientes, percebi que prazos são, em grande medida, criações do homem e geralmente podem ser estendidos. Manter um limite claro entre o trabalho e a vida pessoal é muito importante, assim como é fundamental tirar férias todos os anos. O estabelecimento de limites também ocorre entre as consultas, permitindo-se pequenos intervalos entre as consultas difíceis para recuperar o equilíbrio psicológico e perguntando-se "Estou em boas condições para atender o próximo paciente?". Isso é chamado de "arrumação da casa".[9]

Estabelecer limites também significa ser realista sobre o que pode ser alcançado e aceitar-se mesmo quando não puder fazer tudo.

Dike Drummond, um carismático médico norte-americano que também é especialista em *burnout*, escreveu seus conselhos (com base em um gorila-macho dominante de 180 quilos) sobre manter limites pessoais entre trabalho e casa. Essa leitura vale muito a pena.[10]

Técnicas cognitivas

"Imaginar" uma saída para o sofrimento psicológico é eficaz. Um dos mecanismos de enfrentamento mais construtivos é chamado de "**reestruturação cognitiva**". Grande parte da ansiedade que sentimos em situações estressantes está ligada à maneira como interpretamos as ameaças enfrentadas. Por exemplo, se não tivermos obtido o resultado do exame de sangue necessário para a ronda da enfermaria, nosso pensamento automático pode ser algo do tipo "Sou terrível, sou um péssimo médico, nunca serei considerado competente". Esses pensamentos provavelmente induzirão sentimentos de ansiedade. A identificação e o questionamento desses pensamentos negativos – e, em grande medida, irracionais –, substituindo-os por outros mais realistas, formam a essência do reenquadramento cognitivo. Essa é a técnica por trás da terapia cognitivo-comportamental (TCC). Muitos médicos se irritam quando não passam em exames. Uma falha para eles significa imperfeição e pensamentos sobre serem inúteis e de pouco mérito. Algo que pode ajudar é reenquadrar essa distorção cognitiva, talvez pensando que "Bem, era um exame muito difícil" ou "Outros também não passaram antes e tiveram ótimas carreiras". Falo mais sobre essas técnicas no Capítulo 23.

COM OS OUTROS

Se houvesse uma única intervenção para aumentar a capacidade dos médicos para o enfrentamento (além da óbvia redução da carga de trabalho), esta seria a de criar espaços onde pudessem se reunir para falar sobre o trabalho, de maneira psicanalítica e reflexiva, em vez de focar nos aspectos biomédicos de nossas interações com os pacientes. Trabalhar com os outros, seja de forma individualizada como em supervisão clínica ou em grupos, oferece uma sensação de comunidade do tipo "estamos nisso juntos", reduzindo o isolamento e a desconexão emocional em relação aos outros. Os outros também oferecem uma verificação da realidade – normalizando nossas experiências no contexto dos outros. Trabalhar com os outros envolve trabalho efetivo em equipe, encontros de equipes multidisciplinares ou atividades de grupo reflexivas mais formais.

Trabalho em equipe

Pertencer a uma equipe de apoio é provavelmente a maneira mais efetiva de lidar com estressores no ambiente de trabalho. Equipes que se encontram regularmente, se apoiam e valorizam as habilidades de cada um preparam melhor os indivíduos para lidarem com o trabalho. O mais importante é a necessidade de estar conectado, cuidar e ser cuidado pelos outros e se sentir valorizado e respeitado. As equipes ajudam a compartilhar a carga de casos complexos e reduzem o isolamento profissional.[11] Em meu serviço, com o fornecimento de sanduíches (sempre acho que as ligações são mais fortes após a refeição), temos um encontro semanal da equipe no qual discutimos todas as questões de salvaguarda (crianças e adultos), qualquer novo diagnóstico de câncer e todas as mortes. Esses encontros são realizados dentro da semana de trabalho, e se espera que todos compareçam. Esse simples evento de equipe é atualmente uma raridade (sobretudo na clínica geral). O formato atual da prática da medicina resultou na perda das oportunidades para a formação e a sustentação das equipes. A remoção da "equipe" tradicional, o aumento do trabalho em turnos, o trabalho em múltiplas enfermarias, as escalas complexas, a dependência de substitutos e as frequentes mudanças no treinamento levam os médicos a terem menos oportunidade para pertencer a uma equipe. Atualmente, ninguém parece perceber a presença ou a ausência de um indivíduo, exceto a forma como ele se relaciona com sua função na escala. Esse foi o achado do psicólogo Michael West quando pediram que realizasse uma investigação independente sobre os níveis crescentes de doença mental em médicos.[12] Paradoxalmente, embora o trabalho em equipe contribua para níveis maiores de satisfação no trabalho, isso também pode ser uma fonte de estresse, uma vez que equipes disfuncionais podem expor a ambiguidade de papéis e valores opostos, levando a conflitos

O formato atual da prática da medicina resultou na perda das oportunidades para a formação e a sustentação das equipes.

interpessoais. As equipes com bom funcionamento necessitam de tempo e espaço para resolver suas dificuldades e conflitos. Isso exige canais de comunicação, confiança e espaço para a união das pessoas. Infelizmente, à medida que os membros da equipe se dividem por causa de trabalhos realizados cada vez mais em turnos, horas reduzidas e plantões, essas oportunidades ficam cada vez mais escassas.

Mentores e suporte externo

O tempo com a família e os amigos cria um refúgio de estabilidade e compreensão,[13] oferece um antídoto para o estresse relacionado ao trabalho[14] e é uma fonte vital de suporte emocional.[15] Os mentores também ajudam na redução do estresse e na adaptação a mudanças.[16,17]

Supervisão clínica

Quero me concentrar um pouco na supervisão clínica, pois acredito que seja um ingrediente faltante fundamental na vida da maioria dos profissionais de saúde. A supervisão, se oferecida à toda a equipe (seja de forma individualizada ou em grupo), seria bem-sucedida para melhorar a qualidade do cuidado que os pacientes recebem, além de aumentar a resiliência dos profissionais e a tomada de decisão mais ética e reflexiva.[18] Nossos colegas psicoterapeutas parecem ser um dos poucos grupos profissionais que priorizam e enxergam o valor dessa disciplina essencial. A supervisão clínica é um encontro seguro e tranquilo com um colega, o qual ocorre com regularidade (em geral, mensalmente), em que os efeitos de se trabalhar com pacientes podem ser explorados, analisados e compreendidos. O supervisionado define as prioridades e traz o que gostaria de discutir e explorar. O supervisor pode oferecer orientação, buscar esclarecimento e, até mesmo, desafiar o supervisionado. Nesse encontro, os pensamentos, os sentimentos e as ações do supervisionado são o foco. Este é um raro espaço dentro da medicina em que o paciente não é o foco. É esse aspecto que os médicos costumam ter dificuldade de entender. As pessoas com quem interagimos diariamente irão – sabendo ou não – "apertar nossos botões" em alguma medida. Esses "botões" são *nossos* botões e, com alguma prática, experiência e aprendizado, podemos influenciar o grau em que aqueles à nossa volta irão apertá-los ou não, além de quão profundamente eles serão pressionados (ou não).

A supervisão não se trata de monitorar o desempenho ou de ser criticado por coisas que não estavam certas.

A supervisão não se trata de monitorar o desempenho ou de ser criticado por coisas que não estavam certas. Ao explicar do que se trata a supervisão, costumo propor a seguinte visualização. Imagine que você e o paciente estão usando roupas de velcro, e a sua está por cima do jaleco. A maioria das coisas que entram em contato com essas roupas vão grudar. O paciente chega carregado de dor, sofrimento ou raiva. Isso é demais para ele suportar, então ele compreensivelmente chora e joga algo em você, o seu médico (isso é feito, em grande medida, de forma inconsciente). Nosso desejo de ajudar e curar significa que, se não tivermos cuidado, nossos jalecos metafóricos ficarão cobertos com esses sentimentos negativos e experiências jogados em nós. Eles podem ser pesados para nós e, na verdade, podem nos fazer sentir como os pacientes. Algumas vezes, os psicólogos chamam isso de **contágio emocional**. Essa emoção não é sua, mas do paciente, e a supervisão pode ajudar a definir o que pertence a quem. Ao saber que o "mau humor" não é seu, o médico pode removê-lo, examiná-lo e desfazer-se dele sem – é importante dizer – a necessidade de jogá-lo de volta no paciente.

A supervisão pode ocorrer individualmente ou em grupos, presencial ou remotamente, formal ou informalmente e entre colegas ou em uma relação mais hierárquica. As fronteiras entre treinamento, supervisão e mentoria algumas vezes não são claras, embora eu não ache, de fato, que essas definições ou distinções estritas façam diferença. O que importa é que qualquer discussão sobre o desempenho do indivíduo seja mantida à parte.[19]

O clínico geral (GP, do inglês *general practitioner*) John Launer, que praticou e escreveu sobre a supervisão baseada em narrativa por vários anos, é cuidadoso para afirmar que supervisão não é terapia, embora não exista uma linha divisória clara entre nossa necessidade de suporte pela supervisão e nossa necessidade de psicoterapia.[20] Como supervisionada, recebi ajuda para minhas batalhas em lidar com reclamações e erros e com a maneira como os parentes de pacientes gravemente enfermos impactam o meu dia de trabalho. Da mesma maneira, como supervisora, eu não pediria que meu supervisionado deixasse seus problemas da vida real do lado de fora do consultório.

Grupos de prática reflexiva

Durante meu treinamento como GP, eu li o livro do psicanalista Michael Balint, *The doctor, his patient and the illness*, o qual foi publicado na década de 1950.[21] Por meio desse livro inovador, pela primeira vez, em meu treinamento, fui apresentada ao conceito de que a interação entre o médico e o paciente poderia ser influenciada por mais do que apenas a condição clínica que o paciente apresentava. Michael era um imigrante húngaro que, junto com sua esposa, Enid, começou a realizar seminários de treinamento em psicologia para GPs. Não havia aulas ou "ensino" diretivo. Em vez disso, o trabalho se concentrava em pequenas discussões em grupo (mais tarde chamadas de grupos Balint), utilizando uma abordagem psicodinâmica, em vez da clínica tradicional, para entender a relação médico-paciente e a dinâmica da consulta. Os grupos Balint ajudam os médicos a compreender os aspectos interpessoais de seu trabalho. Eles permitem que os clínicos alcancem um grau mais profundo de compreensão dos sentimentos de seus pacientes, explorando a forma como a própria experiência de alguém pode interferir na relação terapêutica. Além dos grupos Balint,[22] a participação em grupos baseados na prática,[23] as rondas de Schwartz[24,25] e os esquemas de aprendizagem protegida ajudam os médicos a lidar com seu trabalho.[26-29] Tudo isso aumenta a conexão entre os membros da equipe. Eles também melhoram o cuidado que os pacientes recebem, além de fornecerem aos médicos o espaço para falarem sobre o impacto emocional de seu trabalho.[30,31] Os grupos são importantes, pois nos fornecem espaço para lembrarmos de nossos pacientes (para o bem ou para o mal) e, quando necessário, para chorarmos a sua perda.

Este caso apresenta um exemplo prático de diferentes técnicas que podem ser usadas:

> *Philip, um cirurgião consultor, estava esgotado. As pressões da carga de trabalho, o que incluía um emprego dividido entre dois lugares e um dia por semana no consultório privado, faziam com que estivesse sempre de saída. Ele se sentia constantemente culpado por não passar tempo suficiente com sua família e estava ficando irritado com a esposa assim que colocava os pés em casa. Tudo o que ele queria era tomar um gim com tônica duplo antes de falar com alguém. Ao receber um ultimato da esposa do tipo "faça alguma coisa ou vou deixá-lo", ele decidiu agir.*

As ações de Philip:

Focadas no problema (em grande medida, comportamentais) O objetivo era criar mais tempo para a família e não estar tão esgotado ao final do dia	Reduziu a jornada na clínica privada para uma vez por semana; reduziu a jornada administrativa no emprego principal Pedalava até o trabalho em vez de dirigir para inserir exercícios em sua rotina Delegou trabalho para os médicos em treinamento
Focadas na emoção (em grande medida, cognitivas) O objetivo era não ficar tão tenso e agressivo	Começou a praticar *mindfulness* Pediu para ter um mentor no trabalho
Evitação (comportamental e cognitiva) O objetivo era descansar um pouco da carga de trabalho e priorizar o trabalho clínico	Parou de fazer as notas de alta

Mentores, treinadores e terapeutas podem ajudar a reduzir as dificuldades que enfrentamos, ajudando-nos a sobreviver no futuro. Certa vez um analista me disse que, para as pessoas que trabalham cuidando dos outros, deveria ser considerado normal consultar um terapeuta para manter a mente saudável, da mesma forma que vamos à academia para manter o corpo em forma.

MECANISMOS DE DEFESA

Passarei agora para os mecanismos de enfrentamento inconscientes, as chamadas **defesas psicológicas do ego**. Primeiramente descritas por Sigmund Freud, as defesas psicológicas são técnicas usadas pela mente inconsciente para manipular, negar ou distorcer a realidade a fim de proteger-se contra sentimentos de ansiedade, impulsos inaceitáveis ou estímulos potencialmente prejudiciais.[32] Ficar sem as defesas psicológicas equivale a sair no frio sem um casaco ou na chuva sem um guarda-chuva. As defesas permitem a manutenção de um distanciamento emocional saudável entre "nós", cuidadores, e "eles", pacientes, de modo que consigamos deixar os pacientes no consultório (e não levá-los metaforicamente para casa) ao final do dia. Esses mecanismos atuam para reduzir a intensidade da estimulação emocional inerente ao nosso trabalho, ajudando-nos a atingir o equilíbrio ideal de preocupação desinteressada discutida anteriormente neste capítulo.

Ficar sem as defesas psicológicas equivale a sair no frio sem um casaco ou na chuva sem um guarda-chuva.

O psicólogo George Vaillant explicou as características das defesas do ego[33] da seguinte forma:

- Elas mitigam os efeitos prejudiciais das emoções e da dissonância cognitiva.
- Elas são inconscientes e involuntárias.
- Elas são distintas umas das outras.
- Elas podem ser adaptativas, até mesmo criativas, além de patológicas.

As defesas psicológicas começam a ser formadas na primeira infância, são refinadas durante a vida adulta e usadas durante toda a vida. Elas são aprendidas por meio de modelos e conexões com familiares e colegas.[34] Os chamados **mecanismos de defesa maduros** costumam ser mais construtivos e úteis. A maioria dos mecanismos de defesa é bastante inconsciente – em outras palavras, o indivíduo não sabe que eles estão sendo usados naquele momento. Eles oferecem alívio temporário para tornar uma situação mais manejável. Se forem usados em excesso, e se o indivíduo não tiver tempo, espaço e suporte suficientes para o processamento de seus sentimentos, então podem surgir problemas. Estilos defensivos podem ficar arraigados à medida que muros psicológicos são construídos e sentimentos de vulnerabilidade e tristeza ficam mais profundamente reprimidos.

MECANISMOS DE DEFESA USADOS POR MÉDICOS

INTELECTUALIZAÇÃO

A intelectualização é um mecanismo de defesa maduro que aumenta durante o treinamento na faculdade de medicina. Quando uma pessoa intelectualiza, ela fecha suas emoções e aborda a situação somente a partir de um ponto de vista racional. Isso ajuda a lidar com a ansiedade causada por pacientes verdadeiros e com sofrimentos reais. Isso nos permite pensar sobre os eventos de uma forma clínica e não passional para evitar que nos envolvamos com os aspectos emocionais deles. Lembro-me da primeira vez que vi um câncer – realmente vi –, aquela massa monstruosa, infiltrante e malcheirosa preenchendo toda a lateral da face do paciente, e quase desmaiei. Naquela noite, passei algum tempo comparando suas características patológicas com aquelas descritas em livros-texto. Aprendi a me perder em detalhes científicos e técnicos do sofrimento daquele homem e, ao fazer isso, evitei a minha identificação excessiva com ele. Eu tinha aprendido a defesa da intelectualização. Nos dias seguintes, enquanto o visitava após sua heroica cirurgia, pude mesclar o distanciamento profissional com a conexão humana – uma habilidade vital para qualquer médico.

NEGAÇÃO

A negação é um dos mecanismos de defesa mais primitivos, pois é um dos primeiros a serem desenvolvidos. A negação é fundamentalmente a recusa em aceitar a realidade ou os fatos e, em vez disso, agir como se um evento, pensamento ou sentimento doloroso não existisse. Ela nos provê a capacidade de nos isolar de estados emocionais perturbadores. Ela talvez seja um dos mecanismos de defesa mais comumente usados na vida diária. A cultura da medicina encoraja a negação, pois enfatiza a necessidade de autossacrifício e negação das necessidades pessoais em relação a outras, conforme resumido na primeira linha de *Duties of a doctor*, do GMC, como *Faça do cuidado do paciente a sua principal preocupação*. Os médicos também utilizam uma tríade de defesa clássica para evitar admitir que não estão bem, a qual costuma ser vista em casos de adição. Ela é composta por negação (*Não tenho nenhum problema com álcool, pois não tenho sintomas de abstinência*), minimização (*Bebo a mesma quantidade que minha esposa*) e racionalização (*Só bebo à noite para relaxar e posso parar a qualquer hora*).

Talvez o pior exemplo de negação que já vi foi o caso de um paciente que, após ser o sujeito de uma reclamação grave, colocou toda a sua correspondência em sacos de lixo. Ao esconder as cartas, ele esperava convencer-se de que não havia problema; se ele não abrisse as cartas, o problema desapareceria. Porém, diferentemente de um problema que é apenas evitado ou postergado, um problema negado não vai embora, ele apenas cresce cada vez mais. As pessoas requerem muito esforço psicológico para controlar a ansiedade quando as evidências se acumulam (no caso, sacos de lixo cheios).

DESPERSONALIZAÇÃO

A despersonalização permite que nos afastemos de uma situação emocional desconfortante, seguindo com o trabalho. Por exemplo, o médico do setor de emergência pode ser capaz de trabalhar somente ao ver uma paciente como uma série de parâmetros biométricos, em vez de uma jovem mãe criticamente enferma que luta pela vida. A despersonalização pode ser considerada como uma resposta adaptativa a situações intoleráveis, além de uma proteção contra o envolvimento excessivo com o sofrimento (certamente em curto prazo na exposição a situações traumáticas), pois ajuda a desligar as emoções.

HUMOR

O humor, quando usado como mecanismo de defesa, é o redirecionamento de impulsos ou pensamentos inaceitáveis na forma de uma piada ou história agradável. Como outras defesas, ele reduz a intensidade de uma situação, colocando uma proteção em forma de risadas entre a pessoa e os impulsos. Ele é considerado um mecanismo de defesa maduro e costuma ser usado pelos médicos para converter uma situação intolerável em algo mais manejável. Os pensamentos permanecem tendo uma porção de seu desconforto inato, mas são "contornados" pela espirituosidade, como na autodepreciação.

> *Eles se encontravam atrás das cortinas: médicos e enfermeiros do setor de emergência tentando desesperadamente salvar a vida de um homem jovem com traumatismo craniano grave e lesões por esmagamento no tórax. Ele sangrava muito. Eles trabalharam de maneira eficiente durante 50 minutos, mas mesmo assim não conseguiram reverter o que um caminhão tinha causado àquele paciente naquela manhã ao virar à esquerda sem perceber que o jovem continuava pedalando em frente. Às 10h20min da manhã, o paciente foi declarado morto. "Ele deve estar arrependido de não ter pegado o metrô", disse Henry, um dos médicos, enquanto os outros riam.*

Embora isso pareça descaso, esse médico está usando o humor para lidar com uma situação estressante.

ONIPOTÊNCIA

A onipotência significa agir como sendo possuidor de poderes ou capacidades especiais. Essa defesa está presente em quase todos os médicos, sendo reforçada pela posição que mantemos na sociedade como profissionais privilegiados. Considerando que médicos devem acreditar em si mesmos, não surpreende que eles desenvolvam fantasias de onipotência. Essa é parcialmente a razão pela qual acredito que os médicos têm tanta dificuldade para buscar ajuda para si mesmos. Renunciar à sua onipotência significa aceitar a vulnerabilidade, e isso, por sua vez, significa reduzir a conexão com nosso *self* médico. Tornar-se paciente é uma ruptura fundamental desse mecanismo de defesa.

Renunciar à sua onipotência significa aceitar a vulnerabilidade, e isso, por sua vez, significa reduzir a conexão com nosso self médico.

ALTRUÍSMO E SUBLIMAÇÃO

O comportamento altruísta alivia a ansiedade criada pela culpa por meio de serviços construtivos prestados aos outros, os quais trazem prazer e satisfação pessoal. É provável que ele seja onipresente entre os médicos.

Miriam é GP. Em sua vida pessoal, seu pai estava sofrendo de demência em uma clínica geriátrica a muitas horas de distância. Ela costumava estar sempre perto do pai; ele a encorajou a seguir os seus passos e se tornar médica. Miriam, naquela época, sentia-se muito culpada e envergonhada por não poder visitá-lo com a frequência que gostaria. Em vez disso, ela estava ocupada com o trabalho e fazendo horário extra para adiantar o serviço. Ela também ocupava o tempo livre auxiliando uma clínica geriátrica local. Miriam chegou a se oferecer para fazer os plantões de Natal na clínica. Ela adorava a companhia dos moradores, e o trabalho que fazia proporcionava muita satisfação pessoal.

Miriam aliviava a culpa de não conseguir estar com seu pai trabalhando ainda mais com pacientes que apresentavam problemas semelhantes. Se não tomar cuidado, ela corre o risco de um envolvimento excessivo com os pacientes, anulando-se socialmente e não conseguindo estar com seu pai em seus últimos anos.

Muito alinhado a esse mecanismo de defesa está o da sublimação, que é a canalização de impulsos inaceitáveis para outros mais aceitáveis, como altruísmo, humor ou descontração. Este talvez seja o mais avançado dos mecanismos de defesa, permitindo a expressão parcial de impulsos inconscientes como outros socialmente mais aceitáveis. Por exemplo, imagine que Miriam tivesse tido uma relação ruim com seu pai, que ele abusava dela quando criança e ela desejasse ver ele morto. Ao trabalhar na clínica geriátrica, ela está sublimando impulsos assassinos de maneira mais enriquecedora para as pessoas da clínica e para a comunidade em geral.

Projeção

Projeção é o processo por meio do qual colocamos nossos pensamentos, sentimentos ou impulsos indesejados em outra pessoa, como "o roto falando do esfarrapado". A projeção é usada quando os pensamentos são considerados inaceitáveis para que a pessoa os expresse ou quando a pessoa se sente mal por tê-los pensado. A projeção costuma resultar de uma falta de *insight* e reconhecimento das próprias motivações e sentimentos. Uma forma comum pela qual o médico projeta é o sentimento de que os pacientes são as pessoas doentes – aqueles com falhas e fracassos – e, assim, ele (o médico) não pode se sentir mal. O psiquiatra Jeremy Holmes, que me inspirou a estudar psiquiatria enquanto eu ainda estava na faculdade, postulou que a maneira mais importante pela qual os médicos se defendem é projetando suas fraquezas e vulnerabilidades nos pacientes, permitindo que eles removam as partes adoecidas e vulneráveis de si.[35] Isso ajuda os médicos a se sentirem mais fortes e mais poderosos, alimentando a fantasia de invencibilidade. Muito alinhada à projeção, está a defesa da divisão, a qual envolve a completa separação entre os aspectos bons e maus da própria pessoa ou dos outros. A divisão ocorre em períodos de desconforto e leva à culpa e ao surgimento de bodes expiatórios. Um exemplo disso é achar que os administradores são todos maus, enquanto os médicos são todos bons.

Defesas em instituições

As organizações desenvolvem estruturas e práticas que servem para proteger as pessoas dentro delas contra a ansiedade. Como no caso dos indivíduos, as defesas organizacionais geram a ilusão de certeza e segurança, oferecendo uma proteção contra ser tomado pela ansiedade e pela desesperança, além da possibilidade de ser tomado pela necessidade. O trabalho seminal de Isabel Menzies-Lyth ajudou a descrever o que ela chamou de defesas sociais (institucionais) – sociais por serem criadas pela organização onde funcionam. Menzies-Lyth era uma acadêmica britânica que, a partir de uma formação em economia e psicologia experimental, entrou para o Tavistock Institute em Londres, onde se formou como psicanalista em 1954. Suas observações sobre estudantes de enfermagem mostraram que a ansiedade gerada pelo envolvimento próximo e íntimo com a doença do paciente poderia ser evitada pelo desenvolvimento de defesas sociais específicas. Ela atraiu a atenção para o estresse do trabalho da enfermagem, especialmente no caso das tarefas desagradáveis conectadas à morte e à sexualidade. Os mecanismos de defesa que ela descreveu são semelhantes àqueles vistos em indivíduos: despersonalização, negação e isolamento. Ela argumentou que práticas como o compartilhamento das responsabilidades, as rondas frequentes nas enfermarias, o uso de protocolos rígidos, os sistemas de alocação de tarefas e responsabilidades e a prática de se referir aos pacientes de maneira abstrata, como "o fígado do leito 10" são todas defesas que visam desestimular a ligação e o envolvimento com os pacientes.[36] As defesas sociais são, dessa forma, não simplesmente uma maneira individual de responder ao estresse e à ansiedade, mas se tornam institucionalizadas na maneira de fazer as coisas.

CONCLUSÃO

Considerando o que os médicos (e outros profissionais de saúde) têm de enfrentar, é incrível como eles conseguem realizar bem seu trabalho. Discuti a forma como os médicos aprendem e utilizam categorias de defesas conscientes e inconscientes para lidar com o trabalho. Tudo isso nos ajuda a lidar com o esforço emocional da medicina. Porém, as defesas podem ser excessivas. O jaleco pode se transformar em uma armadura, uma proteção vestida para obter poder e ocultar impotência e medo. Em um nível institucional, as defesas podem ignorar as necessidades básicas dos pacientes e levar a uma cultura desumanizante; em nível individual, elas podem levar a um amortecimento do afeto e à perda de compaixão e zelo. Em geral, falar sobre os problemas é algo útil, e recuperar os espaços onde os médicos podem se reunir com seus pares e colegas de outras disciplinas seria ótimo para abordar a carga emocional de seu trabalho e protegê-los das dificuldades de seu trabalho.

REFERÊNCIAS

1. Hale R, Hudson L. Doctors in trouble. In: Firth-Cozens J, Payne R (eds). *Stress in Health Professionals*. Chichester: John Wiley, 1999, p. 221.
2. Lief HI, Fox RC. Training for 'detached concern' in medical students. In: Lief HI, Lief VF, Lief NR (eds). *The Psychological Basis of Medical Practice*, 1st edn. New York: Hoeber Medical, Division of Harper & Row, 1963, pp. 12–35.
3. McCann CM, Beddoe E, McCormick K, *et al*. Resilience in the health professions: a review of recent literature. *Int J Wellbeing* 2013;**3**(1):60–81. doi:10.5502/ijw.v3i1.4.
4. Fothergill A, Edwards D, Burnard P. Stress, burnout, coping and stress management in psychiatrists: Findings from a systematic review. *Int J Soc Psychiatry* 2004;**50**(1):54–65. http://dx.doi.org/10.1177/0020764004040953.
5. Swetz KM, Harrington SE, Matsuyama RK, Shanafelt TD, Lyckholm LJ. Strategies for avoiding burnout in hospice and palliative medicine: peer advice for physicians on achieving longevity and fulfilment. *J Palliat Med* 2009;**12**(9):773–7. http://dx.doi.org/10.1089/jpm.2009.0050.
6. Kane L. Medscape National Physician Burnout, Depression & Suicide Report 2019 [Internet]. Medscape. 2019 [cited 18 January 2020]. Disponível em: www.medscape.com/slideshow/2019-lifestyle-burnout-depression-6011056.
7. Cotton E. *Surviving Work in Healthcare*, 1st edn. Abingdon: Routledge, 2017.
8. General Medical Council. Adapting, coping, compromising research – exploring the tactics and decisions doctors are applying in a system under pressure. [Internet]. 2018. Disponível em: www.gmc-uk.org/about/what- we- do- and- why/data- and- research/research- and- insight- archive/adapting- coping- compromising- research- exploring-the- tactics- and- decisions-doctors-are-applying.
9. Neighbour R. *The Inner Consultation*. Lancaster: MTP Press Limited, 1987.
10. Drummond D. Prevent physician burnout: 4 work-life balance tools. *Mo Med* 2016;**113**(6):450–454. Disponível em: www.ncbi.nlm.nih.gov/pmc/articles/PMC6139766/pdf/ms113_p0450.pdf.
11. Littlewood S, Case P, Gater R, Lindsey C. Recruitment, retention, satisfaction and stress in child and adolescent psychiatrists. *Psychiatrist* 2003;**27**(2):61–7.
12. West M, Coia D. Caring for Doctors, Caring for Patients. GMC, 2019. Disponível em: www.gmc-uk.org/-/media/documents/caring-for-doctors-caring-for- patients_pdf-80706341.pdf.
13. Dyrbye LN, Power DV, Massie FS, *et al*. Factors associated with resilience to and recovery from burnout: a prospective, multi-institutional study of US medical students. *Med Educ* 2010;**44**(10):1016–26.
14. Thoits PA. Mechanisms linking social ties and support to physical and mental health. *J Health Soc Behav* 2011;**52**(2):145–61.
15. Jovanovic A, Wallace JE. Lean on me: an exploratory study of the spousal support received by physicians. *Psychol Health Med* 2013;**18**(5):543–51.
16. MacLeod S. The challenge of providing mentorship in primary care. *Postgrad Med J* 2007;**83**(979):317–19.
17. Alliott R. Facilitatory mentoring in general practice. *BMJ* 1996;**313**(7060):2.
18. Berwick D. National Advisory Group on the Safety of Patients in England. A promise to learn – a commitment to act. Improving the Safety of Patients in England. 2013.

Disponível em: https://assets.publishing.service.gov.uk/gov- ernment/uploads/system/uploads/attachment_data/file/226703/Berwick_ Report.pdf.
19. Martin P, Copley J, Tyack Z. 2014. Twelve tips for effective clinical supervi- sion based on a narrative literature review and expert opinion. *Med Teach* 2014;**36**(3):201–7.
20. Launer J. 2010. Supervision as therapy. *Postgrad Med J* 2010;**86**(1021):686. Disponível em: http://pmj.bmj.com/content/86/1021/686.
21. Balint M. *The Doctor, his Patient and the Illness*. Edinburgh: Churchill Livingstone, 1957.
22. Salinsky J. The Balint movement worldwide: present state and future outlook: a brief history of Balint around the world. *Am J Psychoanal* 2002;**62**(4):327–35.
23. Zaher E, Ratnapalan S. Practice-based small group learning programs: Systematic review. *Can Fam Physician* 2012;**58**(6):637–42.
24. The Point of Care Foundation. About Schwartz Rounds [Internet]. [Cited 18 January 2020]. Disponível em: www.pointofcarefoundation.org.uk/our-work/schwartz-rounds/about-schwartz-rounds.
25. Goodrich J. Supporting hospital staff to provide compassionate care: do Schwartz Center Rounds work in English hospitals? *J R Soc Med* 2012;**105**(3):117–22.
26. Brooks N, Barr J. Evaluation of protected learning time in a primary care trust. *Quality in Primary Care* 2015;**12**(1):29–35. Disponível em: Google Scholar (March 2020).
27. Stevenson AD, Phillips CB, Anderson KJ. Resilience among doctors who work in challenging areas: a qualitative study. *Br J Gen Pract* 2011;**61**(588):e404–10.
28. Jensen PM, Trollope-Kumar K, Waters H, Everson J. Building physician resili- ence. *Can Fam Physician* 2008;**54**(5):722–9.
29. Zwack J, Schweitzer J. If every fifth physician is affected by burnout, what about the other four? Resilience strategies of experienced physicians. *Acad Med* 2013;**88**(3):382–9.
30. Johnston J, Paley G. Mirror mirror on the ward: who is the unfairest of them all? Reflections on reflective practice groups in acute psychiatric settings. *Psychoanal Psychother* 2013;**27**(2):170–86.
31. Zaher E, Ratnapalan S. Practice-based small group learning programs: sys- tematic review. *Can Fam Physician* 2012;**58**(6):637–42.
32. Freud S. *The Ego and the Mechanisms of Defense*. New York: International Universities Press, 1936.
33. Vaillant GE. *Adaptation to Life*. Boston: Little Brown, 1977.
34. Grohol JM. 15 Common Defense Mechanisms [Internet]. Psych Central. 2019 [cited 28 September 2019]. Disponível em: https://psychcentral.com/lib/15-common-defense-mechanisms.
35. Holmes J. Mental health of doctors. *Adv Psychiatr Treat* 1997;**3**(5):251–3.
36. Menzies IEP. A case study in the functioning of social systems as a defense against anxiety. In: Colman AD, Bexton WH (eds). *Group Relations Reader I*. Washington: AK Rice Institute Series, 1975.

CAPÍTULO 6

RESILIÊNCIA

Clare Gerada

Embora os riscos e as contradições da vida sejam cada vez mais produzidos socialmente, as obrigações e a necessidade de lidar com elas têm sido delegadas aos próprios indivíduos.

Zygmunt Bauman, 2007, p. 14[1]

Resiliência parece estar em voga em muitos setores diferentes, incluindo a saúde. É uma palavra usada tanto para descrever um traço de personalidade ("a pessoa é suficientemente forte?") como um processo ("ela absorve a pressão e depois se recupera?"). Considerando o número crescente de médicos com sofrimento mental, os políticos, os educadores e até mesmo os reguladores estão começando a questionar se a atual geração de médicos é "suficientemente resiliente" para trabalhar nos cuidados de saúde modernos. Sugere-se, até mesmo, que precisamos aumentar nossa robustez psicológica – por exemplo, incluindo aulas compulsórias de *mindfulness* ou selecionando os estudantes prospectivamente por meio de triagem para traços que são considerados como promotores de resiliência mental.

Porém, não consigo encontrar evidências de que os médicos de hoje sejam mais ou menos capazes de suportar as pressões que as gerações anteriores. Apesar disso, houve uma proliferação de "treinamentos para resiliência", o que parece ocorrer em todos os formatos e tamanhos. Isso inclui oficinas, programas de treinamento remoto e manuais de autoajuda projetados para aumentar a capacidade de lidar com as adversidades. Existe até mesmo um questionário disponível *on-line*.[2]

Imagino que a ideia de que os médicos de "antigamente" eram mais "durões" se deve, em grande parte, ao fato de que minha geração não falava de doença mental nem de *burnout*, e, assim, esses assuntos não eram vistos nem percebidos. Embora esses conceitos possam ter sido discutidos em círculos acadêmicos, eles não chegavam até a linha de frente do treinamento médico diário. Quando eu estava em treinamento, esperava-se que os médicos trabalhassem as horas determinadas (algumas vezes, mais de 100 horas por semana), com hierarquias estritas, muitas vezes com consultores abusivos e a expectativa de que iriam "aceitar ou abandonar". É claro que algumas pessoas ficavam pelo caminho e outras eram prejudicadas por suas experiências. Da mesma forma que hoje, somos prejudicados por longas horas de trabalho e pela fadiga intensa. Por exemplo, lembro de um médico em treinamento, quando eu estava trabalhando, em 1986, chamado Chris Johnstone, o qual sofreu um acidente automobilístico quase fatal ao adormecer no volante ao ir para casa após um plantão de fim de semana. Depois disso, ele escreveu um livro, *Seven ways to build resilience*.[3] Os médicos devem ser capazes de suportar a pressão e se recuperar das adversidades, e a maioria consegue, embora evidentemente alguns tenham mais dificuldade que outros. Eles devem ser adaptáveis e flexíveis, capazes de transitar rapidamente entre diferentes situações clínicas e de liderança. Eles precisam ter, inclusive, bexigas resilientes, passando longos períodos sem ir ao banheiro. Isso ocorria há 30 anos e ainda ocorre. A crença de que os médicos de hoje não são suficientemente resilientes e de que eles não têm a força para executar o trabalho que se espera deles não é apoiada por evidências, apenas por conjecturas.

Os indivíduos considerados resilientes têm muitos atributos; tantos que seria possível escrever um dicionário com todas as descrições positivas dessas pessoas. Atributos como confiança, coordenação, tranquilidade, compromisso, capacidade de encontrar propósito nas adversidades, equilíbrio adequado entre trabalho e vida pessoal, boas habilidades de automanejo, capacidade de delegar apropriadamente, capacidade de priorizar o trabalho, capacidade de expressar as necessidades, habilidades sociais para buscar o apoio de outros e formar conexões emocionais seguras.[4,5] Encontrar todas essas características em uma única pessoa é impossível.

Os estudos que analisam o que faz um indivíduo ser resiliente tendem a começar pelo final. Eles observam indivíduos bem-sucedidos, como no caso do famoso livro *The 7 habits of highly effective people*[6] e de um estudo que envolveu 13 pessoas de sucesso em diferentes profissões,[7] incluindo um indivíduo que mantinha dois recordes mundiais em seu campo, um Member of Parliament, aqueles que recebiam prêmios nacionais ou que tinham recebido honrarias da Rainha da Inglaterra. Tudo o que sabemos sobre as pessoas consideradas resilientes é a forma como as vemos no domínio público. Nada sabemos sobre seus demônios pessoais, suas ansiedades por trás da persona pública, suas batalhas ou a sorte que podem ter tido como parte de seu sucesso. Já fui chamada de "resiliente", mas sobrevivi e prosperei em minha carreira em grande parte devido à sorte ou a fatores externos ao meu controle. Pude trabalhar e viver na mesma região (minimizando os trajetos longos), tive dois filhos saudáveis e um marido que me apoiava (o que me dava tempo para me dedicar à carreira), tive a sorte de poder trabalhar no mesmo serviço por 30 anos e de ter uma boa renda. Ainda assim, eu tinha dúvidas sobre mim mesma e medo de fracassar e me esforçava para me sentir igual aos meus pares.

A resiliência pode não ser um traço positivo.

A resiliência pode não ser um traço positivo. Um indivíduo pode ser resiliente não por atributos de personalidade positivos, mas, em vez disso, por ser obstinado, cruel, egoísta, por não ter *insight* e ser propenso a colocar o trabalho acima de tudo e de todos. Me impressiona como a resiliência é parecida com o conceito de "autoeficácia", um termo introduzido na literatura psicológica pelo influente psicólogo canadense Albert Bandura. Ele usava esse termo para se referir à crença da pessoa em sua capacidade de obter sucesso, terminar uma tarefa ou lidar com os desafios. De acordo com Bandura, as pessoas com autoeficácia, ou seja, aquelas que acreditam que podem se sair bem, têm mais chance de ver tarefas difíceis como algo a ser dominado em vez de algo a ser evitado.

A literatura sobre a resiliência é confusa. Como sua definição é complicada, fica muito difícil estudá-la ou mensurá-la. O termo se origina do latim *resilire*, que significa "saltar para trás". A definição de resiliência no dicionário é "*a capacidade de uma substância ou objeto se recuperar em seu formato (elasticidade)*" e "*a capacidade de se recuperar rapidamente das dificuldades (dureza)*".[8] A maioria das definições no ambiente de cuidados de saúde enfatiza que resiliência é a capacidade de não apenas sobreviver, mas de se adaptar. Isso também implica que a resiliência é um processo dinâmico em que negociamos, nos adaptamos e aprendemos com as adversidades. Isso significa que ela é mais do que apenas a dureza ou a capacidade de suportar a pressão. O Health Education England (HEE), instituição que organiza o treinamento dos médicos, descreve-a como "a capacidade de absorver condições negativas, integrá-las de maneira significativa e seguir adiante".[9] O certo é que a resiliência é sempre contextual, um equilíbrio dinâmico entre a situação ou o agente estressor, o contexto e o ambiente e fatores individuais.

Cresci na região de Fenlands, uma área plana e ventosa próxima da costa leste da Inglaterra. Meu falecido pai, além de ser um solitário clínico geral, também cultivava orquídeas em uma pequena estufa na nossa casa. Lembro-me daquele pequeno ambiente com calor e umidade tropicais criados pela presença conjunta de um ventilador aquecido sempre ligado no máximo e intermináveis tigelas de água criando uma sensação permanente de umidade no ambiente. Além de me transmitir o amor pela medicina, meu pai também me deixou intrigada com essas flores. Ele costumava me falar de uma orquídea local muito rara, a orquídea de Fenlands, a qual sempre me parecia estranha. Aquelas flores conseguiam prosperar naquela região desolada, ventosa e inóspita. É claro que, embora tenha nascido para ser robusta e sobreviver à região inóspita de Fenlands, o ambiente sempre mutante e atualmente mais tóxico colocou essa planta na lista de espécies ameaçadas de extinção. São necessárias medidas especiais para ajudá-las a continuar crescendo nessa região. Essa pequena orquídea me ensinou sobre resiliência. Sobre isso ter muito mais a ver com a adequação ao ambiente onde somos colocados do que com alguma capacidade ou incapacidade. Bastam algumas mudanças na pressão ambiental e uma flor, anteriormente robusta, resistente e "resiliente", já não consegue sobreviver.

Tudo e todos temos nosso ponto de ruptura, além do qual não conseguimos seguir. Esta tem sido certamente a minha experiência. É provável que eu pareça uma pessoa muito resiliente, e, com certeza, em meu ambiente de trabalho, eu sou. Se for necessário, consigo esvaziar uma sala de espera cheia de pacientes, lidar com seus sofrimentos e abordar de forma competente e eficiente seus problemas. Costumo ser chamada por colegas para atender pacientes com os quais outros encontram dificuldades. Ainda assim, quando me pediram para cobrir um colega em um ambiente que não me era familiar, com um sistema de tecnologia da informação (TI) que eu não conseguia usar, com pacientes apresentando doenças um pouco alheias à minha área de especialização e uma equipe que não me apoiava, não consegui lidar com a situação. Comecei a ficar muito ansiosa e com vontade de chorar. Não conseguia lidar com o novo ambiente. Nossa capacidade de lidar com eventos adversos e de nos recuperarmos difere entre as pessoas e até na mesma pessoa, dependendo de fatores externos. Lidar com uma reanimação cardiorrespiratória que não deu certo pode ser possível no início do dia. Porém, ao final de um longo plantão e "faminto, enraivecido, atrasado e cansado", o indivíduo será menos capaz de lidar com a situação, de ser emocionalmente mais receptivo a eventos negativos, podendo se sentir excessivamente responsável por situações externas ao seu controle. A resiliência é depletada, e o indivíduo pode não se recuperar dos golpes. Ela é ainda mais reduzida em ambientes hospitalares onde a equipe não presta suporte, o trabalho não termina nunca e os recursos são limitados. A resiliência também muda conforme a experiência. Envolver-se em um evento traumático, mesmo tendo lidado adequadamente com ele, pode não ser garantia de que a pessoa estará psicologicamente mais bem preparada para a próxima vez que isso acontecer. A sugestão de que a resiliência pode ser aprendida por meio da simulação parece ser um pensamento mágico. Lidar com a reanimação de um bebê em um ambiente de simulação é muito diferente de lidar com o ambiente real e emocionalmente assustador de um acidente ou de um setor de emergência.

ESTUDOS SOBRE RESILIÊNCIA EM MÉDICOS

Apesar de a resiliência ser objeto de estudos no mundo acadêmico há mais de 70 anos, há, surpreendentemente, poucos estudos avaliando a questão específica dos médicos. Em 2011, a psicóloga Clare McCann e seus colegas conduziram uma revisão da literatura sobre enfermeiros, profissionais de serviço social, psicólogos, conselheiros e médicos.[10] Ser mulher e manter um equilíbrio entre trabalho e vida pessoal eram os únicos dois fatores relacionados de forma consistente e positiva com a resiliência em todas as cinco disciplinas. Apenas um estudo tratava especificamente sobre médicos. Os resultados indicaram que a relação mais forte com um maior bem-estar dos médicos (a medida de resiliência) ocorria com interações positivas com pacientes, o que anulava as relações negativas entre elevada demanda emocional e bem-estar.[11]

Uma revisão sistemática sobre resiliência, realizada por McKinley e colegas e publicada em 2019, incluiu artigos da década anterior e encontrou 24 estudos examinando a resiliência apenas entre os médicos.[12] Os estudos foram realizados nos Estados Unidos, na Austrália, na África do Sul, no Reino Unido e na Alemanha. A revisão citou pesquisas em que havia uma correlação entre resiliência e formidáveis atributos e traços de personalidade. Isso incluía maturidade, responsabilidade, otimismo, perseverança e cooperação,[13] além de receber suporte social e ter capacidade de usá-lo, ter uma equipe bem funcionante, manter interesses fora do trabalho, participar de desenvolvimento profissional continuado ou de pequenos grupos de reflexão, ter experiências prévias positivas no enfrentamento de adversidades,[14,15] ser bastante persistente e autocentrado e não evitar facilmente os desafios.[16] Considerando a importância do ambiente de trabalho (e as crescentes preocupações com os danos que ele pode causar), chega a ser surpreendente que a revisão tenha encontrado poucos estudos investigando influências ambientais sobre a resiliência. Um deles encontrou correlação positiva entre elevados escores de resiliência e uma carga de trabalho mais leve.[17] Outro concluiu que a resiliência estava positivamente correlacionada com os recursos de emprego, como as oportunidades para o desenvolvimento da carreira, a influência no trabalho e o grau de liberdade no local de trabalho.[18] Em estudos realizados com militares, a resiliência está correlacionada com o apoio dos pares e a coesão do grupo,[19,20] e isso também ocorre com os médicos. Falei sobre a necessidade de os médicos pertencerem a grupos em que possam se apoiar ao longo da carreira. Esses grupos mudam durante a evolução da carreira profissional, mas são vitais para lidar com uma vida dedicada à medicina.[17]

Indivíduos resilientes também podem adotar comportamentos pouco saudáveis. Por exemplo, um estudo com enfermeiros na Austrália e na Nova Zelândia concluiu que a capacidade de solucionar problemas (o marcador de resiliência no estudo) estava apenas fracamente relacionada com uma melhor saúde mental, enquanto o sono e os hábitos de beber, fumar e usar drogas estavam positivamente associados com a capacidade de lidar melhor com as adversidades.[21]

TREINAMENTO EM RESILIÊNCIA

Já foram realizados milhares de estudos, muitos conduzidos na última década, tentando avaliar se a intervenção X (geralmente uma intervenção de *mindfulness* com trabalho em grupo com os pares) melhora a resiliência.

A resiliência foi definida como um conjunto variável de medidas autorrelatadas, incluindo aquelas relacionadas a bem-estar, estresse, enfrentamento, resiliência, *burnout*, depressão, ansiedade, humor, empoderamento, envolvimento no trabalho, autopercepção e felicidade.[22,23] Quase todos os estudos recrutaram voluntários.[24] Alguns envolviam uma única sessão de 90 minutos, enquanto outros utilizavam o programa *Stress Management and Resiliency Training* (SMART), um curso de 12 semanas.[25] Até o momento, as pesquisas para saber se o treinamento ou outros processos podem melhorar a resiliência (pelo que entendo, qualquer medida para sobreviver às pressões do trabalho) têm gerado como resposta um "talvez", mas apenas se os participantes participarem por livre e espontânea vontade. Um estudo no qual a participação em uma sessão mensal de manejo do estresse baseado em *mindfulness* era compulsória para estudantes de medicina[26] **não** mostrou melhora mensurável na resiliência dos estudantes. Ironicamente, em textos livres, vários estudantes consideraram que o currículo era contraprodutivo (pois retirava tempo dos estudos ou da busca de outras atividades de maior interesse profissional) ou específico demais em seu foco no *mindfulness*. Uma revisão sistemática sobre a resiliência entre psiquiatras publicada em 2019[27] concluiu que, embora 33 estudos tenham mostrado a importância de fatores relacionados ao ambiente de trabalho, ao indivíduo e a fatores externos ao trabalho, os fatores relacionados ao ambiente de trabalho eram os mais comumente citados como influenciando a resiliência.

Os estudos que foram realizados sobre mudanças em ambientes de trabalho tendem a envolver intervenções para a melhora do trabalho em equipe, proporcionando um tempo para que o impacto emocional do trabalho possa ser compartilhado, além de introduzir alterações em aspectos organizacionais do trabalho.[28] No Capítulo 21, eu cito uma intervenção implementada na faculdade de medicina de Saint Louis, a qual visava, entre outras coisas, desatravancar o currículo da graduação. Esse estudo oferecia várias intervenções para os estudantes de medicina ao longo de seu treinamento, incluindo o acesso a grupos de prática reflexiva, redução da quantidade de aspectos ensinados e avaliados em seu treinamento, além do acesso a ajuda confidencial quando necessário. As intervenções tiveram algum impacto, embora de curta duração, pois seus efeitos positivos eram superados pelos efeitos negativos de fatores externos que estavam fora do controle da faculdade de medicina. Por exemplo, o estresse causado pelo exame nacional das faculdades de medicina e a exposição a atitudes negativas de outros médicos em seus postos de trabalho.

São necessários mais estudos que incorporem estratégias de intervenção primária no ambiente de trabalho. Por exemplo, acabar com os plantões de 12 horas, melhorar a coesão da equipe, reduzir o número de pacientes vistos por pessoa todos os dias ou, até mesmo, mudar os onerosos regimes de monitoramento e inspeção. Atualmente, as intervenções visam à prevenção secundária, auxiliando o indivíduo a lidar melhor com seus estressores, ou à prevenção terciária, tratando aqueles que ficam doentes. A criação de um ambiente de resiliência exigirá mudanças estruturais desde a enfermaria até a diretoria, algo que infelizmente parece difícil de ocorrer, considerando-se o modo de pensar vigente, o qual culpa o profissional de saúde que trabalha duro em vez de culpar o sistema de saúde onde ele trabalha.

Em geral, os diferentes estudos com graus variados de significância estatística mostram que os fatores associados à melhora da resiliência podem ser resumidos da seguinte forma: **encontrar tempo para pensar, tempo para se encontrar com seus pares, tempo para refletir (com outra pessoa) sobre o impacto emocional do seu trabalho e tempo para cuidar de si mantendo uma vida fora do ambiente de trabalho**.

Quando o treinamento em resiliência funciona, suspeito que isso não se deva ao fato de a pessoa aprender a respirar fundo, mas a uma **descontração** em relação ao ambiente de trabalho estressante e, ainda mais importante, porque isso permite que se formem grupos de pares (o subproduto das intervenções de treinamento de resiliência) para suporte. É importante ter espaços para falar com os outros, para discutir

Receio estarmos "cientificizando" a resiliência de modo a retirar a responsabilidade do óbvio: tornar o ambiente de trabalho mais seguro.

o impacto de seu trabalho. Isso não deve se tratar de "treinamento de resiliência", mas simplesmente de boa prática, da mesma forma que é boa prática permitir que as pessoas tenham tempo livre durante o dia para comerem. Receio estarmos "cientificizando" a resiliência de modo a retirar a responsabilidade do óbvio: tornar o ambiente de trabalho mais seguro.

CONCLUSÃO

É justo dizer que os fatores que influenciam a resiliência pessoal são semelhantes àqueles que contribuem para o bem-estar psicológico geral. Isso inclui relações próximas com a família, os amigos e os colegas, a capacidade de manejar emoções e impulsos fortes e uma visão positiva de si mesmo, com confiança em suas capacidades e pontos fortes. Ter resiliência significa curvar-se à pressão e recuperar a forma; isso não diz nada sobre a capacidade do indivíduo de oferecer um cuidado empático de alta qualidade. Ser resiliente pode significar um endurecimento, o desenvolvimento de uma casca grossa ou a capacidade de resistir a qualquer pressão – mas a que custo para o indivíduo e seus pacientes? Gostaríamos de trocar um médico durão e batalhador por um que possa ser mais compassivo, mas que necessita de mais tempo e espaço para a reflexão e a recarga de suas baterias emocionais? Os médicos podem já ser resilientes demais, muito propensos a aceitar aumento da carga de trabalho, ficar mais tempo no trabalho ou fazer turnos extras. Assim, o problema do aumento das doenças mentais pode não ser a falta de resiliência, mas o seu excesso. Fico apreensiva com a possibilidade de que o treinamento da resiliência não seja para treinar o médico a ser mais resiliente, mas treiná-lo para suportar os abusos.

Nenhuma quantidade de treinamento, ioga, respiração profunda ou reflexão pode compensar um sistema perigoso e cheio de falhas.

REFERÊNCIAS

1. Bauman Z. *Liquid Times: Living in an Age of Uncertainty*. Cambridge: Polity Press, 2007.
2. Siebert A. Resiliency Quiz: How Resilient Are You? from the Resiliency Center [Internet]. Disponível em: https://resiliencyquiz.com/index.shtml.
3. Johnstone C. *Seven Ways to Build Resilience*. London: Robinson, 2019.
4. Jensen P, Trollope-Kumar K, Waters H, Everson J. Building physician resili- ence. *Can Fam Physician* 2008;**54**(5):722–9.
5. Spangler N, Koesten J, Fox M, Radel J. Employer perceptions of stress and resilience intervention. *J Occup Environ Med* 2012;**54**(11):1421–9.
6. Covey SR. *7 Habits of Highly Effective People*. Covey SR (ed). London: Simon & Schuster 1989.

7. Sarkar M, Fletcher D. Ordinary magic, extraordinary performance: psycho- logical resilience and thriving in high achievers. *Sport, Exercise, Perform Psychol* 2014;**3**(1):46–60.
8. Lexico Dictionaries. Resilience | Definition [Internet]. 2019 [cited 16 December 2019]. Disponível em: www.lexico.com/en/definition/resilience.
9. Health Education England. Meeting the challenge of reducing stress and building resilience in the NHS workforce. 4 April 2019. Disponível em: www. hee.nhs.uk/news-blogs-events/news/meeting-challenge-reducing-stress- building-resilience-nhs-workforce.
10. McCann C, Beddoe E, McCormick K, *et al*. Resilience in the health professions: A review of recent literature. *Int J Wellbeing* 2013;**3**(1):60–81.
11. Shapiro J, Astin J, Shapiro SL, Robitshek D, Shapiro DH. Coping with loss of control in the practice of medicine. *Families, Systems, Health* 2011;**29**(1):15– 28. http://dx.doi.org/10.1037/a0022921.
12. McKinley N, Karayiannis P, Convie L, Clarke M, Kirk S, Campbell W. Resilience in medical doctors: a systematic review. *Postgrad Med J* 2019;**95**(1121):140–7.
13. Eley D, Cloninger C, Walters L, Laurence C, Synnott R, Wilkinson D. The rela- tionship between resilience and personality traits in doctors: implications for enhancing well being. *Peer J* 2013;**1**:e216.
14. Olson K, Kemper K, Mahan J. What factors promote resilience and protect against burnout in first year pediatric and medicine-pediatric residents? *J Evid-Based Complementary Altern Med* 2015;**20**(3):192–8.
15. Perez G, Haime V, Jackson V, Chittenden E, Mehta D, Park E. Promoting resili- ency among palliative care clinicians: stressors, strategies, and training needs. *J Palliat Med* 2015;**18**(4):332–7.
16. Robertson H, Elliott A, Burton C, *et al*. Resilience of primary healthcare professionals: a systematic review. *Br J Gen Pract* 2016;**66**(647):e423–33.
17. Waddimba A, Scribani M, Hasbrouck M, Krupa N, Jenkins P, May J. Resilience among employed physicians and mid-level practitioners in upstate New York. *Health Services Res* 2016;**51**(5):1706–34.
18. Mache S, Vitzthum K, Wanke E, *et al*. Exploring the impact of resilience, self- efficacy, optimism and organizational resources on work engagement. *Work* 2014;**47**:491–500.
19. Jones N, Seddon R, Fear N, McAllister P, Wessely S, Greenberg N. Leadership, cohesion, morale, and the mental health of UK Armed Forces in Afghanistan. *Psychiatry* 2012;**75**(1):49–59.
20. Department of the Army. Field Manual No. 6-22.5. Combat and Operational Stress Control Manual for Leaders and Soldiers. Washington: Headquarters, Department of the Army, 2009.
21. Chang EM, Bidewell JW, Huntington AD, *et al*. A survey of role stress, coping and health in Australian and New Zealand hospital nurses. *Int J Nurs Stud* 2007;**44**(8):1354–62. http://dx.doi.org/10.1016/j.ijnurstu.2006.06.003.
22. Sood A, Prasad K, Schroeder D, Varkey P. Stress management and resilience training among Department of Medicine Faculty: a pilot randomized clinical trial. *J Gen Intern Med* 2011;**26**(8):858–61.
23. Fox S, Lydon S, Byrne D, Madden C, Connolly F, O'Connor P. A systematic review of interventions to foster physician resilience. *Postgrad Med J* 2017;**94**(1109):162–70.

24. Krasner M, Epstein R, Beckman B, *et al.* Association of an Educational Program in Mindful Communication with burnout, empathy, and attitudes among primary care physicians. *JAMA* 2009;**302**(12):1284.
25. Berkland B, Werneburg B, Jenkins S, *et al.* A worksite wellness intervention: improving happiness, life satisfaction, and gratitude in health care workers. *Mayo Clin Proc Innov Qual Outcomes* 2017;**1**(3):203–10.
26. Dyrbye L, Shanafelt T, Werner L, Sood A, Satele D, Wolanskyj A. The impact of a required longitudinal stress management and resilience training course for first-year medical students. *J Gen Intern Med* 2017;**32**(12):1309–14.
27. Howard R, Kirkley C, Baylis N. Personal resilience in psychiatrists: systematic review. *Br J Psych Bull* 2019;**43**(5):209–15.
28. Dunn P, Arnetz B, Christensen J, Homer L. Meeting the imperative to improve physician well-being: assessment of an innovative programme. *J Gen Intern Med* 2007;**22**(11):1544–52.

CAPÍTULO 7

VERGONHA EM MEDICINA

Sandy Miles

A vergonha é uma emoção social. Ela é o sentimento de inadequação que experimentamos quando não conseguimos satisfazer nossas próprias expectativas ou as dos outros sobre nós mesmos. Experiências de vergonha em medicina raramente são discutidas pelos médicos, ainda que ela seja uma emoção primitiva poderosa que desempenha um papel importante no desenvolvimento do *self* e nos valores sociais da pessoa. A vergonha é diferente da culpa, pois se trata de uma emoção pessoal e internalizada; "sou mau" em vez da culpa: "fiz algo ruim". Trata-se de uma emoção "quieta", a qual resulta em recolhimento ou em desmerecimento, podendo facilmente passar despercebida por colegas e educadores. É uma emoção tão perturbadora que a maioria das pessoas tenta evitá-la. Porém, além de ser potencialmente destrutiva, a sensação de vergonha pode desencadear o chamado comportamento pró-social de ajudar os outros, aumentar a percepção dos médicos sobre seus valores principais importantes e agir de modo a reforçar seu comprometimento com os cuidados. Tudo isso forma um conjunto de qualidades vitais para um bom médico.

AS ORIGENS DA VERGONHA

Os médicos sentem vergonha quando não conseguem agir conforme os valores que consideram essenciais para manter sua identidade profissional. O escritor e comediante Adam Kay era um médico em treinamento em obstetrícia quando uma paciente gestante sofreu uma hemorragia maciça. Apesar de seus esforços, o bebê morreu. Sua experiência de vergonha e a sensação de que tinha falhado são dolorosamente documentadas em seu livro *This is going to hurt: a secret diary of a junior doctor.*[1] Sua sensação de fracasso e vergonha foi demais para ele, e Adam acabou abandonando a medicina. A imagem idealizada do "médico onipotente" vendida a ele durante o treinamento era apenas uma ilusão; quando as coisas deram errado, ele teve vergonha de sua incapacidade de curar a paciente. Ele direcionou sua vergonha para a comédia, contando e escrevendo histórias engraçadas sobre seu trabalho.

Os médicos são expostos à vergonha em muitas situações no trabalho diário. Isso inclui o fracasso para alcançar metas da organização e a vergonha de cometer erros e de não atingir os padrões que almejamos. Os médicos também sentem vergonha ao serem expostos à doença e à vulnerabilidade dos pacientes. A vergonha pode fazer os médicos se sentirem deprimidos, se tornarem adictos ao álcool e às drogas, causarem dano a si mesmos ou, como no caso de Adam Kay, abandonarem de vez a medicina. Ela também pode levar à evitação de colegas, a um comportamento não profissional e, até mesmo, à humilhação dos pacientes.

Causas de vergonha em médicos

Danielle Ofri, uma médica e escritora norte-americana, em sua exploração de como as emoções afetam a prática da medicina,[2] descreve um episódio em que ela cometeu um erro enquanto ainda estava em treinamento. Seu erro poderia ter colocado em perigo a vida do paciente. Na frente da equipe e dos pacientes, ela foi humilhada pelo colega mais experiente. Ela descreve a experiência como se estivesse "parada em uma poça de automortificação". Sua incapacidade para prover uma explicação razoável para seus atos causou uma distorção do tempo e, conforme ela descreve, "30 segundos viraram uma eternidade". Ela recuperou sua compostura o suficiente para manejar o problema do paciente. Danielle diz que a experiência foi tão dolorosa que não conseguiu falar sobre ela durante 20 anos, antes de descrevê-la em seu livro. Adam Kay também manteve a dor em segredo e diz que mesmo seus amigos mais próximos só conheceram a experiência em seu livro. No caso de Ofri, a culpa pelo erro foi facilmente enfrentada. Foi a destruição de sua autoimagem e identidade como médica competente que a apavorou durante todos aqueles anos. Ela descreve isso como a "vergonha de perceber que não era a pessoa que imaginava ser". A vergonha distorce a maneira como os médicos percebem a si mesmos, acabando com a ilusão de serem médicos competentes, fortes e confiáveis. Em vez disso, a autoimagem se torna aquela de alguém incompetente e que **prejudica** os pacientes. O erro leva o médico a se culpar, falhando no processo de considerar o papel de outros ou fatores do sistema. Os médicos passam a ter uma visão de si mesmos como fracassados e inadequados. Um médico e escritor norte-americano, William Bynum, experimentou uma reação devastadora a um erro médico que cometeu durante uma cirurgia. Ele descreve sua visão de si mesmo:

Danielle diz que a experiência foi tão dolorosa que não conseguiu falar sobre ela durante 20 anos, antes de descrevê-la em seu livro.

> Olhei para mim mesmo e fiquei horrorizado com o que vi: um residente destruído, incompetente e desprezível que prejudica os pacientes. Antes disso, outros me enxergavam – e eu me enxergava – como um residente bastante forte, mas certamente estavam enganados. Minha realidade verdadeira e meu *self* fracassado agora estavam bem à mostra, e uma torrente de medos tomou conta de mim: o que os outros, particularmente aqueles que mais respeito, pensarão de mim? Ainda vão confiar em mim? Quem mais irá sofrer por minha

incompetência? Pensei em maneiras de sair do hospital sem ser visto e me perguntava se iria voltar. Nos dias seguintes, eu me isolei, ficando apartado do mundo ao redor e sofrendo em silêncio. Foi brutal.[3]

Ele canalizou seus sentimentos para a pesquisa acadêmica para esconder a vergonha. Seu trabalho salientava a importância dessa emoção poderosa e incapacitante geralmente desencadeada por eventos como erros. Ele descobriu que os médicos aplicavam rótulos a si mesmos durante a mesma reação, do tipo: deficiente, imprestável e inadequado, não suficientemente inteligente ou a pessoa mais estúpida de todas, o pior de todos, desprezível e inferior, defeituoso e sentindo que há algo errado consigo.[4]

VERGONHA E IMPERFEIÇÃO

A necessidade de perfeição se transforma em uma armadilha psicológica, pois a responsabilidade por realizar as coisas corretamente é uma carga pesada com enorme potencial para a vergonha quando as coisas não saem bem.

VERGONHA DA CULTURA BASEADA EM METAS E REDUÇÃO DA AUTONOMIA

Outra fonte de vergonha para os médicos é o foco constante no aumento da produtividade e na obtenção de metas de desempenho. Essa industrialização dos cuidados de saúde é vergonhosa; ela reduz a autonomia do médico para prover os cuidados que consideram ser melhores para os pacientes, forçando-os a comprometer as escolhas para atingir as metas. A enfermeira Karen Sanders escreveu sobre sua experiência de se sentir impotente devido à impossibilidade de atingir as metas estabelecidas pelo governo do Reino Unido para o tratamento de todos os pacientes do setor de emergência dentro de 4 horas.[5] Essas metas eram reforçadas por um sistema hierárquico de vigilância e administração. Apesar de reconhecer que os pacientes devem ser tratados de forma eficiente, ela enfrentava a vergonhosa realidade de não conseguir atingir as metas sem comprometer a necessidade de tratar os pacientes de acordo com a gravidade de sua situação. Era profundo seu desespero ao ver que o rápido tratamento de alguém com uma doença viral leve fosse mais valorizado por atingir uma meta do que o cuidado de alguém muito doente. Ela sugeriu que o setor de emergência era um lugar propenso à dinâmica da culpa e da humilhação. Esse potencial é exacerbado pelo fato de a equipe ser sujeita a metas de tempo determinadas externamente e por serem repreendidos ao não atingirem essas metas. O resultado é que enfermeiros e médicos podem perder a sensação de competência e responsabilidade profissional, a integridade e a agência moral, piorando as coisas para si mesmos e para os pacientes que atendem.

EFEITOS DA VERGONHA

Brené Brown, uma professora norte-americana de serviços sociais que estudou extensivamente a vulnerabilidade e a coragem, propõe que a vergonha leva a uma ou mais das seguintes respostas:

- Em primeiro lugar, afastamento, recolhimento físico, silenciamento do *self* e manutenção de segredos.
- Em segundo lugar, seguir em frente buscando apaziguar ou agradar os outros.
- Por fim, ir contra, buscando ganhar poder por meio da agressão ou envergonhando e culpando os outros.[6]

Seu trabalho adapta o modelo de Donald Nathanson que descreve o impacto da vergonha em *The compass of shame*.[7]

Uma das fontes da vergonha entre os médicos deriva da luta para atingir as metas organizacionais. A ameaça dessa vergonha pode ser vista pelos empregadores como uma ferramenta útil para manter os indivíduos trabalhando e reforçar a produtividade. Não há dúvidas de que o medo da vergonha pode desempenhar esse papel para os médicos. Ainda assim, nas culturas que se baseiam na vergonha, isso também pode ter um efeito oposto. As pessoas se comportam de maneira imoral para obter favores, agradar os superiores ou evitar a rejeição por não acatar as exigências ou ordens. Em 2009, foram levantadas preocupações graves por parentes e pacientes que eram tratados em um determinado hospital devido ao excesso de mortes e a deficiências nos cuidados oferecidos. A investigação subsequente e o inquérito público sobre as ações do Mid Staffordshire Hospital Trust descobriram terríveis exemplos de negligência com os pacientes, incluindo pessoas que ficavam deitadas em seus próprios excrementos e não recebiam comida nem água. Neste hospital, os pacientes não recebiam cuidados básicos, como a ajuda para usar a comadre ou para ir e vir do banheiro. O advogado Robert Francis, em sua investigação, revelou uma sistemática desmoralização da equipe, seguida por um declínio em seu comportamento ético, levando ao surgimento de vergonha e de bodes expiatórios entre pacientes e familiares.[8] O psicoterapeuta e escritor John Launer ressaltou a inegável ligação entre os vergonhosos padrões de cuidados e o "incentivo a atalhos para a conformidade por meio da aplicação de pressões que ameaçavam a carreira profissional – ou, em outras palavras, o abuso das pessoas".[9] Uma organização concentrada em metas e baseada na vergonha perdeu sua percepção das necessidades dos pacientes, além de humilhar e abusar da equipe, criando uma cultura de segredos e a perda do cuidado compassivo. A equipe envergonhada se comportava de maneira vergonhosa com os pacientes e seus familiares. Francis defendia corretamente que os pacientes que tivessem sido prejudicados recebessem suporte emocional. Porém, infelizmente, ele não mencionou as necessidades emocionais da equipe envergonhada por seus superiores e seu envolvimento subsequente em cuidados abaixo dos padrões. A vergonha sentida pelos médicos quando não conseguiam atingir as metas era agravada por serem acusados de não serem resilientes o bastante, desviando a culpa e a vergonha para o indivíduo em vez de abordar as condições que causavam seu sofrimento.

Testemunhar cuidados abaixo do padrão que desejam oferecer leva os médicos a um recolhimento emocional, separando suas identidades pessoal e profissional como mecanismo de proteção contra a vergonha. Assim, a vergonha está associada ao sofrimento – tanto para os pacientes como para os médicos. A partir desses efeitos negativos, é fácil concordar com June Tangney quando ela se refere à vergonha como uma "emoção feia".[10] Porém, ela também pode desempenhar um papel positivo, necessário e moral.

A vergonha está associada ao sofrimento – tanto para os pacientes como para os médicos.

Efeitos positivos da vergonha

A vergonha também tem potencial para motivar as pessoas a fazer o bem. A socióloga Ilona De Hooge se concentrou na investigação do papel pró-social da vergonha e, em particular, em sua ligação com a promoção dos interesses dos outros acima daqueles próprios.[11] Por meio de experimentos empíricos, ela e outros pesquisadores demonstraram que os indivíduos que experimentaram ou imaginaram a vergonha tiveram mais chances de agir com beneficência em relação aos outros. Experimentar a dor da vergonha levou a um comportamento moral. Assim, a vergonha pode ter consequências interpessoais positivas. O efeito pró-social sobre o comportamento é causado por um desejo de agradar ou de aumentar a autoestima e, assim, a vergonha poderia agir como um dispositivo de compromisso com o altruísmo – vital nas profissões da área de saúde.

A vergonha também tem um papel fundamental em nos fazer enxergar o que mais estimamos, os nossos valores e o que é essencial para nossa identidade. A acadêmica australiana Elspeth Probyn, citando o trabalho seminal de Silvan Tomkins[12] sobre o afeto em bebês, observou que a vergonha atua apenas após a ativação do interesse ou do envolvimento pessoal.[13] Em outras palavras, só experimentamos a vergonha quando nossos valores pessoais estão sendo desafiados. Assim, uma situação que seja vergonhosa para uma pessoa pode não evocar a vergonha em outra.

Outra função positiva da vergonha, promulgada pelo terapeuta e teólogo Carl Schneider, é a de ocultar o *self* vulnerável.[14] A noção de Schneider é de que a vergonha não deve ser temida nem evitada, pois ela oferece uma proteção fundamental para o *self* e a privacidade para desenvolver a própria identidade. Longe de ser um impedimento à autorrealização, a vergonha salutar emerge na análise de Schneider como uma das principais marcas de nossa humanidade. O sociólogo Erving Goffman descreveu uma teoria do *self* em que as pessoas desejam controlar as impressões que as outras têm delas.[15] Ele reconheceu que, em todas as interações sociais, as pessoas se envolvem em práticas que visam evitar o surgimento de vergonha ou constrangimento em si ou nos outros. Ele comparou essas ações com aquelas desempenhadas por atores com linguagem, acessórios e roupas idealizadas. A "frente" do palco representa a visão desejada do *self* conforme visto pelos outros, enquanto os "bastidores" representam o local onde o *self* pode ser ainda mais preparado ou colocado de lado. Ele reconheceu que os grupos formam ligações para permitir as representações que são consideradas como o ideal do grupo. Conforme essa teoria, as ligações dessa representação com a medicina são claras quando os médicos falam de forma especializada, em linguagem técnica, usando roupas distintas e usando adereços como estetoscópios para ajudá-los a desempenhar o seu papel. A adoção de comportamentos típicos pelo grupo profissional ajuda os médicos a evitar a vergonha, mesmo que isso signifique colocar de lado seu outro *self*, sua identidade pessoal, ao se aproximarem da "frente do palco".

LIDANDO COM A VERGONHA

Brené Brown promove o benefício de os indivíduos manterem sua vulnerabilidade para sentirem vergonha. Em *Daring greatly*,[6] ela explica que é impossível evitar a vergonha, pois ela é parte integral da experiência humana. Porém, ela afirma que é possível experimentá-la sem sacrificar seus valores e identidade. Ela chama essa capacidade de "resiliência para a vergonha", explicando que o antídoto para a vergonha é a empatia de outros, além da autocompaixão. A primeira etapa para ajudar a si e aos outros que estejam sofrendo pela vergonha é reconhecer a fenomenologia da vergonha, a qual poderia ser o recolhimento, a conciliação ou a raiva; em segundo lugar, resolver o que a desencadeia; e, por fim, reconhecer que a vergonha desencadeia a desconexão. Ela defende que se discuta a experiência com os outros para neutralizar a vergonha e reconstruir uma conexão com o *self*. Essa é a base para o sucesso nas discussões em grupo para as pessoas que sofrem de doenças mentais, sugerindo a necessidade de criar uma cultura em que o tópico da vergonha possa ser discutido de maneira aberta. É por isso que a terapia em grupo para médicos pode ajudar na abordagem do isolamento em relação às experiências percebidas como vergonhosas (como a de ser portador de uma doença mental).[16]

O antídoto para a vergonha é a empatia de outros, além da autocompaixão.

CONCLUSÃO

A vergonha cria uma divisória entre o *self* vulnerável e a identidade profissional projetada – entre o pessoal e o social. Porém, em vez de funcionar como um escudo protetor, o medo da dor causada pela vergonha pode agir como barreira, impedindo que o *self* vulnerável se conecte com a futura identidade médica.

Os médicos atuais são mais regulados, têm menos autonomia e têm cada vez mais problemas com demandas que competem entre si e que são estipuladas pelos empregadores e seus pacientes. Há uma percepção crescente do sofrimento mental sentido pelos médicos ao realizarem um trabalho que é ética e emocionalmente difícil. Aumentar a percepção dos médicos de suas necessidades emocionais e do papel que a vergonha desempenha na identificação dos valores que formam o núcleo de sua identidade pessoal pode ajudar a reduzir o sofrimento e melhorar a compaixão que eles devotam aos pacientes.

As decisões morais necessárias na prática médica costumam ser tomadas usando-se o raciocínio emocional em vez de racional. Assim, precisamos ajudar os médicos a regular suas emoções em vez de reprimi-las, compreender a vergonha e desenvolver uma resiliência para ela. Saber como reconhecer a vergonha é uma primeira etapa importante. Reverter a tendência atual de regulação intrusiva e metas externas, remover a cultura da culpa por erros honestos e ajudar os médicos em treinamento a aceitar que alguns erros são inevitáveis são ações que podem aliviar a carga de vergonha dos médicos. Por fim, os médicos mais experientes e seus pares precisam estar disponíveis para estimular as discussões, oferecer empatia e neutralizar as experiências de vergonha a fim de evitar danos.

REFERÊNCIAS

1. Kay A. *This Is Going to Hurt: Secret Diaries of a Junior Doctor*. London: Picador, 2018.
2. Ofri D. *What Doctors Feel: How Emotions Affect the Practice of Medicine*. Boston: Beacon Press, 2013.
3. Bynum W. To pull back the curtain on shame in medical education, I had to start with myself. [Internet]. AM Rounds. Disponível em: http://academicmedicineblog.org/to-pull-back-the-curtain-on-shame-in-medical- education-i-had-to-start-with-myself.
4. Bynum W, Artino A, Uijtdehaage S, Webb A, Varpio L. Sentinel emotional events. The nature, triggers, and effects of shame experiences in medical residents. *Acad Med* 2019;**94**(1):85–93. doi: 10.1097/ACM.0000000000002479.
5. Sanders K, Pattison S, Hurwitz B. Tracking shame and humiliation in Accident and Emergency. *Nurs Philos* 2011;**12**(2):83–93. doi:10.1111/j.1466-769x.2010.00480.x.
6. Brown B. *Daring Greatly: How the Courage to Be Vulnerable Transforms the Way We Live, Love, Parent, and Lead.* Gotham Books, 2012, p. 77.
7. Nathanson DL. Shame transactions. *Transact Analy J* 1994;**24**(2):121–9. DOI: 10.1177/036215379402400207.
8. Francis R. The Mid Staffordshire NHS Foundation Trust Inquiry: Independent Inquiry into Care Provided by Mid Staffordshire NHS Foundation Trust January 2005–March 2009. London: The Stationery Office, 2010.
9. Launer J. Bullying in the health service. *Postgrad Med J* 2013;**89**(1051):307– 8. doi:10.1136/postgradmedj-2013-131983.
10. Tangney JP. Moral affect: the good, the bad, and the ugly. *J Pers Soc Psychol* 1991;**61**(4):598–607. Disponível em: www.researchgate.net/profile/June_ Tangney/publication/21194658_Moral_Affect_The_Good_the_Bad_and_ the_Ugly/links/57437bd208ae298602f0f075/Moral-Affect-The-Good-the- Bad-and-the-Ugly.pdf.

11. de Hooge IE, Breugelmans SM, Wagemans FMA, Zeelenberg M. The social side of shame: approach versus withdrawal. *Cogn Emot* 2018;**32**(8):1671–7. DOI: 10.1080/02699931.2017.1422696.
12. Sedgwick EK, Frank A (eds). *Shame and Its Sisters: A Silvan Tomkins Reader*. Duke University Press, 1996.
13. Probyn E. *Blush: Faces of Shame*. University of Minnesota Press, 2005.
14. Schneider CD. *Shame, Exposure and Privacy*. Norton, 1992.
15. Goffman E. *The Presentation of Self in Everyday Life*. Doubleday Anchor, 1959.
16. Gerada C. Healing doctors through groups. *Br J Gen Pract* 2016;**66**(651):e776– 8. DOI: 10.3399/bjgp16X687469.

CAPÍTULO 8

SOFRIMENTO, SACRIFÍCIO E ESTIGMA

Clare Gerada e Isa Ouwehand

A coisa mais trágica é um médico doente.

George Bernard Shaw, *The doctor's dilemma*

SOFRIMENTO

O sofrimento faz parte da essência da medicina para pacientes e médicos. Ambos os grupos experimentam dor, sofrimento e dificuldades em sua interação com a doença. Embora os pacientes geralmente não possam evitar o sofrimento, os médicos escolheram estar cercados por ele em sua vida. Isso nos leva à seguinte questão: o que leva uma pessoa a se tornar médico, mesmo sabendo, de alguma forma, que seu trabalho será difícil, emocionalmente desgastante, fisicamente exaustivo e cheio de momentos de terror absoluto? Talvez essas pessoas convenientemente subestimem as dificuldades potenciais ou imaginem que os benefícios valem a pena. Porém, é mais provável que a escolha seja feita muito precocemente na vida, quando ainda se tem uma visão idealizada da profissão, sem perceber a realidade que espera o médico.

Muitas vezes, a decisão de estudar medicina é feita antes da adolescência; para algumas pessoas tão jovens, tornar-se qualquer outra coisa pode nunca ter sido considerado; é algo como um "chamado da profissão". Embora existam várias razões pelas quais as pessoas optam pela medicina como futura carreira, isso costuma estar ligado às suas experiências de sofrimento emocional anteriores. Embora não seja colocado dessa forma, essa escolha pode ter sido influenciada por testemunhar ou experimentar algum sofrimento ou vê-lo ser aliviado. Isso foi discutido rapidamente no Capítulo 3, no qual foram exploradas as razões pelas quais os médicos podem estar sob risco para doenças mentais. Todos carregam consigo alguma dor física, emocional ou psicológica do passado. O fundador da psicanálise, Sigmund Freud, sugeriu que somos propensos a repetir essas experiências, e isso forma a base da prática psicanalítica. A escolha da carreira pode oferecer o espaço para cicatrizar as partes "feridas" e não resolvidas de nosso passado. Por exemplo, optar pela medicina pode servir como defesa contra uma ansiedade prévia causada por não ser capaz de curar ou

Todos carregam consigo alguma dor física, emocional ou psicológica do passado.

salvar um familiar. Até mesmo a escolha de uma especialidade pode se basear em uma experiência prévia: um médico pode se tornar pediatra após sofrer uma doença grave durante sua própria infância, outro, cujo pai era alcoolista, pode ser especialista em adição. Em ambos os casos, o próprio sofrimento pode ter gerado uma melhor compreensão das necessidades dos pacientes. Isso é especialmente o caso entre aqueles que frequentam um dos grupos de luto da autora (CG) (luto após a morte por suicídio de um médico). Muitos membros do grupo lidam com suas experiências ajudando os outros, organizando ações de caridade e grupos de apoio ou passando um tempo tentando evitar que o mesmo aconteça a outras pessoas.

Um estudante falou sobre como a morte de seu pai foi um fator decisivo para ele:

> E então, quando meu pai morreu, fiquei com ideias como "Ah, talvez eu devesse virar médico, eu seria capaz de... você sabe... evitar a morte das pessoas". Era isto que eu estava pensando: se eu virar médico, poderei ajudar mais pessoas. Talvez eu possa deter a morte e descobrir o que está [sic] errado com meu pai e outras coisas assim. E foi assim que comecei a contemplar a área da medicina.

Esse estudante, se não recebesse suporte, poderia ser mais vulnerável a doenças mentais, se ele, como é inevitável, falhasse em sua empreitada de ajudar as pessoas afetadas pela mesma doença de seu pai. Essa motivação, em grande medida inconsciente, pode ser a força motriz da compaixão e do comprometimento, mas pode significar o início do sofrimento se ela não for compreendida e manejada por meio da supervisão e da prática reflexiva. Esse conceito é corroborado pelo estudo de Woodward e colaboradores, o qual explora as razões pelas quais os médicos em treinamento decidiram estudar medicina, e cuja resposta mais comum foi o desejo de ajudar os outros desencadeado, em parte, por eventos vitais prévios.[1]

O desejo inconsciente de curar uma pessoa amada e a culpa associada por não conseguir fazer isso podem ser canalizados para uma contínua tendência a cuidar mais, ser mais altruísta e trabalhar mais. Se isso não for abordado, pode não levar à reparação ou à cura, mas a novas falhas na tentativa de curar o incurável, o que alimenta ainda mais a tendência emocional a dedicar-se a tarefas impossíveis. Isso forma a base do "curador ferido".

A ideia do curador ferido é muito antiga. Platão, o fundador da filosofia ocidental, considerava que os médicos mais habilidosos eram aqueles que tinham sofrido todo tipo de doença. O psicanalista Carl Jung considerava que o ferido era um dos arquétipos humanos. Um arquétipo é algo que todos os seres humanos têm em comum, independentemente de sua cultura, gênero ou período da história em que vivem. Os arquétipos se repetem no inconsciente coletivo da humanidade. Isso poderia ocorrer na forma de sonhos, histórias, arte ou até mesmo mitos, e todos cruzam barreiras culturais. Assim, eles são universais e incorporam um fator hereditário na psique humana, sendo metaforicamente incorporados à nossa estrutura genética.

Jung localizou as origens do curador ferido no mito grego de Quíron (de onde derivam as palavras *chirurgie* em francês e *cirurgia* em português). Ele era um centauro ferido, e seu aluno era Esculápio, que mais tarde se tornou o deus da medicina e da cura. Quíron era um semideus imortal que foi acidentalmente ferido por uma flecha envenenada; a ferida nunca cicatrizou e causava imensa dor. Ele optou por transformar seu sofrimento em ajuda aos outros até renunciar à sua imortalidade, trocando sua vida pela liberdade de Prometeu.

Jung sugeriu que a experiência pessoal do sofrimento é o melhor treinamento para um médico, e, assim, apenas os feridos poderiam ser curadores efetivos. Porém, dentro desse arquétipo, não era suficiente para o curador ferido apenas experimentar o trauma e sofrer pessoalmente. Em vez disso, era fundamental, nessa interpretação, que o processo de transformação, em geral por meio de terapia pessoal, fosse alterado e iluminado pela experiência do trauma ou adversidade, pela noção do "próprio" e do "sábio", conforme descrito por Goffman.[2] Jung acreditava que a ferida era fundamentalmente a percepção que flui a partir dessa experiência:

> Metade de qualquer tratamento que faça uma exploração profunda consiste em o médico examinar a si mesmo – é sua própria ferida que dá a medida de seu poder de cura. Este, e nada mais, é o significado do mito grego do médico ferido.[3]

O médico canadense Serge Daneault considera que tanto o paciente como o médico se beneficiam com a experiência de sofrimento pelo médico:

> A experiência do médico sendo ferido é o que o torna irmão do paciente, em vez de seu mestre. Isso desencadeia uma mudança de perspectiva fundamental. O paciente que sofre pode ser cuidado pelo médico e ser um instrumento na cura do próprio médico. Cada encontro entre médico e paciente pode ser transformador e criativo para ambos.[4]

A experiência do médico sendo ferido é o que o torna irmão do paciente, em vez de seu mestre.

Todo mundo está "ferido" de alguma maneira, até mesmo (ou, talvez, especialmente) os médicos. Pode haver traumas físicos ou emocionais prévios, doenças, falhas pessoais (ou erro médico), eventos vitais difíceis, adições e inúmeros problemas inomináveis para lidar. Embora muitos dos "ferimentos" possam ter precedido os sentimentos de "não conseguir lidar com o trabalho" ou de não se sentir bem, eles também podem surgir a partir da maneira como o médico administra suas estratégias de enfrentamento antes de buscar ou de ser encaminhado para ajuda.

Qualquer desses ferimentos pode fornecer conhecimento e sabedoria para a pessoa que sofre. Eles podem ajudar a pessoa a desenvolver novas percepções ou mudar sua trajetória de vida. Aceitar esses ferimentos também pode reduzir o estigma e a vergonha. Daneault afirma que:

> Não há razão para que os médicos sintam vergonha de seu sofrimento. Viktor Frankl, um psiquiatra que conseguiu sobreviver aos campos de concentração

> nazistas, nos ensina que, da mesma forma que o destino ou a morte, o sofrimento é uma experiência humana fundamental. O novo foco nos médicos, em sua saúde e em seu sofrimento, é algo profundo e fundamental na medicina ocidental. Isso oferece a possibilidade para que a saúde dos médicos seja uma função do potencial criativo da medicina.[4]

O trabalho e a transformação do sofrimento em compreensão são intencionais e terapêuticos e, como citado por Daneault, podem ser imensamente criativos.

Há muitos curadores feridos na medicina, conforme evidenciado pelo grande número de narrativas pessoais na literatura. Por exemplo, a psiquiatra Linda Gask escreve, de maneira incisiva, sobre sua experiência de sofrimento por uma depressão grave em suas memórias *The other side of silence*;[5] em *Doctors as patients*, editado pelo clínico geral (GP, do inglês *general practitioner*) Petre Jones, cada capítulo é um relato pessoal de doenças mentais (muitos escritos sob anonimato);[6] e Ahmed Hankir, sob o pseudônimo "The Wounded Healer", escreve sobre sua experiência com o transtorno bipolar (ver Capítulo 14).[7] Há outro gênero literário (res)surgindo: aquele que não trata das experiências individuais de doença mental, mas do desejo do autor de abordar a discrepância entre a medicina imaginada e a realidade da prática clínica, como os livros de Adam Kay,[8] Paul Kalanithi,[9] Sue Black[10] e Joanna Cannon.[11] Eles derivam, em grande parte, de experiências vividas pelos autores em seu trabalho, e cada um deles, à sua maneira, remove o verniz da medicina e expõe o sofrimento oculto. Por fim, há aqueles cuja experiência de sofrimento como médicos-pacientes os colocou em contato com o sofrimento que seus próprios pacientes experimentam. Robert Klitzman, em seu livro *When doctors become patients*, traz uma série de entrevistas com médicos que passaram por doenças potencialmente fatais.[12] Para muitos deles, a experiência mudou a maneira de tratar seus próprios pacientes. Seu sofrimento levou a uma maior compaixão, além da conexão, com os pacientes. Isso também levou a uma melhor compreensão de pequenas indignidades que causam sofrimento, como a espera, conforme disse um dos entrevistados: "uma pessoa que espera é uma pessoa que sofre" e "a espera pode ser uma das partes mais difíceis para um paciente". As vinhetas e as entrevistas demonstram como o sofrimento pode ser transformador quando o médico consegue ser reflexivo e contemplar suas próprias vulnerabilidades. Há muito mais empatia porque, como disse Klitzman, "confrontar nossa própria mortalidade pode facilitar o confronto da mortalidade dos outros".

SACRIFÍCIO

Todos os trabalhos exigem algum grau de sacrifício, mas há alguns em que isso faz parte de seu código de conduta, como na medicina. A primeira linha da Declaração de Genebra de 1949[13] (o equivalente moderno do Juramento de Hipócrates) diz:

> Eu, solenemente, juro consagrar minha vida a serviço da humanidade.

A socialização dos estudantes de medicina em uma "Medicina" vai além de aprender o conhecimento e as habilidades necessárias para o trabalho, incluindo o domínio das regras – muitas não escritas – que precisam ser inculcadas na profissão. O autossacrifício é uma dessas regras e é tão esperado de um médico quanto a lavagem das mãos. O acadêmico Frederic Hafferty sugere que os estudantes de medicina passam por uma forma intensa de "ressocialização" adulta.[14] Isso ocorre por meio de uma série de encontros apoiados na tensão entre normas e valores leigos e médicos, com estes últimos (normas médicas) surgindo como "superiores" aos primeiros. Por exemplo, durante a dissecção, os alunos aprendem as "regras de sentimento" e, assim, não devem reagir como uma pessoa leiga em relação ao cadáver. Aprender a se sacrificar é parte dessas regras, conforme discutido no Capítulo 1, à medida que se tornar médico é algo marcado por um imenso sacrifício pessoal. Desde o início, os estudantes de medicina devem trabalhar duro, por mais tempo e sob escrutínio mais constante que outros estudantes. Após a formatura, eles devem passar por intermináveis exames de pós-graduação, paralelamente ao seu intenso trabalho. Mesmo após esses exames, a necessidade de manter o registro médico significa que devem continuar realizando exames acadêmicos até a aposentadoria. Isso exige sacrifícios da família e da vida social, além das atividades extracurriculares. Em grande medida, isso vale a pena, considerando-se a natureza recompensadora do trabalho. Porém, há um compromisso moral e ético do "sistema" para cuidar dos médicos. As evidências sugerem que as coisas não acontecem dessa forma.[6]

No papel, os médicos de hoje podem ter uma vida mais fácil. Afinal, eles não precisam mais trabalhar longas 120 horas por semana, têm horários de trabalho muito mais estritos e seus empregadores podem até mesmo ser processados se eles tiverem que trabalhar além do estipulado. Ainda assim, um médico formado na década de 1970 tinha acomodação no hospital, refeições quentes fornecidas dia e noite e tempo determinado para treinamento. Eles tinham flexibilidade em relação aos plantões, os quais eram mais fáceis de trocar, e podiam programar as férias anuais em vez de aceitar o que é definido pelo empregador. Os médicos atualmente precisam fazer plantões adicionais quando aparecem hiatos nas escalas e têm pouca flexibilidade em relação à sua vida profissional ou para tirar folgas – tente planejar seu próprio casamento sem ter certeza de conseguir uns dias livres de férias anuais. Eles não recebem mais acomodação nos hospitais quando fazem plantão e podem sofrer represálias se tirarem "microssonecas". Alguns médicos em treinamento atualmente não têm nem mesmo onde pendurar o casaco, muito menos um lugar para descansar o corpo ou fazer as pausas legalmente autorizadas para as refeições. É provável que as refeições fora do horário diurno sejam salgadinhos e sanduíches obtidos em uma máquina ou uma refeição preparada anteriormente e aquecida em um forno de micro-ondas.

Quando o sacrifício se transforma em martírio e o indivíduo aceita arriscar seu próprio bem-estar, isso significa uma perda de perspectiva sobre o que significa ser médico. Isso significa que estão continuamente ignorando as próprias necessidades, as de sua família e dos amigos. Ao cuidar dos outros, talvez eles desejem aplacar a culpa por não cuidarem daqueles mais próximos de si, no passado e no presente.

O martírio pode criar um círculo vicioso.

O martírio pode criar um círculo vicioso. Ele pode fazer o médico depender de seus pacientes para validação, os quais provavelmente enxerguem o médico com uma idealização exagerada. Isso pode reforçar a autoestima do médico, levando-os a buscar mais validação por meio do trabalho ainda mais intenso e com mais autossacrifício. O resultado final, quando esse círculo inevitavelmente se rompe, é a exaustão, o *burnout* e a depressão. A dependência gerada pela distorção de uma relação médico-paciente realista é transferida, como escreveu o GP David Zigmond, de "ajudar os necessitados" para "necessitar dos ajudados".[15] Isso lembra o trabalho seminal de Émile Durkheim sobre suicídio e o que ele via como fatores subjacentes, e como isso se aplica à medicina. Por exemplo, o suicídio "altruísta" que surge da integração social excessiva, ou o "sacrifício" que surge por estar excessivamente integrado na cultura e nas normas da medicina, na crença internalizada de que ser um bom médico significa doar-se totalmente aos outros. Durkheim também ilustra a significância do suporte social e da integração para o bem-estar mental.[16] Jung falava sobre a autopercepção sendo um pré-requisito vital para qualquer pessoa que cuide de pacientes. Uma parte importante do aprendizado para ser um médico suficientemente bom é compreender nosso *self* das sombras, o qual pode nos levar a ficarmos presos à aceitação do sofrimento e do sacrifício como modo de vida.

Intimamente ligado ao martírio, está o que o psicoterapeuta psicanalítico britânico David Malan referia como "síndrome da profissão de ajuda" ou a oferta compulsiva de cuidados. O autor se refere, nesse caso, à situação em que o profissional oferece compulsivamente aos outros aquilo que ele próprio gostaria de receber.[17] Assim, a ajuda costuma ocorrer na forma de autossacrifício altruísta, como trabalhar mais duro ou por mais tempo, no que os médicos costumam se envolver para superar sentimentos de incompetência ou inadequação. Malan especula que esses profissionais percebem as necessidades das outras pessoas como demandas, as quais eles tentam satisfazer. Se as tentativas não obtêm sucesso, eles ficam suscetíveis à depressão, à ansiedade e, junto com outras vulnerabilidades, a um risco aumentado de suicídio.

Cada vez mais médicos sentem que é seu dever "salvar" os pacientes das inadequações do sistema de saúde, como se fosse culpa sua o financiamento insuficiente, as longas filas de espera e as falhas de um serviço sobrecarregado. Uma pesquisa com médicos realizada por um provedor de seguros médicos, a Medical Protection Society (MPS), concluiu que quase 75% deles sofriam do que chamaram de "síndrome do supermédico".[18] Isso se refere aos médicos que dizem que sempre comparecerão ao trabalho mesmo se estiverem doentes, cansados ou estressados demais para serem produtivos. Os profissionais de saúde tentam satisfazer essa expectativa de supermédicos, o que pode levar a esgotamento, problemas de saúde mental, doenças mais prolongadas e risco médico-legal elevado, pois os médicos que continuam a trabalhar apesar de não estarem em condições têm mais chances de cometer erros. Na pesquisa da MPS, 25% dos médicos suspeitavam que sua exaustão emocional contribuía para erros clínicos irreversíveis, com o restante afirmando que eles se deviam à falta de concentração. O supermédico é possivelmente um arquétipo oposto àquele do curador ferido.

ESTIGMA

Na literatura sociológica, o estigma invariavelmente aparece como parte de uma trindade formada por desvio, rotulação e estigma. Vale a pena olhar para isso antes de examinar a questão do estigma especificamente em médicos. Ser "normal" é um processo socialmente construído e negociado por meio de normas de conduta, valores e comportamentos. É por meio da adesão a eles que os indivíduos obtêm a filiação a seus grupos sociais. Há, sem dúvida, uma enorme variabilidade nas normas sociais, mas a designação de estigma envolve as fronteiras entre a filiação e a não filiação com base na conformidade. Becker observou que:

> Os grupos sociais criam desvios por meio da criação de regras cuja infração constitui desvio e pela aplicação dessas regras a determinadas pessoas, rotulando-as como estranhos. O desvio não é uma qualidade do ato que a pessoa comete, mas uma consequência da aplicação das regras e sanções pelos outros a um ofensor.[19]

O comportamento desviante é aquele que as pessoas escolhem rotular como tal.

O indivíduo que se desvia é aquele a quem o rótulo de desviante foi aplicado com sucesso; o comportamento desviante é aquele que as pessoas escolhem rotular como tal. Edwin Lemert avançou nas ideias de Becker sobre o desenvolvimento da noção de desvio primário e secundário,[20] o desvio primário sendo o ato inicial e o desvio secundário sendo a reação da sociedade, isto é, a resposta do público e de grupos influentes (p. ex., médicos e clero) àquele ato. É esta reação da sociedade que define o processo de rotulação, a criação e a amplificação dos desvios e a alteração das percepções dos desvios. Os rótulos adquirem duas formas: informais e formais. O que os diferencia é a quantidade de poder, as credenciais e o *status* social do indivíduo ou grupo que aplica o rótulo e os discursos, ideologias, normas e valores que prevalecem. Determinados rótulos, quando aplicados a indivíduos ou grupos, podem ter muita força, na medida em que ocultam ou colorem os juízos acerca do indivíduo e o impacto sobre nossas interações com eles, geralmente de maneira negativa. Esse mesmo rótulo terá potência variável, dependendo da condição prévia do indivíduo e da condição da pessoa que aplica o rótulo; por exemplo, é "pior" ser um médico "adicto" que um "burocrata" adicto. Estas são as regras da medicina, havendo um estigma adicional quando rótulos como doente mental ou adicto são aplicados a um médico.

O estigma é um sinal de desgraça ou descrédito, tendo sido definido como:

> Qualquer condição, atributo, traço ou comportamento que simbolicamente marca o indivíduo como "culturalmente inaceitável" ou "inferior", tendo, em função de sua natureza subjetiva, as noções de vergonha e desgraça que apartam a pessoa em relação aos outros.[21]

A "armamentização" do estigma é mais notável nas reformas sociais (pobres merecedores e não merecedores), mas também é vista quando médicos cometem erros.[22] A diferença entre culpar e envergonhar, quando a vergonha é acrescentada à culpa, costuma ser um ato de "vontade política", facilitando "abandonar" determinadas pessoas ou partes da população. Este foi o caso de Hadiza Bawa-Garba, a pediatra que foi considerada culpada e recebeu uma sentença de prisão por homicídio médico. Ela foi excluída e eliminada da profissão médica, tornando-se o bode expiatório pelas falhas do hospital em que trabalhava.

O estigma também acrescenta "culpa" quando o indivíduo estigmatizado é considerado culpável quando doença mental, lesões ou doenças são consideradas como desvios (autoperpetuados ou autoinfligidos), sendo isso particularmente prevalente no caso das doenças mentais.[22] Desde a descrição coloquial de alguém como "maluco" até a sua exclusão social por um diagnóstico de doença mental, a sociedade perpetua o estigma da doença mental. A internalização e a aceitação dessas experiências, o que é descrito como *autoestigma* ou *estigma interno*, pode criar ainda mais problemas para as pessoas que lutam contra doenças mentais.

Embora o problema do estigma possa estar diminuindo para a população geral (com campanhas nacionais contra o estigma), este não parece ser o caso entre os médicos. Esta é uma das principais razões pelas quais os médicos não buscam ajuda quando apresentam problemas mentais. Eles sofrem de aspectos pessoais (internalizados), profissionais e institucionais do estigma. A doença mental em médicos é provavelmente um dos últimos tabus, apesar de enormes esforços de legisladores, políticos, líderes profissionais e até mesmo da realeza britânica para acabar com o estigma. Um médico pode estigmatizar-se em relação à doença mental.[23] Sentir-se doente faz ele sentir-se envergonhado, culpando a si mesmo por não ser suficientemente resiliente para lidar com as pressões do trabalho. Eles temem ser vistos como fracos pelos colegas. A resposta adaptativa ao estigma privado e público é o segredo e a ocultação da doença, o que é mediado de forma consciente ou inconsciente. O segredo atua como importante barreira para a busca de ajuda, o que significa que o indivíduo tem negada a ajuda de outros profissionais de saúde e de colegas, amigos e pares. Isso leva os médicos a pensarem que devem transparecer uma imagem saudável ao mundo externo (incluindo outros médicos) e a se sentirem constrangidos e mesmo envergonhados na adoção do papel de pacientes. Isso é corroborado por um estudo sobre as atitudes de médicos em relação a doenças pessoais, o qual mostrou que muitos profissionais ligavam sua saúde à sua competência profissional. Essa atitude chegava a afetar sua abordagem para a realização de exames de rastreamento de rotina.[24] O constrangimento na adoção do papel de pacientes se estendia a seus familiares, manifestando-se como uma incapacidade para buscar ajuda para seus próprios filhos. Esse é um exemplo de estigma por associação.

O estigma foi uma das razões pelas quais a psiquiatra Daksha Emson tirou a própria vida e, antes de fazer isso, matou seu bebê de 3 meses. A investigação sobre sua morte concluiu que:

> Daksha tinha medo de ser estigmatizada se os outros descobrissem sua doença... Seu medo parecia bem justificado.[25]

O psiquiatra Aashish Tagore escreveu um relato pessoal pungente, honesto e perspicaz sobre sua doença psicótica que culminou em uma internação hospitalar. Ele escreveu:

> Tratava-se de meu pior pesadelo realizado... Quando o estigma de minha doença veio à tona. Não apenas eu estava constrangido por estar ali; a equipe com a qual eu costumava trabalhar também parecia estar constrangida. Todos pareciam estar com pena de mim. E devo confessar que meu próprio preconceito em relação aos pacientes com doença mental vinha à tona. Eu sentia a necessidade de me distanciar (física e psicologicamente) dos outros pacientes – eu precisava me tranquilizar de que não era um deles. Mas, no final das contas, eu era. Eu não era melhor do que eles nem diferente deles – eu simplesmente estava doente e era tão humano quanto qualquer um deles. Eu não era mais aquele ser superior, o "médico" de seus "pacientes", eu era igual a eles. Logo após meu episódio, senti uma profunda vergonha e culpa.[26]

Tagore falava do estigma que mostra sua horrenda face de maneira sutil, mesmo em situações em que as pessoas não esperam que isso aconteça, como ao comprar um antidepressivo em uma farmácia. Também me surpreendo com o fato de que muitos médicos deprimidos que atendo ficam relutantes em tomar medicamentos "por medo de alguém descobrir".

> Este é o conceito de "autoestigmatização", quando o indivíduo estigmatizado de fato se relaciona com as atitudes negativas dos outros em relação a si mesmos e suas doenças. Se você mesmo compartilhar da negatividade que pode ter que enfrentar e ver essas atitudes como "compreensíveis", de que maneira haverá motivação para lidar com o problema? É estranho como o estigma da doença mental afeta tão profundamente a autoidentidade de alguém.[26]

O estigma tem muitas manifestações, incluindo a evitação do indivíduo com a "doença". Afastar-se do trabalho faz esses médicos se sentirem perdidos, isolados e tristes; essas emoções são amplificadas pelas reações negativas de amigos e familiares, fazendo-os sentir-se fracassados, culpados e envergonhados.[27] O estigma está arraigado na profissão desde cedo no treinamento. O relato de uma médica em treinamento sobre sua experiência com a doença mental ilustra a significância do estigma pessoal:

> patético... particularmente por se tratar de uma doença mental e eu não poder "cortá-la fora". Não tenho o tipo adequado de personalidade para fazer o trabalho.[28]

A visão sobre "não poder cortar a doença" é o estigma profissional. A separação entre estigma pessoal e profissional é difícil por estarem muito interligados. Os médicos se sentem mal por adoecerem, e seus colegas os tratam de forma diferente. Há uma atitude cada vez mais popular de se fundir o profissionalismo médico, oferecendo um excelente cuidado ao paciente apesar das pressões externas, com sua *resiliência*, sua capacidade de lidar com as adversidades. A partir disso, podemos extrapolar que o fracasso em lidar com a situação poderia ser interpretado como falta de competência e como "ser fraco", o que certamente não é o caso. Um GP relatou ter ouvido os colegas falarem sobre pacientes com doença mental, afirmando que "eles deveriam se endireitar".[29]

Esse raciocínio e relato de estigma entre profissionais médicos é consistente com a atitude *estoica* na profissão médica; o conceito de continuar trabalhando, batalhando em silêncio e se sacrificando pelo trabalho.[30] Assim, não surpreende que a doença mental em médicos possa ser profissionalmente estigmatizante, pois ela pode questionar sua proficiência:

> Sinto que há um estigma ligado a isso. Não conseguir lidar com a situação e com o estresse, a depressão e as coisas... Quer dizer, é claro que perpetuei a situação; é provável que todo mundo sinta o mesmo em relação a isso.[28]

A mensagem oculta é que estar mentalmente doente não é algo legítimo dentro da comunidade médica. Embora o estigma declarado seja incomum, a atitude de médicos em relação a colegas com doença mental se manifesta em uma cultura de não aceitação. Há expectativas culturais da população geral no sentido de que os médicos permaneçam saudáveis. Os pacientes não esperam que os médicos adoeçam. Eles descrevem se sentir menos confortáveis com o médico, menos confiantes das habilidades do médico e menos seguros com os médicos que acreditam não estar bem.

Há expectativas culturais da população geral no sentido de que os médicos permaneçam saudáveis.

O estigma cultural se refere à discriminação contra indivíduos devido a características pessoais que diferem das normas da sociedade e que, apesar de serem muito comuns, são, em grande medida, ignoradas. Em muitos casos, a discriminação de minorias, como a comunidade de lésbicas, *gays*, bissexuais, transgênero e *queer*

(LGBTQ), negros, mulheres e muitos outros, complica o já difícil campo minado do estigma da saúde mental na profissão médica. Como o tratamento da saúde mental costuma ser mais efetivo quando oferecido por um profissional que compreende o estigma cultural que o paciente enfrenta, essas minorias podem ter ainda mais dificuldades para buscar o cuidado apropriado entre os limitados recursos disponíveis.

CONCLUSÃO

A noção do "curador ferido" nos permite examinar o impacto que o sacrifício e o estigma podem representar para um médico e, consequentemente, sua vulnerabilidade à doença mental. Para muitos profissionais, o sofrimento, seja ele pessoal ou testemunhado em outros, é a origem de sua motivação para a busca de uma carreira na medicina. Infelizmente, se o problema não for abordado, essa também pode ser a razão pela qual os médicos são mais vulneráveis a estressores inerentes à prática médica. Porém, se os médicos receberem suporte adequado no processamento dessas experiências, eles podem transformar o sofrimento em experiência terapêutica e benéfica para si e para os pacientes. Além desse sofrimento, a profissão médica alimenta uma cultura que espera um sacrifício altruísta, mesmo que isso custe o bem-estar pessoal. Isso é mais claramente demonstrado pela seção inicial do Juramento de Hipócrates e está mais sutilmente presente na socialização profissional dos estudantes antes de começarem a trabalhar. Espera-se que os médicos trabalhem longas horas, "salvem" seus pacientes e continuem a fazer isso de maneira produtiva, apesar da exaustão e da doença. Esse alto nível de pressão e expectativas definido pelo ambiente médico e por uma cultura mais ampla da sociedade significa que os médicos são mais suscetíveis ao *burnout* e a problemas de saúde mental. Isso alimenta um problema ainda maior de estigma institucional e profissional em relação a doenças mentais, o que também é aumentado pelo estigma pessoal. As profissões ligadas a cuidados de saúde perpetuam a ideia de que os diagnósticos de saúde mental são menos legítimos que os problemas físicos. Essa crença tem impacto direto sobre a experiência de doença mental do médico e os comportamentos para a busca de ajuda, o que pode ser complicado ainda mais por atributos pessoais fora de seu controle, como a sexualidade. O sofrimento, o autossacrifício e o estigma coletivamente contribuem para as dificuldades de um "médico doente", e sem eles não conseguimos compreender plenamente o processo pelo qual os médicos experimentam as doenças mentais.

REFERÊNCIAS

1. Woodward A, Thomas S, Jalloh M, Rees J, Leather A. Reasons to pursue a career in medicine: a qualitative study in Sierra Leone. *Global Health Research and Policy* 2017;**2**(1):34.
2. Goffman E. *Stigma: Notes on the Management of Spoilt Identity.* London: Penguin, 1990.
3. Stevens A. *Jung: A Very Short* Introduction. Oxford: Oxford University Press, 2001.

4. Daneault S. The wounded healer. Can this idea be of use to family physicians? *Can Fam Phys* 2008;**54**(9):1218–19.
5. Gask L. *The Other Side of Silence. A Psychiatrist's Memoir of Depression.* Chichester: Vie Books, 2015.
6. Jones P (ed). *Doctors as Patients.* Oxford: Radcliffe Publishing Ltd, 2005.
7. Ahmed H. [Internet]. Ahmed Hankir Physician, Senior Research Fellow & Author of The Wounded Healer. [cited 18 January 2020]. Disponível em: www.ahmedhankir.com.
8. Kay A. *This is Going to Hurt: Secret Diaries of a Junior Doctor*, 1st edn. London, Picador, 2017.
9. Kalanthi P. *When Breath Becomes Air*, 1st edn. London: Bodley Head, 2016.
10. Black S. *All That Remains: A Life in Death.* London: Transworld Publishers Ltd, 2019.
11. Cannon J. *Breaking and Mending: A Junior Doctor's Stories of Compassion and Burnout.* London: Profile Books Ltd, 2019.
12. Klitzman R. *When Doctors Become Patients.* New York: Oxford University Press, 2008, p. 118.
13. Declaration of Geneva. International code of medical ethics. Disponível em: www.wma.net/wp-content/uploads/2018/07/Decl-of-Geneva-v1948-1.pdf.
14. Haffertey F. Reconfiguring the sociology of medical education: emerging topics and pressing issues. In: Bird CE, Conrad P, Fremont AM (eds). *Handbook of Medical Sociology*, 5th edn. Upper Saddle River: Prentice Hall, 2000, pp. 238–57.
15. Zigmond D. Physician heal thyself: the paradox of the wounded healer. *British Journal of Holistic Medicine* 1984;**1**:63–71.
16. Durkeim E. *Suicide.* Oxford: Routledge Classics, 2002.
17. Malan D. Individual psychotherapy and the science of psychodynamics. Oxford: Butterworth-Heinemann, 1979.
18. Medical Protection Society. 72% of UK doctors facing 'Superdoctor Syndrome' [Internet]. 2019 [cited 18 January 2020]. Disponível em: www. medicalprotection.org/uk/articles/72-of-uk-doctors-facing-superdoctor- syndrome.
19. Becker H. Reprinted from *The Outsiders: Studies in the Sociology of Deviance*, 1963, pp. 1–18. Copyright 1963 by the Free Press.
20. Lemert E. Secondary deviance and role conceptions. In: Herman NJ. *Deviance: A Symbolic Interactionist Approach.* Oxford: Rowman & Littlefield, 1995, pp. 111–13.
21. Monaghan L, Williams S. *Key Concepts in Medical Sociology.* London: SAGE Publications; 2016, p. 59.
22. Scambler G. *A Sociology of Shame and Blame*, 1st edn. Cham: Palgrave Pivot, 2020.
23. Cohen D, Winstanley S, Greene G. Understanding doctors' attitudes towards self-disclosure of mental ill health. *Occupational Medicine* 2016;**66**(5):383–9.
24. Thompson W, Cupples M, Sibbett C, Skan D, Bradley T. Challenge of culture, conscience, and contract to general practitioners' care of their own health: qualitative study. *BMJ* 2001;**323**(7315):728–31.
25. North East London Strategic Health Authority. Report of an independent inquiry into the care and treatment of Daksha Emson and her daughter Freya. London, 2003.
26. Tagore A. Personal experience: coming out – the psychotic psychiatrist – an account of the stigmatising experience of psychiatric illness. *The Psychiatric Bulletin* 2014;**38**(4):185–8.

27. Henderson M,ooBkr s S, del Busso L, *et al.* Shame! Self-stigmatisation as an obstacle to sick doctors returning to work: a qualitative study: Table 1. *BMJ Open* 2012;**2**(5):e001776.
28. Fox FE, Doran NJ, Rodham KJ, Taylor GJ, Harris MF, O'Connor M. Junior doctors' experiences of personal illness: a qualitative study. *Medical Education* 2011;**45**(12):1251–61.
29. Spiers J, Buszewicz M, Chew-Graham CA, *et al.* Barriers, facilitators, and survival strategies for GPs seeking treatment for distress: a qualitative study. *Br J Gen Pract* 2017;**67**(663):e700–8. DOI: https://doi.org/10.3399/bjgp17X692573.
30. Balme E, Gerada C, Page L. Doctors need to be supported, not trained in resilience. *BMJ Clin Res* 2015;**351**:h4709.

2

Os médicos e suas doenças

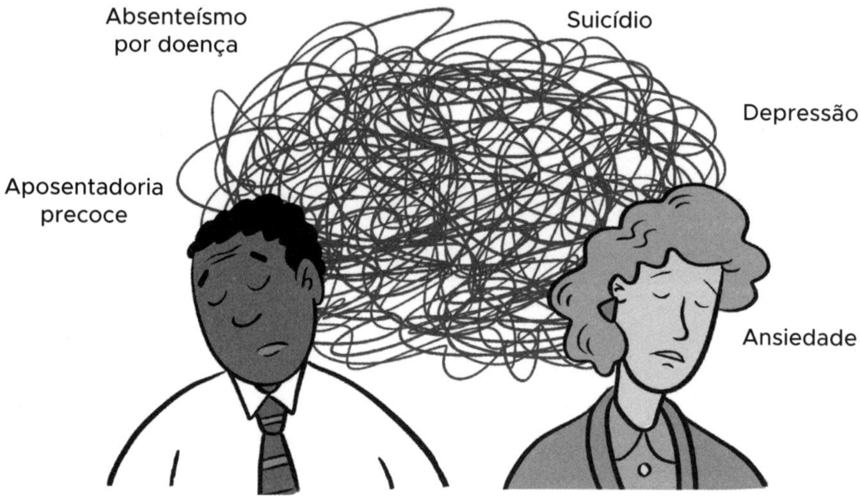
Absenteísmo
por doença
Suicídio
Depressão
Aposentadoria
precoce
Ansiedade

CAPÍTULO 9

MÉDICOS E DOENÇA MENTAL: VISÃO GERAL

Clare Gerada

Um diploma médico não nos protege contra as vicissitudes e dificuldades normais da vida. Os médicos têm as mesmas doenças mentais da população geral. Os médicos não diferem pelas doenças que apresentam, mas na maneira *como* elas se apresentam, sua prevalência, impacto potencial e desfechos. Talvez a diferença mais significativa, conforme já citei neste livro, seja a dificuldade de cruzar a fronteira invisível que separa o profissional do paciente, mesmo quando essa barreira se refere a algo físico em vez de psicológico. Eu mesma tenho culpa nisso. Quando me acidentei de bicicleta ao ir para o trabalho, em vez de abandonar o barco e ir para o setor de emergência, eu peguei um táxi e realizei todos os meus atendimentos (com o sangue brotando de um pé dolorido). Não me ocorreu que poderia cancelar o trabalho e buscar ajuda. Se tratava de uma doença física, mas é ainda mais difícil para os médicos buscar ajuda para doenças mentais. Para os médicos, a doença mental é seu segredo vergonhoso, que fica bem escondido de todos. Isso significa que muitos médicos deprimidos e ansiosos têm negada a ajuda (geralmente por relutância própria em buscá-la). É fundamental que esse "segredo" venha à tona e que eles possam receber o tratamento apropriado. Isso não é apenas por causa dos médicos, mas também para seus pacientes, pois as doenças mentais não tratadas estão ligadas a mais erros médicos.[1,2] Este capítulo oferece uma visão geral sobre os médicos e suas doenças mentais.

MÉDICOS E SUAS DOENÇAS – VISÃO GERAL

Algumas manchetes do Reino Unido:

- Cerca de 43% dos médicos já consideraram abandonar a carreira.[3]
- 55% de 417 médicos no Reino Unido "preenchem critérios" para *burnout* e exaustão emocional. O estudo, conduzido por Birkbeck, University of London e University College London, também descobriu que 1 a cada 20 médicos são dependentes de álcool, com mais de um terço admitindo beber álcool "para lidar com o estresse relacionado com o trabalho". Em geral, 1 a cada 5 médicos afirmaram usar "substâncias" (álcool ou drogas) como "estratégia para lidar com o estresse".[4]
- A pesquisa com médicos em treinamento do General Medical Council (GMC) mostrou que um quarto dos médicos em treinamento afirmaram que seu trabalho os deixa esgotados em grau alto ou muito alto, um valor que aumentou desde os 24% em 2018.[5]

As elevadas taxas de doença mental em médicos são um fenômeno global. Em cada sistema, seja com financiamento privado, de seguros ou público, e em todas as especialidades, idades, gêneros, níveis de experiência e graus de treinamento, os médicos estão sob risco para doenças mentais.[6] Como na população geral, as doenças mentais comuns (como depressão e ansiedade) são mais frequentes, enquanto aquelas menos comuns, como o transtorno bipolar, são menos frequentes. Os transtornos alimentares podem ser mais prevalentes em médicos que na população geral, considerando o número de mulheres jovens que entram na medicina (e isso pode explicar o grande número de médicas participantes de triátlon). Há outras condições, como a esquizofrenia, que, considerando a intensidade e as condições de trabalho, podem não ser compatíveis com a carreira médica. O fato de os médicos apresentarem níveis maiores, menores ou iguais de abuso de álcool e drogas depende de quando e onde os estudos são conduzidos.

Os estudos que comparam as taxas de prevalência de doenças mentais em médicos com a população geral tendem a focar nas doenças mais complicadas e, conforme será discutido neste capítulo, chegam a conclusões conflitantes. Em geral, os estudos de maior qualidade (com melhor metodologia de pesquisa, coortes maiores ou instrumentos validados) tendem a mostrar **menores** taxas de prevalência.

Geralmente, a prevalência de doença mental em médicos é comparável ou maior do que aquela da população geral ou de outros grupos profissionais. Em uma das maiores pesquisas sobre doença mental, os níveis de estresse geral e de diagnósticos específicos de saúde mental foram altos e significativamente maiores nos médicos em comparação com a população geral e com outros profissionais na Austrália.[7] Em especial, foram encontrados altos níveis de estresse psicológico em médicos com menos de 30 anos, o que era significativamente maior do que em indivíduos da mesma idade e de outros grupos profissionais. Outros estudos relataram taxas de prevalência de morbidade psiquiátrica variando entre 17 e 52%.[8-11]

Depressão

A depressão é mais do que simplesmente sentir-se triste por alguns dias. Trata-se de um estado persistente de humor reduzido que pode durar meses ou anos. Ela é acompanhada de sentimentos de desesperança e desamparo, além de perda de interesse pelas coisas que normalmente trariam prazer. Costuma haver distúrbios do sono (acordar muito cedo ou dormir demais). Indivíduos deprimidos têm problemas de concentração e falta de energia para a execução das tarefas mais simples. Os médicos, mesmo aqueles com treinamento em doença mental, nem sempre reconhecem os sinais evidentes de depressão em si mesmos. Eles podem – e minha experiência cuidando de médicos demonstra isso – atribuir sintomas como

Os médicos, mesmo aqueles com treinamento em doença mental, nem sempre reconhecem os sinais evidentes de depressão em si mesmos.

insônia, perda de apetite e ansiedade generalizada às adversidades do trabalho em um ambiente estressante. Como na população geral, a depressão é a doença mental mais comum em médicos, parecendo ser mais comum em médicos que na população geral, embora essa diferença quantitativa varie muito conforme os estudos.

Uma revisão sistemática de 2010 identificou 19 artigos sobre depressão e ansiedade em médicos. A taxa relatada variou entre 14 e 60%.[12] Os níveis atuais de depressão determinados por uma pesquisa australiana mostraram taxas semelhantes àquelas da população geral, mas maiores que de outras profissões na Austrália. Cerca de 21% dos médicos relataram já terem sido diagnosticados ou tratados para depressão, e 6% tinham um diagnóstico atual.[7] Outra revisão publicada em 2014 encontrou 112 artigos sobre depressão em médicos norte-americanos. As taxas de depressão variaram entre 1 e 56%, uma variação enorme que reflete tamanhos de amostra, metodologia usada e limites de definição para os casos.[13] Os estudos maiores e mais robustos incluídos nessa revisão mostraram que entre 22 e 35% dos médicos relataram ter 4 a 5 sintomas de depressão.[14] Um valor semelhante foi encontrado em outra revisão sistemática, a qual incluiu 54 estudos transversais e longitudinais envolvendo 17.560 médicos em treinamento hospitalar de 18 países.[15] Níveis semelhantes de depressão foram encontrados independentemente do país onde o estudo foi feito, gerando uma prevalência agrupada de cerca de 30%. Há uma tendência para os estudos mais novos encontrarem taxas maiores, o que, embora a diferença seja modesta, é notável, considerando-se a redução nas horas de serviço e as melhores condições de trabalho obtidas na última década.

Um estudo com médicos norte-americanos em seu primeiro ano de trabalho após a formatura mostrou que a porcentagem de médicos que preenchiam o diagnóstico para depressão grave aumentava de 4% antes de começar a trabalhar para 27% após 1 ano.[14] Em geral, ao longo dos 12 meses, 42% dos médicos preenchiam critérios para depressão em uma ou mais das avaliações trimestrais, embora apenas 23% tivessem buscado ajuda.[16] Esse estudo demonstrou uma associação direta entre o número de horas trabalhadas e o aumento dos sintomas depressivos.

Durante minha pesquisa para este capítulo, fiquei surpresa ao descobrir que os médicos chineses apresentam algumas das maiores taxas de doença mental no mundo. Eu supunha erroneamente que, considerando o sucesso econômico da China, isso se traduziria em ambientes de trabalho mais protetivos para as equipes de saúde. Eu estava errada. Por exemplo, um estudo publicado em 2019 de Hangzhou, a capital da província de Zhejiang e uma cidade economicamente avançada, mostrou que quase 70% dos médicos que trabalhavam nos hospitais apresentavam testes de triagem positivos para ansiedade, além de 72% para depressão.[17] Mesmo considerando os números citados neste capítulo, essas taxas de morbidade psiquiátrica são extraordinariamente elevadas (e maiores que as taxas de base de ansiedade e depressão na população chinesa em geral), podendo sugerir um viés de amostragem ou que os médicos estavam exagerando no relato de seus sintomas, além de poderem ser, de fato, as taxas verdadeiras. Embora usando metodologias diferentes, os autores citam outros estudos com médicos chineses e encontram variações entre 65% (depressão) e 28% (ansiedade). Como ocorre com os médicos no mundo todo (embora provavelmente mais na China, considerando seu rápido crescimento econômico e a demanda por cuidados de saúde), a pressão para lidar com as enormes necessidades médicas, a intensidade do trabalho, as consultas difíceis, os processos e as reclamações são todos fatores que contribuem para as altas taxas de sofrimento mental.

Como a depressão tem mais chance de surgir antes dos 30 anos de idade, não surpreende que ela também seja mais prevalente nos médicos mais jovens. O que podemos concluir a partir de todas essas pesquisas é que a depressão é pelo menos tão comum entre os médicos quanto em um grupo de mesma idade; que cerca de 20% deles já esteve deprimido e cerca de 7% estão atualmente deprimidos; que a depressão é provavelmente mais comum em médicos jovens; e que há algumas evidências de que as mulheres médicas têm taxas maiores de depressão que os homens médicos (da mesma forma que na população geral).

Ansiedade

Todos estão familiarizados com o termo "ansiedade", e nenhuma parte de nossa vida diária pode estar livre dela. A ansiedade se torna um problema quando ela é pervasiva e os sintomas começam a interferir (para pior) em nosso trabalho, vida e relacionamentos. Três dos transtornos de ansiedade mais comuns que os médicos apresentam são o transtorno de ansiedade generalizada (TAG), o transtorno de pânico e o transtorno de estresse pós-traumático (TEPT), com o TAG sendo o mais comum. O TAG se caracteriza por ansiedade intrusiva e não controlada que está presente na maioria dos dias, em relação a vários sujeitos e por mais de 6 meses.

A ansiedade é menos bem estudada entre os médicos que a depressão, com os estudos tendo menor qualidade por geralmente não usarem instrumentos diagnósticos formais, e, assim, a "ansiedade" tende a abranger uma gama de diagnósticos diferentes, desde "estresse" até "sofrimento psicológico", ansiedade generalizada e estados de ansiedade fóbica. Os acadêmicos Valerie Hope e Max Henderson revisaram depressão, ansiedade e sofrimento entre estudantes de medicina, incluindo artigos publicados entre 1948 e 2013. Entre os 11 estudos que foram incluídos na revisão para ansiedade, foram usadas sete ferramentas diferentes (algumas especificamente desenvolvidas pelos pesquisadores).[18] A prevalência variou entre 8 e 66%. Com exceção de um estudo conduzido na Nova Zelândia,[19] poucos examinaram transtornos de ansiedade específicos como o TAG de maneira formal.

Cerca de 9% dos médicos em uma pesquisa australiana relataram já terem sido diagnosticados ou tratados para um transtorno de ansiedade em algum momento; as médicas tinham maiores taxas em comparação com os médicos (11% vs. 7%, p. 3);[7] cerca de 9% das mulheres e 5% dos homens apresentavam um diagnóstico atual de ansiedade (p. 5). Em outra revisão sistemática, a prevalência de ansiedade entre médicos estava entre 18 e 55%, com as evidências sugerindo que os médicos tinham escores maiores em comparação com a população geral, embora não em comparação com outras profissões.[13] Outros estudos sugerem que a ansiedade em médicos chega a 24%.[20]

Considerando as evidências, não é possível dizer se as taxas de ansiedade são maiores, menores ou iguais às da população geral. Considerando as experiências, a ansiedade generalizada é um achado comum nos médicos que procuram nosso serviço, seja isoladamente ou em conjunto com um transtorno depressivo. Eu diria que a ansiedade é quase patognomônica de ser médico no sistema de saúde atual. Há tantos eventos provocadores de ansiedade na prática clínica que se tornou normal que os médicos ignorem seu coração acelerado, pensamentos temerosos ou sensações vagas de náusea constante em sua vida diária.

A ansiedade é quase patognomônica de ser médico no sistema de saúde atual.

TRANSTORNO DE ESTRESSE PÓS-TRAUMÁTICO (TEPT)

A exposição a eventos traumáticos geralmente é inevitável na medicina, mas isso é especialmente verdadeiro para os médicos que trabalham na linha de frente de cuidados agudos, como os profissionais de serviços de emergência e pronto-socorro, terapia intensiva, anestesia, cirurgia e obstetrícia. Para todos os médicos, o contato com pacientes que estão morrendo, que apresentam lesões graves e que têm dor e sofrimento intensos é comum em sua experiência clínica diária. Fora de seus consultórios, os médicos também experimentam outros eventos traumáticos ao serem sujeitados a abusos, reclamações, agressões ou racismo.

A maioria das pessoas expostas a um evento traumático não apresenta problemas em longo prazo, reassumindo seu funcionamento normal. Alguns podem até ter uma melhora em seu bem-estar por estarem confiantes de que manejaram bem o evento e a si mesmos. Porém, um pequeno número irá experimentar uma gama de efeitos psicológicos adversos, incluindo o TEPT. Os sintomas incluem a persistência de pensamento, imagens, rememorações ou sonhos em resposta a algo que lembre o evento, o desejo de evitar a discussão ou algo que lembre o trauma e vários outros sintomas, como a perda de interesse, o retraimento e a raiva. Os sintomas devem estar presentes por mais de 1 mês e não podem ser causados por medicamentos, uso de substâncias ou outras doenças.

Embora a maior parte da literatura sobre TEPT derive das Forças Armadas, pessoal de serviços e equipes de emergência (ambulâncias, bombeiros e polícia), está aumentando a percepção de que as pessoas que trabalham na linha de frente dos cuidados de saúde também sofrem do transtorno. Conforme citei ao falar de resiliência, um ex-diretor do GMC certa vez lembrou que os médicos deveriam seguir o exemplo do pessoal do exército e aprenderem a ser resilientes. Ele estava se referindo a lidar com reclamações e encaminhamentos para o regulador, mas seu comentário foi interpretado como a ideia de que os médicos não são suficientemente resilientes para sobreviver às dificuldades de uma carreira na medicina. Imagino que agora ele se arrependa de seu comentário, mas o sentimento por trás dele – de que trabalhar no National Health Service (NHS) é como servir às Forças Armadas – parece ser uma boa analogia, considerando a prevalência de TEPT nas equipes de saúde. Slade e colaboradores mostraram que dois terços dos médicos em treinamento e consultores em obstetrícia e ginecologia estavam expostos a eventos traumáticos no trabalho e, entre eles, 18% relatavam sintomas clinicamente significativos de TEPT.[21] Porém, um estudo com médicos do setor de emergência concluiu que a incidência de TEPT estava na faixa de 12 a 22%,[22] mais ou menos a taxa das pessoas expostas a eventos traumáticos na população geral.[23]

Abuso de álcool e drogas

Ao longo da década, meu serviço tem cuidado de centenas de médicos com várias formas de adição, principalmente a álcool e drogas, mas também de outros tipos, como jogo, sexo e pornografia. Discutirei isso com mais detalhes no Capítulo 10. Fico geralmente surpresa ao ver o quanto os médicos precisam decair antes de buscarem ajuda. Em geral, eles continuam bebendo e usando drogas apesar de graves dificuldades em relacionamentos, problemas no trabalho, perda de seu sustento, moradia e doenças físicas. Esta é a natureza da adição, da compulsão ao uso, apesar do dano causado a si e aos outros. Sem tratamento, é provável que o médico busque ajuda em uma crise, provavelmente após uma agressão no trânsito relacionada à ingesta de álcool, ao ser preso roubando medicamentos no trabalho ou após sofrer um acidente. Alguns morrem antes de ter a chance de buscar ajuda, seja por acidente ou por suicídio. Em geral, o uso de drogas e álcool é provavelmente menor em médicos que na população geral, embora, na ausência de grandes estudos, não seja possível ter certeza disso.

Transtorno de personalidade

Um indivíduo com um transtorno de personalidade pensa, sente, comporta-se ou relaciona-se com os outros de maneira diferente. Há poucas pesquisas sobre médicos com esse tipo de transtorno, possivelmente por ele ser incomum, mas também pela dificuldade do diagnóstico. É provável que ele seja ainda menos comum na medicina, pois a medicina acaba fazendo uma seleção contrária a alguns traços comuns em pessoas com transtornos de personalidade (como a falta de controle dos impulsos e a ausência de empatia), dando preferência a outros, como resiliência e obsessividade. Em minha experiência, quando ocorrem transtornos de personalidade, eles estão acompanhados por problemas de desempenho no trabalho ou de má conduta profissional, como na violação dos limites. Quando se observa a história desses médicos, costuma haver reclamações repetidas de que o médico "não trabalha em equipe", fica enraivecido sob estresse e elicita medo, vergonha e raiva nos outros, consequentemente atrapalhando as equipes. Nem todo comportamento disruptivo se deve a um transtorno de personalidade, pois alguns podem ser simplesmente maus comportamentos.

CONSEQUÊNCIAS DA DOENÇA MENTAL PARA O INDIVÍDUO, O PACIENTE E A PROFISSÃO

A principal questão não é saber se os médicos têm taxas de doença mental iguais, maiores ou menores que a população geral. O que importa é garantir que esse grupo, que no final das contas desempenha um papel fundamental no cuidado de milhões de pessoas, receba ajuda oportuna de maneira a não representar um risco para si e para os pacientes atendidos. Os médicos com doença mental têm mais chances de permanecer no trabalho, um termo chamado de *presenteísmo*, trabalhando em condições abaixo das ideais devido a seus sintomas. Há evidências de que os erros médicos são mais comuns em médicos deprimidos, tanto por um aumento nos casos autorrelatados como em mensurações objetivas. A depressão está intimamente relacionada com a fadiga, o que pode explicar os maiores níveis de erros médicos encontrados em profissionais com essa condição.[24,25] Um estudo mostrou que a depressão tem um maior impacto negativo no manejo do tempo e na produtividade do que qualquer outro problema de saúde.[26]

As doenças mentais são importantes, pois também têm impacto macroeconômico significativo. No Reino Unido, estima-se que o custo total dos problemas de saúde mental nas equipes para os empregadores chegue a 26 bilhões de libras anualmente: 8,4 bilhões de libras por ausências causadas por doenças e 15,1 bilhões de libras por redução na produtividade no trabalho.[27] Embora esses números se refiram à toda a equipe, os médicos representam um recurso caro, e seu absenteísmo causará um buraco maior nas finanças dos serviços de saúde. É provável que um médico com doença mental entre em uma espiral negativa, pois os sentimentos de desesperança e desvalia pioram o desempenho clínico e aumentam o risco de erros, causando ainda mais desespero. O cuidado do paciente e a presença médica podem estar sob risco, possivelmente levando a mais queixas e preocupações. Por isso é tão importante minimizar as barreiras para o acesso aos cuidados.

CONCLUSÃO

Neste capítulo, forneci as evidências para a extensão das doenças mentais entre os médicos. Apesar das décadas de interesse nessa área, é significativo que haja tão poucos estudos robustos para nos guiar nas respostas às questões mais simples sobre taxas, comparações entre diferentes grupos e com populações não médicas. Considerando esses problemas, parece que os médicos realmente têm maiores taxas de doença mental, certamente das condições mais comuns, como depressão e ansiedade. Talvez não surpreenda que os médicos apresentem essas taxas elevadas devido à natureza de seu trabalho. Discutirei esses riscos de maneira mais detalhada nos próximos capítulos.

REFERÊNCIAS

1. Fahrenkopf A, Sectish T, Barger L, *et al.* Rates of medication errors among depressed and burnt out residents: prospective cohort study. *BMJ* 2008;**336**(7642):488–91.
2. West C, Huschka M, Novotny P, *et al.* Association of perceived medical errors with resident distress and empathy. *JAMA* 2006;**296**(9):1071.
3. Medical Protection Society. The increasing level of burnout amongst doctors is extremely troubling. Medical Protection is calling for organisation wide interventions to safeguard the wellbeing of doctors. Disponível em: www.medicalprotection.org/uk/hub/breaking-the-burnout-cycle-keeping- doctors-and-patients-safe.
4. Medisauskaite A, Kamau C. Does occupational distress raise the risk of alcohol use, binge-eating, ill health and sleep problems among medical doctors? A UK cross--sectional study. *BMJ Open* 2018;9(5). Disponível em: http://dx.doi. org/10.1136/bmjopen-2018-027362.
5. GMC. National training surveys 2018. Available from: www.gmc-uk.org/-/media/documents/dc11391-nts-2018-initial-findings-report_pdf-75268532. pdf.
6. Brooks S, Gerada C, Chalder T. Review of literature on the mental health of doctors: are specialist services needed? *J Ment Health* 2011;20(2):146–56.
7. National Health Survey of Doctors and Medical Students [Internet]. 2013 (atualização 2019). Beyond Blue. Disponível em: www.beyondblue.org.au/docs/default-source/research-project-files/bl1132-report---nmhdmss-full-report_ web.
8. McManus I, Jonvik H, Richards P, Paice E. Vocation and avocation: leisure activities correlate with professional engagement, but not burnout, in a cross- sectional survey of UK doctors. *BMC Med* 2011;**9**: 100.
9. McManus I, Keeling A, Paice E. Stress, burnout and doctors' attitudes to work are determined by personality and learning style: a twelve-year longitudinal study of UK medical graduates. *BMC Med* 2004;**2**:29.
10. Taylor C, Graham J, Potts H, Richards M, Ramirez A. Changes in mental health of UK hospital consultants since the mid-1990s. *Lancet* 2005;**366**:742–4.
11. Imo U. Burnout and psychiatric morbidity among doctors in the UK: a sys- tematic literature review of prevalence and associated factors. *B J Psych Bull* 2017;**41**(4):197–204.
12. Elliot L, Tan J, Norris S. The Mental Health of Doctors: a systematic litera- ture review [Internet]. 2010. Beyond Blue. Disponível em: http://resources. beyondblue.org.au/prism/file?token=BL/0823.
13. Joules N, Williams D, Thompson A. Depression in resident physicians: a systematic review. *Open J Depression* 2014;**03**(03):89–100.
14. Sen S, Kranzler H, Krystal J, *et al.* A prospective cohort study investigating factors associated with depression during medical internship. *Arch Gen Psychiatry* 2010;**67**(6):557.
15. Mata DA, Ramos MA, Bansal N, *et al.* Prevalence of depression and depressive symptoms among resident physicians: a systematic review and meta- analysis. *JAMA* 2015;**314**(22):2373–83. doi: 10.1001/jama.2015.15845. https://jamanetwork.com/journals/jama/fullarticle/2474424.

16. Guille C, Speller H, Laff R, Epperson CN, Sen S. Utilization and barriers to Mental Health Services among depressed medical interns: a prospective multisite study. *J Grad Med Edu* 2010;**2**(2):210–14. www.jgme.org/doi/full/10.4300/JGME-D-09-00086.1.
17. Xi X, Lu Q, Wo T, *et al.* Doctor's presenteeism and its relationship with anx iety and depression: a cross-sectional survey study in China. *BMJ Open* 2019;**9**(7):e028844.
18. Hope V, Henderson M. Medical student depression, anxiety and distress out- side North America: a systematic review. *Med Educ* 2014;**48**:963–79.
19. Samaranayake CB, Fernando AT. Satisfaction with life and depression among medical students in Auckland, New Zealand. *NZ Med J* 2011;**124**(1341):12–17.
20. Ruitenburg MM, Frings-Dresen MH, Sluiter JK. The prevalence of common mental disorders among hospital physicians and their association with self-reported work ability: a cross-sectional study. *BMC Health Serv Res* 2012;**12**:292–8.
21. Slade P, Balling K, et al. Work-related posttraumatic stress symptoms in obstetricians and gynaecologists: findings from INDIGO a mixed methods study with a cross--sectional survey and in-depth interviews. *BJOG* 2020. Disponível em: https://doi.org/10.1111/1471-0528.16076.
22. Vanyo L, Sorge R, Chen A, Lakoff D. Posttraumatic stress disorder in emer gency medicine residents. *Ann Emerg Med* 2017;**70**(6):898–903.
23. Ursano RJ, Goldenberg M, Zhang L, *et al.* Posttraumatic stress disorder and traumatic stress: from bench to bedside, from war to disaster. *Ann N Y Acad Sci* 2010;**1208**:72–81.
24. De Oliveira GS, Chang R, Fitzgerald PC, *et al.* The prevalence of burnout and depression and their association with adherence to safety and practice standards. *Anesth Analg* 2013;**117**(1):182–93. doi:10.1213/ane.0b013 e3182917da9.
25. West C. Association of resident fatigue and distress with perceived medical errors. *JAMA* 2009;**302**(12):1294.
26. Burton W, Pransky G, Conti D, Chen C, Edington D. The association of medical conditions and presenteeism. *J Occup Environ Med* 2004;**46**:S38–S45.
27. Sainsbury Centre for Mental Health. Mental Health at Work: Developing the Business Case. Policy Paper 8. SCMH, 2007.

CAPÍTULO 10

MÉDICOS E TRANSTORNO POR USO DE SUBSTÂNCIAS

Shivanthi Sathanandan e Clare Gerada

Em 2017, um anestesista foi preso após roubar codeína. Ele era adicto a opioides. Os jurados concordaram que seu problema era genuíno, mas afirmaram que, sendo médico, ele deveria saber onde buscar ajuda.[1] Por várias razões, muitas das quais já foram discutidas neste livro, os médicos com doenças mentais – e especialmente aqueles com adição – não sabem onde buscar ajuda. Eles têm pouco acesso a cuidados confidenciais, acessíveis e de suporte. Os médicos costumam negar o problema, aterrorizados demais para reconhecerem para si mesmos, e menos ainda para os outros, que têm um problema. Os colegas tendem a não perceber o óbvio e ignoram o inconfundível e desagradável cheiro de álcool, as pupilas puntiformes de alguém que usa opioides ou o comportamento bizarro de colegas que usam estimulantes.

A HISTÓRIA DA ADIÇÃO EM MÉDICOS

A adição na profissão médica não é um fenômeno moderno, talvez sendo menos aceitável e menos prevalente hoje do que no passado. Em 1869, o cirurgião e patologista inglês James Paget escreveu um relatório sobre os desfechos de 1.000 estudantes de medicina. Ele comentou que 10 desses estudantes tiveram que ser reprovados "devido ao seu contínuo hábito de intemperança ou dissipação, o qual nos fez prever o seu fracasso mesmo enquanto eram apenas estudantes".[2] Em 1894, um texto médico padrão do médico canadense William Osler, *The principles and practice of medicine*, sugeria que os médicos formavam um dos principais grupos de adictos.[3] Em geral, esses médicos eram capazes de seguir com suas carreiras. William Stewart Halsted, considerado um dos maiores e mais influentes cirurgiões norte-americanos de todos os tempos, é um desses exemplos.[4] Em 1884, Halsted desenvolveu adição à cocaína após experimentá-la por suas propriedades anestésicas[5] e foi tratado com morfina como substituto, não sendo surpresa que tenha sido levado à adição por opioides. Embora ele tenha continuado trabalhando como chefe de cirurgia no Johns Hopkins Hospital por 30 anos até 1922, sua adição continuou por toda a vida.[4] No final do século XIX, os médicos com histórico de adição eram recrutados para fazer parte da nova e crescente especialidade da medicina de adição. Entre 1891 e 1894, o Keeley Institute, um "asilo para bêbados" originalmente fundado em Illinois, nos Estados Unidos, empregava médicos que tinham sido adictos a álcool ou drogas, incluindo morfina, ópio ou cocaína. Em muitos casos, os médicos estavam livres da adição há menos de 1 ano.[6] O emprego desses médicos causou controvérsias, com os superintendentes dos asilos denunciando o uso de ex-adictos dessa maneira, levantando preocupações de que esses médicos seriam "*incompetentes em razão de deficiências orgânicas da mentalidade superior*", além de considerarem que os levaria a uma inevitável recaída no abuso de substâncias.[7] Os médicos com adição prévia continuaram empregados; por exemplo, entre os 475 médicos que participaram do treinamento em adição no Long Beach Naval Regional Centre, entre 1974 e 1978, 44 se inscreveram para tratamento antes de continuar a trabalhar em medicina de adição.[8] Em 1982, mais de 200 médicos recuperados nos Estados Unidos haviam entrado no campo da medicina de adição.[9]

O psiquiatra Max Glatt, o qual criou um dos primeiros serviços de tratamento para alcoolistas no Reino Unido, publicou uma carta no *Lancet* em 1975 sobre um grupo de médicos que ele estava tratando. Ele escreveu sobre o quanto era difícil para eles a busca de tratamento, mas, após o fazerem (algo muito parecido com a atualidade), eles obtinham excelentes resultados. Ele também observou o quanto os outros médicos podiam prestar apoio em sua recuperação, dizendo que eles "geralmente podem ser a melhor assistência para outros alcoolistas", e escreveu sobre um grupo que os médicos em recuperação tinham criado:

> Não surpreende que alguns médicos alcoolistas considerem mais fácil comparecer a esses encontros que a encontros habituais dos Alcoólicos Anônimos, por saberem que todos os que comparecem são profissionais que já enfrentaram ou ainda enfrentam problemas semelhantes. Assim, não existe o medo de que os outros façam julgamentos ou menosprezem os novatos, os quais esperam receber conselhos úteis e construtivos e apoio dos colegas que, devido às suas próprias experiências, estão cheios de empatia.[10]

Esse grupo representou o início da formação do British Doctors and Dentists Group (BDDG), o qual ainda faz encontros regulares no Reino Unido, oferecendo apoio para médicos com adição. Eles são afiliados ao International Doctors in Alcoholics Anonymous (IDAA). Ambos trabalham usando a metodologia dos 12 passos, criada pelos fundadores dos Alcoólicos Anônimos (AA) e considerada uma das melhores maneiras de superar a adição ao álcool.

A adição é uma condição crônica e cheia de recaídas, e trabalhar próximo a pacientes com o problema ativo pode tornar o médico mais – e não menos – suscetível a recaídas.

Atualmente, os médicos em recuperação ainda são importantes no campo da adição. Eles ajudam a envolver os médicos no tratamento, apoiam as etapas iniciais na recuperação e contribuem com a educação, a pesquisa e o desenvolvimento. Deve-se manter em mente o alerta dado pelos superintendentes dos asilos para bêbados. A adição é uma condição crônica e cheia de recaídas, e trabalhar próximo a pacientes com o problema ativo pode tornar o médico mais – e não menos – suscetível a recaídas. Um desses médicos, Torin Finver, em Buffalo, nos Estados Unidos, estava trabalhando como diretor médico de um centro de tratamento para adictos. Ele fala abertamente de suas próprias batalhas com a adição a drogas dizendo que "isso reduz a vergonha" e "meu passado me faz ser mais forte". Porém, após 9 anos em recuperação, em 2018 ele foi preso após admitir usar a *dark web* para comprar cocaína e heroína.[11]

PREVALÊNCIA

Diferentemente de nossa compreensão dos transtornos por uso de substâncias na população geral, o conhecimento atual da dependência ou abuso de substâncias em médicos é comparativamente pobre. Há várias razões para isso. Existe um inevitável viés na resposta e uma subnotificação nas pesquisas de autorrelato. Os médicos que não trabalham mais são frequentemente excluídos ou simplesmente não captados pelos estudos. Alguns estudos não incluem a adição a benzodiazepínicos autoprescritos ou o uso intermitente de drogas como as metanfetaminas. Outros usam definições amplas para a adição, de forma que qualquer uso de drogas ilegais recreativas ou a autoprescrição são incluídas em vez de aderirem à definição usada na CID (*Classificação estatística internacional de doenças e problemas relacionados à saúde*) ou no DSM (*Manual diagnóstico e estatístico de transtornos mentais*). A maioria das taxas de prevalência usa dados obtidos de agências reguladoras da profissão, estudos de mortalidade, estatísticas hospitalares, programas de tratamento e questionários, em vez de pesquisas bem-delineadas.[12-14] As taxas existentes podem ser conflitantes. Algumas taxas são iguais às da população geral (15%),[12,15-17] outras são maiores[18] e outras são menores.[14] Em geral, há uma escassez de estudos epidemiológicos robustos sobre a prevalência; as pesquisas disponíveis provêm principalmente dos Estados Unidos e do Canadá, e a maioria delas já tem agora de 20 a 30 anos.

Não há estudos de prevalência de larga escala realizados no Reino Unido, embora a British Medical Association (BMA) tenha relatado que 1 a cada 15 médicos (cerca de 7%) pode ser adicto a drogas ou álcool em algum momento de sua carreira.[17] As taxas de prevalência geralmente relatadas em médicos norte-americanos estão na faixa de 8 a 15%, o que é semelhante às taxas da população geral norte-americana.[12,19] Uma pesquisa sobre uso de substâncias por médicos norte-americanos publicada em 1992 relatou uma taxa vitalícia de 8% para o transtorno por uso de substâncias.[16] Em geral, os médicos tinham taxas menores de abuso de substâncias em comparação com estudantes universitários e formados no ensino médio. Os autores encontraram menores proporções, em comparação com a população geral, de médicos que usavam substâncias ilícitas como maconha, cocaína e heroína. A única exceção foi o fato de que os médicos tinham mais chances que a população geral de abusar de dois tipos de medicamentos vendidos sob prescrição médica – opioides e benzodiazepínicos –, fazendo isso como autotratamento, enquanto o uso de substâncias ilícitas e alcoólicas era feito com propósitos recreativos. Outro estudo, dessa vez com médicos australianos, examinou a ligação entre uso perigoso de álcool e morbidade psiquiátrica.[20] O uso potencialmente perigoso na coorte total foi de 15% (8% para mulheres, 17% para homens).

Uma revisão sistemática sobre o hábito de beber relacionado a problemas entre médicos publicada em 2005 encontrou ampla variação na prevalência do hábito de beber relacionado a problemas – desde a ingesta pesada e perigosa (12-16%) até o abuso e dependência (6-8%) – nas amostras de médicos baseadas na população. Um risco aumentado estava positivamente relacionado a médicos homens, a médicos na faixa de 40 a 45 anos ou mais e a alguns fatores relacionados ao trabalho, ao estilo de vida e à saúde.[21] Em geral, não foi encontrada evidência de que o abuso de álcool fosse mais comum em médicos ou estudantes de medicina. Na verdade, as evidências limitadas sugeriram que o abuso de álcool era, na verdade, **menos** comum na profissão médica, e, com exceção do uso de benzodiazepínicos, não foi detectada evidência de uso aumentado de drogas.

Um estudo norte-americano publicado em 2015 causou surpresa ao encontrar taxas maiores de abuso de álcool em médicas em comparação com homens e a população geral.[18] Além de avaliar o uso de álcool (usando o AUDIT), foi pedido que os médicos indicassem o uso e a frequência do uso de drogas usadas com prescrição (não prescritas por seu médico) e substâncias ilícitas. Em geral, 15% obtiveram escore AUDIT consistente com abuso ou dependência de álcool, com as mulheres apresentando taxas maiores que os homens (21% vs. 13%). As taxas para a população geral eram de 13%. O abuso de drogas ilícitas e sob prescrição era raro. A mais comum era a maconha (3%). Cerca de 1% dos médicos reconheciam o abuso de opioides de forma ilícita ou como abuso de medicamentos prescritos por um médico com finalidade legítima. O uso ou abuso de outras substâncias era incomum. Outros estudos não mostraram que mulheres bebiam mais que homens, nem isso é percebido em nosso serviço. Pode ser que, nas pesquisas, as mulheres sejam mais honestas sobre seu hábito de beber.

Em nosso próprio serviço (o qual, por ser um serviço terapêutico, só tem dados sobre os médicos que buscaram ajuda), vimos uma mudança na porcentagem de médicos adictos que compareciam, o que pode sugerir que o nível de transtorno por uso de substâncias esteja diminuindo. No início, em 2008, 30% de nossos casos estavam relacionados à adição. Ao longo dos anos, essa porcentagem mudou, caindo para 12% em 2014 e 5% em 2019 (atingindo uma média de 7% ao longo da década). Isso pode estar relacionado ao fato de os médicos terem menos oportunidades para acesso irrestrito a potenciais drogas de abuso, pois foram implementadas regras de prescrição mais estritas após o Inquérito Shipman, o qual é discutido no Capítulo 25.[22] Atualmente, mesmo a possibilidade de autoprescrição de drogas, como os benzodiazepínicos, levanta preocupações. Isso significa que a oportunidade para que os médicos se tornem adictos por meio de um melhor acesso às drogas foi significativamente reduzida, exceto em determinadas áreas como a anestesia, a cirurgia e a medicina de emergência (nas quais há acesso às drogas no próprio local de trabalho, embora existam protocolos estritos de monitoramento). Essa queda pode ser causada pelo fato de os médicos se apresentarem mais cedo, antes que o uso se torne problemático e arraigado. Nos últimos anos, vimos que a média de idade dos pacientes diminuiu.[23] É provável que a alta prevalência anterior representasse uma demanda não satisfeita, especialmente porque as primeiras coortes de médicos tendiam a ser formadas por homens com mais de 50 anos e com dependência de álcool de longa duração.

Vimos um número crescente de médicos buscando ajuda entre os envolvidos no chamado "sexo químico" (*chemsex*). Trata-se de pessoas que usam drogas para potencializar seu desempenho sexual e torná-las menos inibidas. Isso costuma ocorrer em comunidades de homens *gays* e envolve drogas como a metanfetamina em cristais, o GHB (gama-hidroxibutirato) e a mefedrona. Uma pesquisa com homens *gays* concluiu que 20% deles já tinham praticado sexo químico nos últimos 5 anos, e 10%, no último mês.[24] Alguns usuários relatam usar essas drogas para manejar os sentimentos negativos, como a falta de confiança e autoestima, a homofobia internalizada e o estigma sobre sua condição em relação ao HIV (vírus da imunodeficiência humana).[25]

Esses indivíduos estão sob risco para infecções sexualmente transmissíveis por práticas sexuais inseguras e compartilhamento de agulhas. Também há problemas com a formação e a manutenção de relacionamentos baseados no sexo químico, além de maiores taxas de agressão sexual. Os médicos que participam de sexo químico têm dificuldade para consultar em clínicas de saúde sexual, já que o uso de drogas é ilegal e eles temem ser encaminhados a seus reguladores ao admitirem o problema. Os médicos que comparecem ao nosso serviço também apresentam uma enorme vergonha associada com seu comportamento fora de controle e com a dissonância existente entre ser médico e ter esse estilo de vida.

MÉDICOS, ADIÇÃO E ESTIGMA

Em 1973, a American Medical Association (AMA), investigando a questão dos médicos adictos, concluiu que precisava ser encontrado um equilíbrio entre ser permissivo demais, o que pode colocar em perigo a vida dos pacientes, e ser muito rígido, o que pode levar os médicos a se "esconderem", deixando de buscar ajuda, com a possibilidade de suicídio como uma consequência.[26] A AMA encorajou a expansão dos Medical Professionals Health Programs (atualmente chamados de Physician Health Programs) para "melhorar o bem-estar dos médicos e eliminar quaisquer barreiras que existam no caminho dos médicos para acessar os necessários serviços de cuidados da saúde mental".[27]

No Reino Unido, em 1975, Max Glatt identificou as dificuldades dos médicos alcoolistas para terem acesso aos cuidados e que "eles parecem ter medo de pedir ajuda médica".[28] Serviços profissionais públicos como os que conhecemos atualmente ainda demoraram mais de 40 anos para surgir no Reino Unido, ainda que existissem alguns de autoajuda há alguns anos. A adição é contaminada pelo estigma, e, apesar de décadas tentando estabelecê-la como um problema médico, ela é mais comumente vista como uma falha moral, um estilo de vida ou falta de autocontrole ou de força de vontade. Essa visão é amplificada quando médicos se tornam adictos. Não se espera que os médicos sejam transgressores, certamente não no caso da adição. Os médicos adictos enfrentam atitudes negativas quase universais de colegas, do público e daqueles que têm jurisdição sobre eles. Isso leva à manutenção do segredo por medo de punição (o que não é incomum). Em nossa visão, esse medo e o isolamento que os médicos enfrentam os levam a buscar ajuda muito tarde.

Os médicos adictos enfrentam atitudes negativas quase universais de colegas, do público e daqueles que têm jurisdição sobre eles.

A negação de ter um problema é comum. Por exemplo, um clínico geral (GP, do inglês *general practitioner*) que relata que "*Eu não bebo muito mais do que qualquer outra pessoa*" pode se apegar a essa crença apesar de ser pego dirigindo embriagado. Ou o médico em treinamento que está "cheio" de drogas de festa e diz que "*todos os meus amigos fazem isso, é apenas para reduzir a tensão, apenas nos finais de semana*", mas que falta ao trabalho na segunda-feira devido à "abstinência". Ou o anestesista dizendo que "*foi apenas uma vez, eu estava estressado, a fentanila me acalmou. Não vai acontecer de novo*", mas que não consegue resistir ao armário de medicamentos aberto no trabalho. Estigma e vergonha podem levar os médicos a simplesmente esperar que o problema desapareça: "*quando eu mudar de função, não ficarei tão estressado e irei parar de tomar codeína*", "*se pelo menos eu tivesse uma semana de folga por ano, eu superaria isso e ficaria bem*".

Mesmo durante o tratamento, essas defesas automáticas podem dificultar o envolvimento com o tratamento. Os médicos costumam dizer, em sua primeira avaliação, que "*Meu pesadelo ao vir aqui é que você me diga que preciso de uma licença médica... parar com os plantões... fazer uma pausa*". Os médicos precisam ouvir, de maneira tranquila e empática, que o pior que pode acontecer é sofrerem uma *overdose* e morrerem, ou que seu empregador pode descobrir que ele rouba medicamentos e isso pode levar a uma ação criminal que acabaria com seu emprego. Os colegas também costumam ficar relutantes para identificar problemas em seus pares.

VISÃO GERAL DE PADRÕES EM MÉDICOS ADICTOS

A etiologia da adição em médicos é multifatorial, com fatores contribuintes que incluem predisposição genética, fatores da personalidade, estresse relacionado ao trabalho, comorbidades mentais, estresse familiar, luto e/ou lesão ou acidente de trabalho.[29] Isso é parecido com os fatores de risco na população geral. Porém, os médicos se diferenciam pela facilidade de acesso a medicamentos vendidos com ou sem prescrição[14] e por seu ambiente de trabalho, o qual atrai muito estresse, pouca tolerância a falhas e uma cultura de culpa.[30,31]

O profissional adicto está em um dilema interessante. Os médicos chegam com um conjunto de expectativas conscientes e inconscientes, algumas internas e outras do público. Eles são vistos como cidadãos confiáveis, com senso de responsabilidade e confiança, com a capacidade de autoconfiança e de competência. Há uma sensação de que eles estão sempre a "serviço" dos outros.[32] Todos esses fatores, junto com fatores da personalidade comuns ao "*self* médico", podem fazê-los ser espetacularmente ruins para aceitar o papel de paciente.[33] Como médicos, estamos acostumados a ter sucesso, e encontrar limites percebidos como "falhas" tão grandes como a adição pode ser difícil de aceitar completamente e lidar.

Embora nenhuma especialidade esteja "fora do alcance" da adição, os estudos têm demonstrado, de forma consistente, que determinadas especialidades são sobrerrepresentadas. Estudos comparativos da América do Norte mostram que há sobrerrepresentação de médicos emergencistas e psiquiatras no abuso de múltiplas substâncias.[34] Em outro estudo, os GPs, médicos internistas, anestesistas, emergencistas e psiquiatras foram responsáveis por mais de 50% dos médicos adictos. Os anestesistas isoladamente foram responsáveis por 10,9% dos casos,[35] confirmando que o acesso é um fator de risco importante.[36] Uma maior proporção de anestesistas em comparação com outros médicos também relata o uso de drogas intravenosas.[37] Entre os numerosos estudos de prevalência na América, anestesistas e GPs consistentemente aparecem como grupos vulneráveis. Isso pode dever-se à natureza isolada de seu trabalho e à demanda clínica aumentada dos pacientes, além de um acesso mais fácil às drogas.[38] A sobrerrepresentação de psiquiatras em alguns estudos pode dever-se ao risco aumentado de serem expostos a altos níveis de trauma e sobrecarga emocional.

A maior parte da literatura tem-se concentrado em médicos com adição estabelecida; há poucos estudos longitudinais acompanhando esses médicos e observando se havia sinais de "ligação química" ou uso recreativo de drogas em seu histórico na adolescência até a terceira década de vida que pudessem atuar como preditores de risco para o desenvolvimento da adição.[38] Há uma ligação entre abuso de substâncias e criminalidade, em especial entre as pessoas que usam heroína e cocaína, pois o usuário comumente pode entrar em uma espiral de abuso até o ponto de perder sua casa e sua família, ficando preso ao submundo dos traficantes. Até onde podemos ver na literatura e na experiência de nosso serviço, os médicos adictos têm a vantagem de geralmente ter famílias e situações financeiras estáveis, o que evita que eles cheguem até o mundo do crime, embora haja casos de médicos que roubam drogas de hospitais, dirigem sob efeito de drogas e são condenados por posse de drogas. Porém, é raro ver um médico fazendo uso de "*crack*/heroína de rua". Quando o problema são os opioides, é mais provável que eles sejam autoprescritos ou roubados do estoque hospitalar. Os médicos que vemos usando drogas de festa, estimulantes e as novas substâncias psicoativas estão claramente obtendo-as de fontes ilegais, seja pela internet ou com traficantes.

Nossos médicos costumam ter a vantagem de ter uma ampla rede de amigos e familiares que não usam drogas, com uma vida estruturada, significativa e com propósito, para a qual podem retornar após terem buscado ajuda. Embora essa seja uma vantagem evidente, algumas vezes, dentro de famílias de profissionais, isso pode tornar o reconhecimento da adição ainda mais difícil. Mesmo quando ela é identificada, muitas vezes há mais fatores em jogo do que apenas a saúde do indivíduo, como a segurança financeira e social. A adição pode se tornar um "segredo bem-guardado", e cônjuges/familiares podem acabar adotando comportamentos de codependência para manter o "segredo em segurança".[39]

TRATAMENTO

Mário é GP. Ele foi estimulado a buscar ajuda por seu parceiro de consultório, o qual estava preocupado com seu hábito de beber. Ele recebeu recentemente uma reclamação da enfermeira da clínica após ficar estranhamente irritado com ela no trabalho. Ele compareceu relutante. Na avaliação, ele descreveu como tinha começado a beber muito para ajudar a lidar com a insônia relacionada à exaustão após longos dias de trabalho. Agora ele bebia regularmente pelo menos 10 doses de uísque por dia todos os dias, incluindo a ida para o trabalho e algumas doses durante o dia. Seu uso de álcool já ocorria há muitos anos, e ele não se lembrava da última vez que havia passado um dia sem beber. Ele admite tremer um pouco pela manhã e ter que começar a maioria dos dias com uma pequena dose. Ele estava convencido de que perderia o emprego e, ao ver sua vida afundar, ele começou a chorar.

Mário é bastante típico dos médicos que atendemos em nosso serviço. Após chegar ao nosso serviço e passar por uma avaliação, será oferecida a ele uma vaga por 6 semanas em uma unidade residencial ou em um programa de desintoxicação na comunidade. A escolha será dele, em grande parte. É provável que ambas as opções incluam a desintoxicação inicial usando benzodiazepínicos (usamos um curso de 5 dias com redução gradual de clordiazepóxido). Para a desintoxicação na comunidade, envolvemos um familiar para fazer a supervisão. Ele será atendido diariamente durante essa redução. Após passar pelo estágio inicial de desintoxicação, ele será encorajado a comparecer a reuniões de grupo baseadas em 12 passos para a abstinência (AA, BDDG), bem como terapia individualizada, e o profissional responsável pelo seu caso abordará outros problemas de saúde subjacentes e residuais. Pode ser necessário que ele receba antidepressivos e faça psicoterapia. Ele não precisa ser encaminhado para o regulador, pois, apesar de estar bebendo pesadamente, ele está envolvido no tratamento e completamente comprometido com a abstinência no futuro. Seu acompanhamento envolve consultas regulares (semanais, depois mensais) com o profissional responsável pelo caso. Junto com ele, será discutido um plano para o retorno ao trabalho, o que pode precisar de uma redução no número de horas ou turnos trabalhados.

Josette é anestesista. Uma dor cervical intensa a levou a receber tramadol de seu GP. A dor inicialmente respondia ao fármaco, embora retornasse logo após suspender o tratamento. Ela aumentou a dose, não apenas para controlar a dor, mas também para aplacar os sintomas de abstinência. Ela pedia para seu GP repetir as prescrições cada vez mais cedo, e ele continuou a fazê-lo, sem perceber os sinais de abuso. A dose foi aumentada, o que ela conseguia fazer com receitas autoprescritas, embora tivesse o cuidado de ir a farmácias diferentes a cada vez. Então, ela começou a usar fentanila da sala anestésica. Isso continuou por meses até um enfermeiro notar que ela estava colocando no bolso uma ampola usada de fentanila. A polícia foi chamada, ela foi encaminhada para o General Medical Council (GMC), e a organização instituiu os processos disciplinares.

Josette também é semelhante aos médicos adictos que comparecem ao nosso serviço. Ela não buscou ajuda até a situação sair de controle e sua dependência ser descoberta. Sua recuperação seria agora complicada pela necessidade de passar por vários processos disciplinares, de justiça criminal e de processos regulatórios, o que ocorreria em sequência e demoraria anos. O tratamento de Josette seria baseado na abordagem da adição e de problemas de saúde subjacentes (problemas físicos, psicológicos e de outros tipos), mantendo a recuperação por meio de acompanhamento e monitoramento, além de suporte no retorno ao trabalho ou ao treinamento. A abstinência é sempre o objetivo, embora tenhamos um pequeno número de médicos em tratamento de manutenção para opioides (buprenorfina) e alguns que "permitimos" que bebam de forma controlada e não problemática.

Nosso serviço é único em nível internacional no momento em que escrevemos este livro, pelo fato de ser o único serviço de saúde para médicos totalmente independente de órgãos reguladores e que oferece tratamentos. Os Physicians' Health Programs (PHPs) dos Estados Unidos não oferecem tratamento, estritamente falando, mas eles têm uma clara trajetória de tratamento, a qual esperam que os médicos sigam. Um breve resumo e comparações entre o PHP norte-americano e meu próprio serviço são apresentados adiante. Deve-se lembrar que, para os médicos do National Health Service (NHS) que exigem monitoramento mais detalhado e cuidadoso, também pode haver envolvimento do GMC. O GMC não oferece tratamento, mas tem sua própria via de protocolo para monitoramento.

	Physicians' Health Program (PHP) dos Estados Unidos	National Health Service (NHS) Practitioner Health
	Os números se baseiam em um estudo com 904 médicos arrolados em 16 PHPs nos Estados Unidos de 1995–2001[40]	Os números se baseiam em 10 anos cuidando de médicos com adição[23] e em uma análise aprofundada de 8 anos de desfechos dos pacientes[41]

continua

Encaminhamento	55% dos médicos são obrigados a entrar no PHP por um comitê de licenças, hospital ou outra agência 45% são também "obrigados", mas de maneira informal, por empregadores ou colegas O autorreferenciamento é incomum	100% de autorreferenciamentos, embora possam ser encorajados por outras pessoas a comparecer
Avaliação	Avaliação detalhada cobrindo muitos aspectos da saúde física e psicológica do indivíduo, além de sua história pregressa Em geral, 2 a 5 dias, multidisciplinar e multimodal	Em geral, uma avaliação de 90 minutos feita por um médico do serviço, abordando os fatores precipitadores, perpetuadores e protetores Formulação e plano de cuidados são definidos
Equipe multidisciplinar (EMD)	EMD envolvida no planejamento de cuidados, avaliação de risco e quaisquer outras questões conforme a avaliação	EMD envolvida no planejamento de cuidados, avaliação de risco e quaisquer outras questões conforme a avaliação
Contrato	Haverá necessidade de assinar um contrato que estipula, por exemplo, abstinência, compartilhamento de informações, adesão ao tratamento, necessidade de trabalhar sob supervisão, testagem	Nenhum
Tratamento	Trajetória obrigatória definida envolvendo provedores aprovados Provedores baseados nas necessidades de cuidado específicas	Provedor do NHS formado por médicos (psiquiatra, clínicos gerais), enfermeiros, terapeutas e outros profissionais de suporte Os pacientes podem escolher entre as opções de tratamento
Reabilitação residencial	30–90 dias de tratamento residencial intensivo ou tratamento baseado na comunidade Cerca de 70% dos médicos têm cuidados residenciais	6 semanas de outros tratamentos intensivos baseados na comunidade ou tratamento residencial Cerca de 25% têm cuidados residenciais

continua

Testagem	Testagem intensiva aleatória e não anunciada para 20 drogas ou mais, incluindo álcool Testagem semanal ou 2 vezes por semana no início (p. ex., primeiros 2 anos), depois reduzida (20 vezes por ano) por cerca de 5 anos 75% de todas as amostras de urina são supervisionadas Testagem feita em urina (92%), saliva (0,1%), cabelo (0,2%), respiratória (0,6%)	Testagem apenas se houver indicação clínica – em geral no início do tratamento Não há testagem de urina observada Testagem feita em urina (70%), sangue (10%), cabelo (20%)
Trabalho	Monitoramento no local de trabalho	Não estipula nenhum monitoramento Alguns médicos precisam de monitoramento mais estrito e/ou supervisão clínica do que pode ser oferecido pelo médico do NHS; para esses médicos, encorajamos que se autorreferenciem ao General Medical Council (GMC)
Confidencialidade	Necessidade de compartilhamento de informações	Memorandum of Understanding com o GMC em relação à necessidade de quebrar a confidencialidade
Supervisão/ acompanhamento	Deve submeter-se, com a frequência determinada pelo administrador do caso	Conforme a necessidade com base em cada caso individualmente
12 Passos	Necessários Alcoólicos Anônimos (AA) ou Narcóticos Anônimos (NA)	Recomendados Principalmente AA ou NA ou British Doctors and Dentists Group (BDDG)
Outro tratamento	Deve comparecer a sessões individuais ou em grupo, conforme exigido pelo contrato	Conforme determinado pelo planejamento de cuidados individual Todos voluntários
Financiamento	Autofinanciado	NHS
Base de abstinência	Uniformemente baseado em abstinência	Permite beber alguma quantidade controlada

continua

Medicamentos adjuntos	Incomuns, mas prescritos conforme a necessidade; por exemplo, 1 a cada 904 médicos receberam metadona para dependência de opioides	Incomuns, mas prescritos conforme a necessidade; 2 a cada 400 médicos receberam buprenorfina para dependência de opioides

RESULTADOS

O tratamento funciona. Quando os médicos adictos fazem o tratamento, eles têm excelentes recuperações. Como parte de uma revisão dos resultados, foram examinados em detalhes os médicos tratados nos primeiros 8 anos do serviço.[23] Entre 2008 e 2016, 255 médicos nos procuraram por adição. Entre esses, 27% eram mulheres e 73% eram homens. A média de idade na apresentação ao serviço era de 42,31±10,00 anos. GPs eram responsáveis por 28% da coorte, com as especialidades de emergência (anestesistas, emergencistas e profissionais de cuidados agudos) perfazendo 25% dos casos, e psiquiatras, 15%. O restante era formado por especialidades médicas (15%), cirurgiões (6%) e outras áreas ou especialidades da medicina (pediatria, saúde pública, medicina ocupacional, medicina do esporte) (11%). Mais da metade dos médicos com transtorno por abuso de substâncias que frequentavam o serviço estavam envolvidos em processos disciplinares ou com o regulador no momento do início do tratamento. Entre os médicos restantes, recomendamos que 12 se autorreferenciassem ao GMC ou que relatassem seu abuso de substâncias no local de trabalho. A recomendação se baseava em uma preocupação com sua segurança e de seus pacientes. Isso podia incluir, por exemplo, médicos com recaídas frequentes ou que necessitavam de suporte adicional ou de monitoramento mais estrito para que continuassem a praticar a medicina. Quase 80% da coorte tinha dependência de álcool. O restante abusava de opioides (10%), estimulantes (4%), drogas de festa e novas substâncias psicoativas (NSPs) (6%) (incluindo alucinógenos e estimulantes sintéticos), medicamentos não opioides vendidos sob prescrição (4%) e 3% apresentavam adição a comportamentos (p. ex., jogos, pornografia). Entre todos os médicos, 34% foram internados e colocados em um programa de 6 semanas de desintoxicação e reabilitação residencial, enquanto o restante foi tratado na comunidade.

Entre 2008 e 2016, 255 médicos nos procuraram por adição.

78% dos médicos estavam abstinentes e 68% da coorte tinham completado o tratamento e recebido alta.

No momento da coleta de dados (com períodos de acompanhamento entre 12 meses e 9 anos), 78% dos médicos estavam abstinentes e 68% da coorte tinham completado o tratamento e recebido alta. Trinta e quatro médicos foram perdidos durante o acompanhamento ou tiveram alta não planejada (6 desses médicos estavam em abstinência de todas as substâncias antes de serem perdidos no acompanhamento).

Os médicos permaneceram uma média de 2,7 anos no serviço, embora esse prazo variasse de 6 meses a 5 anos. Além de elevadas taxas de abstinência de drogas e/ou álcool, os médicos também conseguiram voltar ao trabalho. No início do tratamento, apenas 43% estavam trabalhando; ao final do tratamento, essa proporção aumentava para 85%. Nossos resultados são comparáveis aos de outros estudos de médicos adictos em tratamento, os quais citam taxas de abstinência em 5 anos de 78[36,39] a 85%.[42] Esta é uma taxa de abstinência sustentada maior que a de coortes de não médicos, as quais relatam taxas de abstinência de cerca de 40 a 60% para o tratamento-padrão de adição na população geral.[29]

Dentro dos serviços de adição gerais, não é incomum ouvir os pacientes, especialmente aqueles em ocupações profissionais, dizerem "*Eu não quero isso na minha ficha*", "*Você pode não contar ao meu GP?*", "*O que acontece se eu quiser trabalhar em outro lugar e meu empregador ficar sabendo? Nunca conseguirei um seguro de novo*". Quando vemos aumentar muito a ansiedade dos médicos sobre "quem mais sabe", isso costuma impedir os médicos de buscar ajuda. A maior parte do medo se concentra no fato de o GMC ou outros órgãos reguladores e empregadores poderem descobrir, e não em preocupações com envolvimento policial. Os médicos ruminam "*Estou liquidado*", "*O que meu consultor ou parceiro GP vai pensar?*", "*Alguém ainda confiará em mim?*", "*A única coisa que sei fazer é ser médico*", "*As pessoas pensarão duas vezes antes de me contratar*". É com esses questionamentos que o médico adicto tem que lidar em sua recuperação. Durante a recuperação, sempre haverá questionamentos sobre quem, como, se e quando contar aos futuros empregadores. A adição marca o médico pelo restante de sua vida profissional. Quando atendemos os médicos em nosso serviço, não é incomum, quando eles comparecem a programas como o AA, que considerem suas histórias como muito diferentes: "*Minha vida não é tão ruim*", "*Não tenho tantos problemas como essas pessoas*", "*Ainda tenho um emprego e uma família*". Algumas vezes, isso pode gerar uma falsa impressão de segurança de que o "problema" de um médico possa não ser um "problema" no final das contas. Nessas horas, acho útil discutir o mantra do AA sobre encontrar semelhanças em vez de diferenças nas histórias. Embora a impressão exterior de sua situação costume ser (felizmente) diferente, suas batalhas internas são as mesmas.

É sempre melhor ser tratado, estar abstinente e em recuperação do que esconder o problema. Ao não admitir o problema, há mais riscos à vida, à reputação profissional e aos prospectos da carreira.

CONCLUSÃO

Observando as evidências disponíveis, seria seguro dizer que os médicos não têm maiores taxas, e talvez elas sejam menores, de uso de álcool e de prevalência de dependência de álcool que a população geral. É provável que as taxas de prevalência de dependência de drogas sejam consideravelmente menores. Médicos bebendo consideravelmente mais que a população geral podem ter sido o resultado de estudos antigos que envolviam médicos que trabalhavam nas décadas de 1970 a 1980, quando o hábito de beber muito era mais prevalente.[43,44] Em meus primeiros anos de trabalho, os hospitais tinham bares (especialmente na área destinada aos médicos) e alguns serviam álcool, seja naquele espaço ou durante as refeições na sala de jantar dos médicos. Durante meu primeiro emprego no University College London Hospital, quando não estava na enfermaria, eu e minha equipe nos encontrávamos no *pub* do outro lado da rua, o qual tinha até mesmo um telefone para o plantão conectado ao terminal do hospital. Isso significava que médicos de plantão poderiam ficar no *pub*. O álcool parecia fazer mais parte do trabalho diário de um médico quando eu estava em treinamento do que faz hoje, o que provavelmente era potencializado pela preponderância de médicos do sexo masculino. Os homens (médicos ou não) têm mais chances de beber mais, de ter problemas com álcool e de criar uma cultura centrada no álcool.

Embora os médicos possam beber menos que a população geral, isso não significa que não precisamos nos preocupar com isso. No Reino Unido, estima-se que existam pelo menos 13 mil médicos com problema de adição.[45] Há muitos médicos potencialmente incapacitados tomando decisões. Embora o álcool seja a substância mais comumente usada, há relatos que sugerem que o uso de cocaína e de outros estimulantes aumentou na última década.

PALAVRAS FINAIS DE UMA MÉDICA

Percebi pela primeira vez que tinha problema com álcool quando trabalhava na Austrália. Eu tinha ido para lá logo após me formar no Reino Unido. Não percebia isso na época, mas andava mais triste e gradualmente comecei a beber mais. Era apenas uma taça de vinho no início, mas aumentava a cada dia para duas taças, depois três, e então uma garrafa inteira todas as noites. Não era a quantidade que eu bebia que me incomodava. Era aquela sensação que eu tinha ao voltar do trabalho para casa. Queria que a jornada acabasse logo para eu entrar em casa, sem ter que sair de novo, para começar a beber. Sabia que a primeira coisa que faria era jogar a bolsa na sala e correr para a cozinha para tomar um vinho. Mesmo antes da primeira gota passar por meus lábios, apenas pelo ato de abrir a garrafa, sentia uma enorme sensação de alívio. E isso continuou, noite após noite, sentada sozinha na sala assistindo TV com minha garrafa (ou duas delas) imaginando que era feliz. Meus colegas de apartamento começaram a notar que eu andava mais retraída. Além disso, eles notavam as garrafas de vinho vazias se acumulando ao longo da semana. Quando um deles me confrontou, senti-me muito envergonhada e furiosa. Como ele ousa! Eu não tinha nenhum problema! Eu

Mesmo antes da primeira gota passar por meus lábios, apenas pelo ato de abrir a garrafa, sentia uma enorme sensação de alívio.

era médica. Eu sabia tudo sobre álcool; eu entendia de alcoolismo. Eu não era qualquer um, pois ainda tinha controle sobre tudo isso. É claro que eu sabia, bem no fundo, que não conseguia parar. Eu sentia muita dor, mas não percebia isso.

Certa vez consultei meu clínico geral e contei a ele que andava mais triste. Nunca falei sobre o álcool porque ficava constrangida e envergonhada, e queria manter segredo. Além disso, a ideia de parar de beber me assustava. Felizmente, quando iniciei o tratamento (medicamento e terapia) para minha depressão, passei a beber menos. Mas não parei. Mesmo após retornar ao Reino Unido, só conseguia parar de beber por períodos curtos, mas a vontade sempre aparecia, aumentando cada vez mais rápido. Eu não conseguia imaginar a vida sem álcool. Como eu enfrentaria os problemas? Como eu superaria um dia difícil? Como me divertiria e celebraria os bons tempos? Certo dia, fui fazer um plantão ainda sob efeito da bebida da noite anterior, mas, em vez de suportar as demandas do plantão, simplesmente caí no chão. Em alguns minutos, as mãos amigas de alguns colegas estavam me ajudando. Eu estava sendo confortada com uma xícara de chá, fui substituída no plantão e enviada para casa, e este foi o verdadeiro início de minha jornada de recuperação do alcoolismo. Meus colegas estavam tão chocados como eu, acredito, pois não tinham percebido o problema. Como muitos médicos, eu escondia meu hábito de beber atrás de um sorriso de alguém que estava "enfrentando" a situação. Olhando para trás, é fácil ver que o problema já estava aparecendo em meu trabalho. Estava me tornando mais ansiosa, checando minhas anotações obsessivamente e assustada pelo medo de errar ao interpretar exames de sangue ou um eletrocardiograma. Eu estava meio aérea pela ressaca durante a maior parte dos dias e já pensava na próxima dose na hora do almoço. Eu estava ficando cada vez até mais tarde no trabalho, embora estivesse desesperada para chegar em casa e tomar a primeira dose.

Quando finalmente tirei uma licença médica e comecei a beber menos, eu ainda falava com os colegas apenas sobre minha "depressão". Eu nunca falava sobre a bebida. Demorou 6 anos para eu aceitar que era alcoolista e parar de beber completamente, e há pouco tempo celebrei meus primeiros 5 anos de sobriedade. O que me ajudou a me tornar e a permanecer sóbria foi a compreensão dos colegas, o apoio de outros alcoolistas em um grupo, abordar as coisas um dia de cada vez, a prática diária de alguns princípios simples voltados ao meu bem-estar emocional e espiritual, além de ajudar outros médicos que também tinham problemas. Nos Alcoólicos Anônimos, eles falam de sobriedade como algo que "você tem que dar para manter", e eu definitivamente acho que isso está correto no meu caso. Parte de meu trabalho no The Joyful Doctor (uma organização que fundei para apoiar o bem-estar de médicos) consiste em falar abertamente sobre meu alcoolismo e problemas de saúde mental. Espero reduzir o estigma para os médicos que lutam como eu, oferecer apoio a eles de várias maneiras (escrevendo, falando, ensinando, treinando e organizando eventos) e um dia de cada vez para continuar "dando para manter". Se você está lendo isso e se perguntando se a sua própria relação com o álcool pode não ser tão saudável, por favor, fale com alguém sobre isso. Há ajuda lá fora, e isso não precisa ser o fim do mundo. Na verdade, minha vida só melhorou desde que eu abandonei a bebida.

Caroline Walker, psiquiatra e fundadora do The Joyful Doctor

REFERÊNCIAS

1. Dyer C. Anaesthetist is jailed after stealing codeine from hospital where he no longer worked. *BMJ* 2017;359: j4841.
2. Paget J. What becomes of medical students? *St Bartholomew's Hosp Rep* 1869;**5**:238–42.
3. Davenport-Hines R. *The Pursuit of Oblivion: a Social History of Drugs*. London: Weidenfeld and Nicolson, 2001, Ch 4, p. 81.
4. Lathan SR. Dr. Halsted at Hopkins and at high Hampton. *Bayl Univ Med Cent Proc* 2010;**23**(1):33–7. doi:10.1080/08998280.2010.11928580.
5. Rankin JS. William Stewart Halsted: a lecture by Dr. Peter D. Olch. *Ann Surg* 2006;**243**(3):418–25. doi: 10.1097/01.sla.0000201546.94163.00.
6. White WL. The role of recovering physicians in 19th century addiction medi- cine: an organizational case study. *J Addictive Dis* 2000;**19**(2):1–10.
7. Crothers TD. Reformed men as asylum managers. *Q J Inebriety* 1897;**19**:79–81.
8. White WL. The history of recovered people as Wounded Healers: II. The era of professionalization and specialization. *Alcoholism Treat Quart* 2000;**18**(2):1–25.
9. Bissell L. (1982). Recovered alcoholic counselors. In: Pattison E, Kaufman E (eds). *Encyclopaedic Handbook of Alcoholism.* New York: Gardner Press, 1982, pp. 810–17.
10. Glatt M, Doctors with drinking problems. *Lancet* 1975;**305**(7900):219.
11. Becker M. Arrested addiction doctor has had long struggle with drugs [Internet]. The Buffalo News, 2018 [cited 18 January 2020]. Disponível em: https://buffalonews.com/2018/12/24/addiction-doctor-had-long-drug-struggle- of-his-own.
12. McAuliffe W, Rohman M, Breer P, Wyshak G, Santangelo S, Magnuson E. Alcohol use and abuse in random samples of physicians and medical students. *Am J Pub Health* 1991;**81**:177–82.
13. Vaillant G, Brighton J, McArthur C. Physicians use of mood-altering drugs: a 20-year follow-up report. *N Engl J Med* 1970;**282**:365–70.
14. Hughes P, DeWitt C, Baldwin MJ, Sheehan D, Conard S, Storr C. Resident physician substance use, by speciality. *Am J Psychiatry* 1992;**149**:1348–54.
15. Brewster J. Prevalence of alcohol and other drug problems among physicians. *JAMA* 1986;**255**:1913–20.
16. Hughes P, Brandenburgh N, Baldwin DJ, *et al*. Prevalence of substances use among US physicians. *JAMA* 1992;**267**(17):2333–9.
17. British Medical Association. The misuse of alcohol and other drugs by doctors, Report of a Working Group. London: British Medical Association, 1998.

18. Oreskovich MR, Shanafelt T, Dyrbye LN, *et al.* The prevalence of substance use disorders in American physicians. *Am J Addict* 2015;**24**(1):30–8.
19. Baldisseri MR. Impaired healthcare professional. *Crit Care Med* 2007;**35**(2 Suppl):S106–16.
20. Nash LM, Daly MG, Kelly PJ, *et al.* Factors associated with psychiatric morbidity and hazardous alcohol use in Australian doctors. *Med J Aust* 2010;**193**(3):161–6.
21. Rosta J.evParlence of problem-related drinking among doctors: a review on representative samples. *Ger Med Sci* 2005;**3**:Doc07. ISSN 1612-3174.
22. Field R, Scotland A. Medicine in the UK after Shipman: Has 'all changed, changed utterly'? *Lancet* 2004;**364**(Suppl1):s40–1.
23. NHS PHP. The wounded healer; report on the first 10 years of Practitioner Health Service. 2018. Disponível em: http://php.nhs.uk/wp-content/uploads/sites/26/2018/10/PHP-report-web.pdf.
24. Bourne A, Reid D, Hickson F, Torres Rueda S, Weatherburn P. The chemsex study. London: Sigma Research, 2014. Disponível em: http://sigmaresearch. org.uk/files/report2014b.pdf.
25. McCall H, Adams N, Willis J. What is chemsex and why does it matter? *BMJ* 2015;351:h5790. doi: https://doi.org/10.1136/bmj.h5790.
26. AMA Council on Mental Health. The sick physician. *JAMA* 1973;**223**(6):684–7.
27. AMA Announces New Approach to Physician Mental Health Care. AMA press release, 13 June 2018. Disponível em: www.ashclinicalnews.org/news/ama-announces-new-approach-physician-mental-health-care-2.
28. BDDG. Dr Max M Glatt, Lancet 1975. Disponível em: www.bddg.org/dr-max-m-glatt-lancet-1975.
29. Brooks D, Edwards G, Andrews T. Doctors and substance misuse: types of doctors, types of problems. *Addiction* 1993;**88**:655–63.
30. Pedersen A, Sorensen J, Bruun N, Christensen B, Vedsted P. Risky alcohol use in Danish physicians: associated with alexithymia and burnout? *Drug Alcohol Depend* 2016;**160**:119–26.
31. Mayall RM. Substance misuse in anaesthetists. *BJA Educ* 2016;**16**:236–41.
32. Nace EP. *Achievement and Addiction: a Guide to the Treatment of Professionals*. New York: Routledge, 2013. ISBN 1134861702.
33. Gerada C, Wesley A. When doctors need treatment; an anthropological approach to why doctors make bad patients. *BMJ* 2013;347.
34. Myers T, Weiss E. Substance use in interns and residents: an analysis of personal, social and professional differences, *Br J Addiction* 1987;**82**:1091–9.
35. McLellan AT, Skipper GS, Campbell M, DuPont RL. Five-year outcomes in a cohort study of physicians treated for substance use disorders in the United States. *BMJ* 2008;**337**:a2038.
36. Oreskovich MR, Caldeiro RM. Anaesthesiologists recovering from chemical dependency: can they safely return to the operating room? *Mayo Clin Proc* 2009;**84**:576–80.
37. Lefebvre LG, Kaufmann, M. The identification and management of sub- stance use disorders in anaesthesiologists. *Can J Anesth/J Can Anesth* 2017;**64**:211–18.
38. Nace EP. *Achievement and Addiction: a Guide to the Treatment of Professionals*. Routledge, 2013. ISBN 1134861702.

39. Cermak T. *Diagnosing and Treating Codependence*. Minneapolis, MN: Johnson Institute, 1986.
40. DuPont RL, McLellan AT, White WL, Merlo LJ, Gold MS. Setting the standard for recovery: Physicians' Health Programs. *J Subst Abuse Treat* 2009;**36**:159–71.
41. Sathanandan S, Abrol E, Aref-Adib G, Keen J, Gerada C. The UK Practitioner Health Programme: 8-year outcomes in Doctors with addiction disorders. *Res Adv Psychiatry* 2019;**6**(2):43–9.
42. Brewster JM, Kaufmann IM, Hutchison S, MacWilliam C. Characteristics and outcomes of doctors in a substance dependence monitoring programme in Canada: prospective descriptive study. *BMJ* 2008;**337**:a2098.
43. Harrison D, Chick J. Trends in alcoholism among male doctors in Scotland. *Addiction* 1994;**89**(12):1613–17.
44. Brooke D, Edwards G, Taylor C. Addiction as an occupational hazard: 144 doctors with drug and alcohol problems. *British Journal of Addiction* 1991;**86**: 1011–16.
45. Addiction [Internet]. Sick-doctors-trust.co.uk. 2019 [cited 12 September 2019]. Disponível em: http://sick-doctors-trust.co.uk/page/addiction.

CAPÍTULO 11

AUTISMO EM MÉDICOS

Mary Doherty

Sou anestesista; e também sou autista. Até onde me lembro, sempre me senti "diferente", o que é uma experiência comum em adultos tardiamente diagnosticados como autistas.[1] Foi apenas quando meu filho foi diagnosticado com autismo que percebi que também via o mundo através das mesmas lentes autistas e que também tinha tido que enfrentar os mesmos desafios que ele. A maior dificuldade de um adulto autista não diagnosticado é não saber com o que está lidando, não saber o *porquê* de as coisas parecerem tão difíceis ou o porquê de as outras pessoas parecerem estranhas. Agora que compreendo isso, minha vida está muito melhor, e eu adoro ser autista.

O autismo não é uma doença mental, embora pessoas autistas tenham mais chances de desenvolver problemas de saúde mental. Trata-se de uma condição complexa e vitalícia do neurodesenvolvimento que muda a maneira como um indivíduo experimenta o mundo e se comunica com os outros. As condições do transtorno do espectro autista (incluindo o que era anteriormente chamado de síndrome de Asperger) ocorrem em cerca de 1 a 2% da população.[2]

As pessoas ficam surpresas ao saber que médicos podem ser autistas. Nós não nos encaixamos nos critérios diagnósticos aprendidos na faculdade de medicina nem nos estereótipos de meninos preocupados com horários de trens ou de pessoas profundamente incapacitadas que exigem cuidado em tempo integral vistos em nossa prática clínica. Acredite em mim, os médicos podem ser autistas. Eu sou, e muitos colegas também são. Por sua natureza, a medicina pode, na verdade, dar preferência a pessoas com traços autistas, incluindo a obsessão e o perfeccionismo. Não há taxas de prevalência publicadas sobre médicos ou especialidades médicas, embora os anestesistas pareçam estar sobrerrepresentados em uma rede *on-line* para médicos neurodivergentes. Os traços de personalidade de anestesistas parecem diferentes daqueles de outras especialidades,[3] e a anestesia é uma das especialidades particularmente atraentes para médicos autistas, em que os traços autistas podem ser benéficos. Trata-se de uma especialidade exata, com pouca margem de erro e que depende muito da confiança em sistemas, protocolos, trabalho padronizado e verificações. Não sabia disso naquela época, mas hoje consigo entender por que escolhi essa especialidade. Porém, conheço médicos autistas em quase todas as especialidades. Aprendemos a lidar com os problemas da medicina aprendendo as

Acredite em mim, os médicos podem ser autistas. Eu sou, e muitos colegas também são.

habilidades, a comunicação e as interações sociais necessárias para se envolver com os pacientes e os colegas. Os médicos podem ser, por sua natureza, perfeccionistas. Acrescente-se o autismo à mistura e teremos perfeccionismo ao extremo. Somos intensamente focados, damos muita atenção a detalhes e somos bons no reconhecimento de padrões; habilidades claramente vantajosas em anestesia. Em geral, lidamos com um paciente de cada vez, de maneira sequencial. A anestesia é um procedimento baseado e focado em soluções, o que é atraente para pensadores inovadores, porém concretos. A adesão a rotinas e comportamentos repetitivos são traços fundamentais do autismo, e eles tendem a aparecer muito na prática da anestesia, de modo que esta pode ser uma boa opção para nós. O autismo está associado com a ocorrência concomitante de transtornos psiquiátricos em até 80% dos casos,[4] mais comumente ansiedade e depressão. As taxas de suicídio são maiores na população autista do que na população geral,[5] e, considerando o risco aumentado de suicídio em médicos, a autora supõe que haja um risco ainda maior em médicos autistas, particularmente para aqueles que não recebem suporte e que podem não ser diagnosticados. Um maior reconhecimento dos transtornos do espectro autista significa que mais estudantes estão entrando na faculdade de medicina com um diagnóstico preexistente. Em outros, o diagnóstico é feito quando as demandas do treinamento ou da prática independente, talvez em conjunto com eventos vitais adversos, sobrecarregam as estratégias de enfrentamento existentes. A narrativa atual entre as pessoas diagnosticadas tardiamente é de sofrimento pessoal, de dificuldades na carreira e de uma carreira interrompida ou com aposentadoria precoce.

O diagnóstico pode ser difícil, pois o autismo raramente é considerado no diagnóstico diferencial quando um médico apresenta uma doença mental, e é possível que uma vida inteira tentando mascarar o problema para se encaixar na sociedade tenha escondido os sinais. É comum que o diagnóstico não seja feito ou esteja errado, particularmente nas mulheres.[6] Ansiedade, depressão ou abuso de substâncias costumam ser as condições de apresentação. Pacientes com autismo costumam ser erroneamente diagnosticados com transtorno bipolar, transtorno obsessivo-compulsivo, esquizofrenia ou transtornos de personalidade (particularmente transtorno da personalidade *borderline*).[7] Adultos autistas comumente usam álcool e drogas ilícitas para manejar as dificuldades de saúde mental,[8] de modo que se poderia esperar um aumento nas taxas de abuso de substâncias em médicos autistas.

Enfrentamos dificuldades nos treinamentos. Dificuldades sociais e diferenças sensoriais são os principais problemas das pessoas autistas. As dificuldades de comunicação podem ser superadas com o treinamento e com tutoriais específicos para autistas, idealmente oferecidos por especialistas autistas. A comunicação com os pacientes é relativamente estruturada e focada em tarefas, o que é ideal para médicos autistas, e as habilidades necessárias podem ser facilmente aprendidas e são, de fato, ensinadas especificamente no treinamento médico moderno. Por outro lado, as interações com colegas são mais baseadas em aspectos sociais. É aqui que o médico autista pode ter mais dificuldade, e costumamos estar na periferia da equipe ou até mesmo excluídos totalmente do grupo social. A interpretação demasiadamente literal das instruções, os problemas de comunicação, os mal-entendidos e o uso não intencional de comunicação não verbal ou interpretação errada da linguagem corporal podem causar dificuldades. Isso pode gerar conflitos interpessoais que resultam em isolamento social, ansiedade social e depressão. Um colega autista pode parecer ansioso, emotivo e facilmente aborrecido ou, por outro lado, ele pode ser reservado, indiferente ou distante. De modo alternativo, pessoas autistas podem aprender as habilidades sociais necessárias e podem parecer que interagem bem, tornando-se membros populares e importantes de um departamento. Porém, essa interação é aprendida, e não intuitiva, e o esforço intenso necessário para mantê-la é difícil no longo prazo. Os efeitos desse "mascaramento" para a saúde foram recentemente salientados[9], e, assim, é vital encontrar um equilíbrio entre interações sociais e solidão restauradora.

As dificuldades no funcionamento executivo são uma característica do autismo e podem se apresentar em um médico excessivamente desorganizado que tem dificuldade para organizar papéis, prazos e horários. As estratégias de suporte específicas que tenham como alvo o funcionamento executivo são particularmente úteis nesses casos, e o melhor profissional para quem pedir conselhos individualmente pode ser um terapeuta ocupacional familiarizado com os transtornos do espectro autista. Um estilo de pensamento monotrópico, no qual um pequeno número de interesses atrai a pessoa autista com mais força e utiliza boa parte dos recursos de processamento da pessoa, pode levar a um interesse intenso sustentado em um tópico em particular, levando a uma grande experiência naquela área. Porém, isso também pode criar dificuldades na troca de foco e, possivelmente, a uma prática idiossincrática de um médico socialmente isolado. Esse alto grau de foco pode ser particularmente benéfico nas pesquisas, mas as dificuldades de funcionamento executivo podem significar que um aluno autista não consegue conjugar os interesses das pesquisas com uma prática clínica intensa. Um período de pesquisa dedicada pode ser mais adequado, se isso for um interesse específico ou uma exigência do treinamento.

Problemas sensoriais podem ser particularmente incapacitantes para as pessoas autistas, e o grau de desconforto não deve ser subestimado. O ruído é um gatilho sensorial comum, da mesma forma que a luz brilhante, particularmente a luz fluorescente. O ambiente típico do centro cirúrgico pode ser um pesadelo sensorial para um estudante autista, o qual pode demorar mais tempo para se aclimatar em comparação com seus pares. Múltiplos bipes, alarmes, música, cheiros, emaranhados de cânulas e tubos, além da dificuldade de comunicação causada pela máscara cirúrgica, aumentam muito a sobrecarga cognitiva, o que deve ser considerado na avaliação de um estudante autista. Juntamente com a dificuldade em fazer transições, a negociação de novas relações pessoais significa que os primeiros dias de um novo estágio serão particularmente estressantes para um estudante autista, e, infelizmente, isso pode ter consequências negativas, uma vez que as primeiras impressões são formadas exatamente no momento de maior estresse. Incentivar uma cultura de tolerância e aceitação da diversidade diminui o problema e permite que o estudante alcance mais rapidamente seu melhor desempenho. As pessoas autistas que terminaram a faculdade de medicina fizeram esforços monumentais para aprender habilidades sociais e de comunicação, e qualquer tentativa de reciprocidade por parte dos colegas é altamente benéfico e sempre apreciada. Os conselhos específicos sobre a comunicação com um colega autista incluiriam ser explícito nas orientações e evitar indiretas ou mensagens ambíguas. O grau de clareza necessário para transmitir uma mensagem de maneira acurada pode parecer brusco ou até mesmo rude, mas isso costuma ser muito bem recebido. Se ocorrerem conflitos interpessoais continuamente entre um orientador e um aluno, a melhor abordagem pode ser seguir o procedimento da aviação e "não parear" um aluno e um orientador que têm dificuldade de trabalhar juntos. Essas situações costumam dever-se a um estilo de comunicação que é particularmente difícil para uma pessoa autista interpretar. É importante reconhecer que um cérebro desgastado não consegue aprender, e, se for necessário fazer muito esforço para decodificar a comunicação não verbal de um colega, haverá pouco espaço para outros processamentos.

As impressões polarizadas de um aluno podem ser uma pista para uma condição subjacente relacionada ao neurodesenvolvimento. Quando possível, pode haver um grande benefício com a alocação de um orientador durante toda a rotação de estágios. O valor de um mentor que oferece suporte e compreensão é enorme. Os *feedbacks* devem ser claros e diretos. Não compreendemos, de forma intuitiva, a linguagem figurativa ou indiretas, o que facilita deixarmos escapar o significado por trás da mensagem. No caso de resposta ou comportamento inesperado, verifique a possibilidade de problema de compreensão, pois a interpretação literal de regras ou instruções pode causar confusão. Precisamos ouvir explicitamente se há uma mudança de planos, algo que os outros podem captar instintivamente. Por exemplo, se um evento é realocado de seu lugar habitual para outro, um aluno autista pode não perceber os colegas indo em uma direção diferente e pode não estar incluído em grupos *on-line* nos quais informações importantes são compartilhadas.

O valor de um mentor que oferece suporte e compreensão é enorme.

Os médicos com autismo têm dificuldades com técnicas de ensino baseadas na simulação e com exames clínicos estruturados em objetivos. Temos dificuldade nas sessões de treinamento em grupo quando a resposta que esperam de nós é ambígua. A mudança é difícil para nós, e precisamos de tempo para nos reajustar. Um aluno autista pode demonstrar um perfil inconsistente cheio de altos e baixos, com excelência em alguns domínios e resultados ruins em outros. Isso pode melhorar com uma progressão prolongada ou em etapas durante o treinamento, e isso deve ser reconhecido e positivamente encorajado.

Os desafios são situacionais e costumam ser transitórios. A sobrecarga sensorial é real. Deve-se ter cautela ao supor que um aluno que esteja apresentando dificuldade no pesadelo sensorial estressante do centro cirúrgico ao se comunicar com um colega que se comunica de forma amigável e não autista seja simplesmente um aluno que enfrente dificuldades com o próprio trabalho. A compreensão, a aceitação das diferenças e mínimos ajustes no ambiente podem ter efeitos desproporcionais nessas circunstâncias. Deve-se estar atento ao esforço adicional feito para a socialização e para fazer parte da equipe, além de entender quando alguém precisa ficar sozinho. Pode haver confusão quando um colega fala alegremente em um dia e no outro senta-se em silêncio, parecendo ignorar as pessoas. Seja compreensivo e tolerante. Um alto grau de ocultação social pode significar que a condição permanece escondida. Pode significar que a vida profissional do médico é comum, mas sua vida pessoal é caótica. Eventos vitais e mudanças inesperadas podem significar que as demandas excedem a capacidade de enfrentamento da pessoa, o que pode resultar em descompensação súbita e catastrófica. Isso pode exigir um período afastado da prática, mas, reconhecendo-se os desafios específicos causados pelo autismo, em minha opinião muitos desses médicos podem receber suporte e retornar à prática. Minha opinião é de que o transtorno do espectro autista deve ser especificamente considerado sempre que um médico apresentar dificuldades, particularmente quando as dificuldades surgirem após uma mudança súbita em sua vida profissional ou pessoal.

Se você está considerando que o autismo pode ser uma possibilidade para você, eu sugeriria que você buscasse a opinião de um profissional com experiência no diagnóstico de autismo, pois o benefício do diagnóstico é enorme. Há recursos disponíveis *on-line*, como o *AQ-10*, o qual é recomendado pelas diretrizes do National Institute for Health and Care Excellence (NICE) como ferramenta de triagem,[10] ou o *AQ-50*, que é mais abrangente.[11] A *Ritvo Autism Asperger Diagnostic Scale – Revised*[12] é particularmente útil para aqueles que aprenderam a esconder o problema efetivamente, mas nenhum desses recursos substitui um processo diagnóstico formal. Também há uma rede de suporte *on-line* para médicos autistas, não sendo necessário ter um diagnóstico formal para participar desse grupo privado.[13]

CONCLUSÃO

O autismo em médicos ainda é uma área muito pouco explorada. Porém, o problema existe e, considerando as experiências da autora, seus números são significativos. Este capítulo descreveu os problemas que os médicos com autismo enfrentam no ambiente de trabalho e as maneiras de superá-los.

REFERÊNCIAS

1. Stagg SD, Belcher H. Living with autism without knowing: receiving a diag- nosis in later life. *Health Psychol Behav Med* 2019;**7**(1):348–61.
2. CDC. Data and Statistics. Autism Spectrum Disorder. Resource Document. [Accessed 27 January 2020]. Disponível em: www.cdc.gov/ncbddd/autism/data.html.

3. Kluger MT, Laidlaw TM, Kruger N, Harrison MJ. Personality traits of anaesthetists and physicians: an evaluation using the Cloninger Temperament and Character Inventory (TCI125). *Anaesthesia* 1999;**54**:926–35.
4. Lever AG, Geurts HM. Psychiatric co-occurring symptoms and disorders in young, middle-aged, and older adults with autism spectrum disorder. *J Autism Develop Disord* 2016;**46**(6):1916–30.
5. Hirvikoski T, Mittendorfer-Rutz E, Boman M, Larsson H, Lichtenstein P, Bölte S. Premature mortality in autism spectrum disorder. *Br J Psychiatry* 2016;**208**(3):232–8.
6. Gould J, Ashton-Smith J. Missed diagnosis or misdiagnosis: girls and women on the autism spectrum. *Good Autism Pract* 2011;**12**(1): 34-41.
7. Tebartz van Elst L, Pick M, Biscaldi M, Fangmeier T, Riedel A. High-functioning autism spectrum disorder as a basic disorder in adult psychiatry and psycho- therapy: psychopathological presentation, clinical relevance and therapeutic concepts. *Eur Arch Psychiatry Clin Neurosci* 2013;**263**(2):189–96.
8. Doherty M, O'Sullivan JD, Neilson SD. Barriers to healthcare for autistic adults: consequences and policy implications. A cross-sectional study. 2020. Disponível em: www.medrxiv.org/content/10.1101/2020.04.01.20050336v1.full.pdf.
9. Mandy W. Social camouflaging in autism: is it time to lose the mask? *Autism* 2019;**23**(8):1879–81.
10. NICE. Autism spectrum quotient (AQ-10) test. Disponível em: www.nice.org. uk/guidance/cg142/resources/autism-spectrum-quotient-aq10-test-143968.
11. ARC. Downloadable tests. Disponível em: www.autismresearchcentre.com/arc_tests.
12. RAADS-R. Disponível em: www.aspietests.org/raads.
13. www.facebook.com/AutisticDoctors.

CAPÍTULO 12

BURNOUT EM MÉDICOS

Clare Gerada

INTRODUÇÃO

O esgotamento profissional, ou *burnout*, provoca atualmente uma crise de saúde pública. Trata-se da queixa psicológica isoladamente mais prevalente em quem trabalha nas profissões de cuidados, com orientadores, médicos, enfermeiros e profissionais do serviço social sob risco. Ele é formalmente definido e subjetivamente experimentado como um estado de exaustão física, emocional e mental causado pelo envolvimento por longo prazo em situações desgastantes. Para mim, isso traz a imagem de indivíduos "destruídos", esvaziados, danificados pelo "fogo" de seu trabalho que queimou tudo ao seu redor. Ele leva as pessoas a perderem o prazer e o entusiasmo pelo trabalho. Em vez disso, o trabalho se torna mundano, rotineiro, um peso. O *burnout* atinge aqueles mais idealistas, entusiasmados e envolvidos no trabalho.

Acredita-se que o *burnout* seja distinto da depressão, mas prefiro pensar em ambos como parte do mesmo processo. Há uma considerável sobreposição entre os sintomas (em particular com relação à desesperança, à baixa autoestima e a distúrbios do sono), e pode ser mais aceitável chamar alguém de "esgotado" do que de "deprimido". É evidente que as duas condições estão ligadas. Um estudo da Finlândia encontrou relação entre *burnout* e depressão, com cada um deles predizendo o surgimento do outro.[1] Altos níveis de *burnout* predizem um alto nível de uso de medicamentos antidepressivos.[2]

A fadiga de compaixão também está intimamente ligada ao *burnout*, e, mais uma vez, os dois podem ser considerados como parte e parcela da mesma coisa.

BURNOUT

O *burnout* é uma síndrome psicológica e comportamental em que a exaustão emocional é uma característica importante. Ele tem sido definido como o estresse de longo prazo e insolúvel relacionado ao trabalho, uma sensação de estar sobrecarregado e com pouca satisfação pessoal. Descrito pela primeira vez em 1974 pelo psicólogo Herbert Freudenberger em seu trabalho seminal que tentava descobrir por que as pessoas que trabalhavam com drogaditos apresentavam uma gradual depleção de energia e perda da motivação e comprometimento,[3] ele denominou esse estado de exaustão como "*burnout*".[4]

A *Classificação estatística internacional de doenças e problemas relacionados com a saúde* (CID) da Organização Mundial da Saúde (OMS) reconhece o *burnout* como uma condição **ocupacional** em vez de **médica**. A classificação mais recente (CID-11), de 2019, descreve o *burnout* como "resultante do estresse crônico no ambiente de trabalho não manejado de maneira adequada".[5] Embora estejam ligados, estresse e *burnout* não são sinônimos. O estresse é um termo geral que se refere a uma adaptação temporária (com conotações positivas e negativas) acompanhada por sintomas físicos e mentais ("*respostas de luta ou fuga*"). Por outro lado, o *burnout* é a fase final em uma falência da capacidade de adaptação da pessoa, a qual resulta de um longo período de desequilíbrio entre demandas e recursos.

CID-11: O *burnout* se caracteriza por três dimensões:

- Sensação de depleção de energia ou de exaustão (*exaustão emocional*).
- Aumento do distanciamento mental em relação ao trabalho, ou sensação de negatividade ou cinismo relacionados ao próprio trabalho (*despersonalização e cinismo*).
- Redução da eficácia profissional (*diminuição da realização pessoal*).

O instrumento mais utilizado para avaliar o *burnout* é o *Maslach Burnout Inventory* (MBI), embora haja muitos outros. Ele foi originalmente delineado pela psicóloga social Christina Maslach e consiste em um questionário com 22 itens divididos em três áreas: exaustão emocional (EE) (perda do entusiasmo pelo trabalho); despersonalização (DP) (respostas negativas, frias e impessoais aos interlocutores, perda de empatia e, algumas vezes, hábito de ver as pessoas como objetos); e realização pessoal (RP) (sensação de pouca efetividade no trabalho).[6]

É importante observar que o termo despersonalização com relação ao *burnout* *difere daquele usado em psiquiatria e na literatura psicanalítica*, o qual se refere à extrema alienação da pessoa em relação a si mesma e ao mundo.

Problemas no estudo do *burnout*

Apesar de milhares de estudos, a prevalência exata do *burnout* é difícil de definir. Isso se deve a variações em como ele é medido, aos diferentes instrumentos e pontos de corte usados para o diagnóstico e ao fato de os estudos usarem diferentes amostras de pacientes. É possível que a principal razão seja porque, apesar das tentativas feitas ao longo dos anos para definir, medir, estudar, abordar e reduzir o problema, o *burnout* não é uma doença propriamente dita. Trata-se de um "estado alterado", um desconforto consigo mesmo e com seu lugar no mundo, seu valor e sua eficácia no trabalho. É provável que seja tão difícil medir o *burnout* quanto é medir a nostalgia, o estoicismo, o medo, o ódio ou o amor.

É provável que seja tão difícil medir o* burnout *quanto é medir a nostalgia, o estoicismo, o medo, o ódio ou o amor.

Também temos pouca ideia sobre a epidemiologia ou a história natural do *burnout*. Mesmo agora, 50 anos depois de sua primeira definição, não conseguimos responder a questões básicas como: quem adoece, quem está sob maior risco, quanto disso há por aí, muito menos quais intervenções funcionam para sua redução. Nem mesmo o impacto do *burnout* é claramente conhecido. É claro que a causa é conhecida – atividades com estresse emocional crônico e continuado. Porém, isso não ajuda muito para estudar o problema, como se poderia estudar a ligação entre o tabagismo e o câncer de pulmão. O *burnout* envolve a "dolorosa percepção de que falhamos em tornar o mundo um lugar melhor, em ajudar os necessitados, em ter um impacto real na organização, de que todos os nossos esforços foram em vão".[7] Para mim, essa é uma definição muito melhor, mais honesta e menos clínica para descrever a sensação de desesperança, quando você sabe (espera-se que temporariamente) que não pode continuar cuidando dos outros e quando você percebe que não pode fazer a diferença para a vida de seus pacientes ou para o sistema em que trabalha.

Tive a experiência de perder o interesse no bem-estar de meus pacientes, de ficar entediada e, ainda pior, de perder a compaixão por eles. Exausta por ter que trabalhar e cuidar de dois filhos pequenos, eu sentia um enorme desejo de pedir demissão, de fazer as malas e abandonar completamente a medicina. Isso atingiu o ápice após uma manhã em que houve uma cirurgia particularmente exaustiva e estressante. Estava me sentindo exaurida, não queria retornar para o turno da tarde na clínica e me ressentia por meus pacientes terem mais do meu tempo do que minha própria família. Muitos consultavam regularmente, eram pacientes de longa data com problemas intratáveis que me deixavam desiludida. O que eu poderia fazer para ajudá-los? Não podia encontrar novas moradias ou empregos para eles. Não podia recuperar seus relacionamentos desfeitos. Não podia consertar suas vidas. A medicina tinha perdido o brilho. Sabia que precisava de uma pausa da prática clínica. Essas emoções são muito mais difíceis de quantificar do que as múltiplas questões em questionários de *burnout* e nos estudos.

Embora a intensidade, a duração e as consequências do *burnout* possam variar entre pessoas diferentes e ao longo do tempo na mesma pessoa, ele sempre tem a combinação dos três componentes: exaustão física, emocional e mental. Depois de correr a maratona de Londres em 2004 (com um tempo de 4 horas e 20 minutos, antes que você pergunte), eu estava exausta, mas eufórica. Isso claramente não era um quadro de *burnout*.

Não é apenas o trabalho clínico intenso que coloca alguém sob risco de *burnout*; isso pode ocorrer nas pessoas com papéis de liderança não clínicos. Como parte de minha posição como chefe do Royal College of General Practitioners, eu tinha que liderar a resposta de minha profissão às propostas do governo para reorganização do National Health Service (NHS). Isso significava equilibrar as necessidades de minha profissão e não ser demasiadamente crítica com o governo. Trabalhei muito duro para demonstrar as preocupações com as alterações propostas e fui alvo de ataques pessoais, de intenso interesse da mídia e de pressões políticas. Trabalhei por períodos inacreditavelmente longos (até 18 horas por dia) e tive que demonstrar a fachada de pessoa confiante que o cargo demandava. Isso tudo custou muito à minha saúde psicológica. Por fora, eu era uma líder forte, determinada e poderosa. Por dentro, eu vivia em um estado de ansiedade; perdi peso, não conseguia dormir e achava que estava sendo observada (isso se mostrou verdadeiro, mas não na extensão que eu acreditava). Fiquei desiludida e desmoralizada, e sentia que havia desapontado minha profissão. Ao mesmo tempo, continuava com meu trabalho clínico, cuidando de médicos com doenças mentais, todos nós arquétipos de líderes feridos. Meus sintomas eram parecidos com os deles. Eu estava física, emocional e mentalmente exaurida. No dia em que o projeto do NHS foi aprovado na Câmara dos Lordes, o que significava um caminho aberto para se tornar lei, senti-me indisposta – estava com *influenza* (raramente adoeço). Apenas retrospectivamente eu percebi que tinha as características clássicas do *burnout*, causadas por minha real sensação de fracasso. Não é incomum que a exaustão física aumente a suscetibilidade a doenças e acidentes. Escrevi sobre minha experiência em *The art and science of working together*.[8]

PESQUISAS SOBRE *BURNOUT*

Há milhares de estudos sobre *burnout*. A maioria utiliza questionários para "diagnosticar" o problema, para dizer se ele está presente ou não, com base em alguma resposta positiva em vez de escores considerando os diferentes constituintes do *burnout*. Outros encurtam os questionários (na esperança de melhorar a taxa de finalização) e arriscam minar a validade do instrumento. Também há outros problemas, como o viés ao preencher os questionários que medem o *burnout* e que não são cegados (essencialmente levando o respondedor a dar a resposta que o pesquisador está tentando encontrar). Quase todos os estudos se baseiam em autorrelato e geralmente em pesquisas transversais maldelineadas. O que me preocupa é que, por medirmos constantemente o *burnout*, possamos estar perpetuando o problema em vez de encontrar soluções. Também arriscamos exagerar o nível de sofrimento por meio do contágio da miséria. Além disso, ao medir o *burnout individual*, arriscamos desviar o foco para longe de sua verdadeira fonte, a organização.

Exemplos de estudos

Incluí alguns estudos, principalmente aqueles que eram revisões sistemáticas. Considerando o que já foi citado, não surpreende que haja poucos achados consistentes. O exame de alguns desses estudos mostra quão variáveis são as taxas de *burnout*. Alguns encontram valores tão altos que o problema deveria ser considerado como a norma, em vez de exceção. Por exemplo, uma análise de 2015 com residentes do hospital da University of North Carolina, nos Estados Unidos, concluiu que todos eles tinham escores acima de 50% da linha de base.[9] Outro de British Columbia, no Canadá, relatou que 80% dos médicos sofriam de exaustão mental moderada a grave, 61% de DP moderada a grave e 44% tinham sentimentos moderados ou baixos de

RP.[10] A Medscape Physician's Lifestyle Survey é um estudo anual com mais de 15 mil médicos norte-americanos de 29 especialidades diferentes. Ela mede as taxas de *burnout*, depressão e ideação suicida.[11] Na pesquisa de 2019, 44% dos respondedores relataram *burnout*. As taxas eram maiores em médicos que trabalhavam em cuidados intensivos, neurologia e medicina de família, sendo menores nos cirurgiões plásticos. Ao serem questionados sobre a que atribuíam seus sintomas, não foi nenhuma surpresa constatar que "o trabalho" foi a resposta mais comum. A maioria dos médicos não tinha procurado ajuda nem tinha intenção de buscar ajuda profissional para seus sintomas. Uma revisão conduzida por Udemezue Imo, de estudos publicados entre 1993 e 2013 sobre a morbidade psiquiátrica em médicos do Reino Unido, concluiu que a taxa de *burnout* entre todas as especialidades era de 31% (variando de 17 a 52%). Os clínicos gerais (GPs, do inglês *general practitioners*), os médicos recém-formados e os orientadores tinham os maiores escores.[12] Mesmo os reguladores médicos estão tendo seu *burnout* medido atualmente. Por exemplo, em 2018, o General Medical Council (GMC) incluiu questões sobre *burnout* em sua pesquisa anual com médicos em treinamento. Um terço dos médicos se sentiam exaustos regularmente ao pensar em um novo dia de trabalho. A análise concluiu que um sexto dos médicos se enquadravam na categoria de alto risco para *burnout*, com os GPs apresentando o maior risco (25%).[13] O risco de *burnout* estava intimamente relacionado com a insatisfação no trabalho. Dois terços dos médicos na faixa de risco mais elevado para *burnout* também estavam insatisfeitos em seu trabalho diário, em comparação com 9% dos médicos com risco muito baixo de *burnout*. Não há medida individual de *burnout* que pareça ser um indicador particularmente forte de insatisfação, tratando-se mais do efeito composto de múltiplas experiências que levam à insatisfação. Um estudo envolvendo GPs de 12 países europeus encontrou taxas que variavam de 20 a 35% para todas as dimensões de *burnout*.[14] Os países do sul da Europa tinham níveis significativamente menores de "exaustão emocional", e maiores níveis de "realização pessoal". Por fim, os estudos de Tait Shanafelt e colaboradores nos permitem comparar o *burnout* em diferentes anos e em comparação com a população geral. Esses pesquisadores têm conduzido pesquisas sobre o *burnout* e a satisfação com o equilíbrio entre vida e trabalho em médicos norte-americanos em comparação com a população norte-americana geral desde 2011, tendo sido repetidas em 2014 e 2017; todas elas encontraram taxas maiores de *burnout* do que na população geral. Em 2011, 46% dos médicos relatavam pelo menos um sintoma de *burnout*.[15] As maiores taxas foram encontradas entre médicos que trabalham na linha de frente dos cuidados (medicina de família, medicina interna e medicina de emergência). Em 2014, um pouco mais da metade dos médicos apresentava pelo menos um sintoma de *burnout*.[16] O estudo mais recente foi publicado em 2019; 44%

Ao serem questionados sobre a que atribuíam seus sintomas, não foi nenhuma surpresa constatar que "o trabalho" foi a resposta mais comum.

apresentavam pelo menos um sintoma de *burnout*.[17] Em um estudo recente com médicos que trabalhavam no Reino Unido, cerca de 32% apresentavam altos escores de *burnout*.[18] Emergencistas e GPs apresentavam os maiores escores.

A partir desses estudos, pode-se concluir que:

- *O burnout* é comum.
- Sua prevalência é menor nos estudos maiores e mais bem delineados.
- Ele é provavelmente mais prevalente em médicos mais jovens *versus* mais velhos, embora isso não esteja totalmente claro.
- Ele é provavelmente mais prevalente e intenso nas especialidades que trabalham com pacientes que apresentam problemas indiferenciados (clínica geral, acidentes e emergências) ou em que a carga de trabalho é mais difícil de controlar (como a clínica geral).
- As taxas tendem a ser menores nas especialidades que têm menos compromissos de plantões e que são mais contidas em termos de horas e de carga de trabalho (e mais bem remuneradas), como a cirurgia plástica e a dermatologia.
- Ele está provavelmente aumentando entre os médicos.

CORRELATOS E CAUSAS DO *BURNOUT*

Assim como há numerosos estudos medindo o *burnout*, há um número provavelmente igual tentando encontrar causas e correlações. Em geral, as pessoas sob maior risco de *burnout* compartilham três características. A primeira é que seu trabalho é *emocionalmente exigente*. A segunda, que o indivíduo tem certas *características de personalidade* que o levam ao serviço "público" como carreira, e, por fim, esses indivíduos compartilham uma abordagem "*centrada no paciente*" em seu trabalho. Todas essas três são igualmente importantes.

Ao observar a natureza *emocionalmente exigente* de nosso trabalho, nas profissões do serviço público (seja ensino, medicina ou serviço social), as pessoas são expostas a situações emocionalmente exigentes ao longo de um período extenso. Cada trabalho tem seus estressores particulares, dependendo de suas demandas. Os médicos têm que lidar com a dor, o desamparo, a morte e a aceitação dos limites da ciência. Escrevi sobre isso ao longo do livro, mas sempre é importante lembrar que ser médico não é fácil. Mesmo 40 anos depois, ainda me surpreende a confiança que os pacientes depositam em mim, a forma como se abrem incondicionalmente e a crença de que posso "resolver seus problemas". Este é um trabalho emocional e difícil. Não é a mesma coisa que dizer que um trabalho é "estressante". Todos os trabalhos são estressantes, e muitos de nós prosperam sob o estresse (devemos lembrar que o contrário do estresse é o tédio). É o aspecto emocional de nosso trabalho que nos coloca sob maior risco de *burnout*. Trabalhar por longas horas, ver muitos pacientes em um mesmo turno, não ter intervalo entre os pacientes e fazer plantões duplos em áreas da medicina com alta carga emocional ou incertezas (como a oncologia e a clínica geral) amplificam o risco porque aumentam nossa exposição a esse turbilhão emocional. Eu trabalhava 100 horas por semana quando estava em treinamento no hospital. Ainda assim, não sofri de *burnout* (não naquela época). Eu tinha tempo e espaço para falar com os outros, com meus colegas mais velhos, com enfermeiros nas enfermarias e com colegas que encontrava na área reservada aos médicos ou na sala de refeições. Eu tinha intervalos durante o dia para retomar o fôlego. Eu não era observada dia e noite por fiscais *on-line* e podia cometer erros e ser humana. Os problemas médicos dos pacientes não eram tão complexos como hoje, e minhas demandas eram menores. Ainda assim, um dia como GP, algumas vezes tendo que atender mais de 100 consultas em um único dia, me deixa física, emocional e mentalmente exausta, isto é, com *burnout*. A sobrecarga de trabalho contribui para reduzir a capacidade de satisfazer as demandas do trabalho. Quando esse tipo de sobrecarga é uma condição crônica do trabalho, há pouco espaço para descansar, recuperar-se e restaurar o equilíbrio.

A segunda característica comum nesses grupos profissionais com *burnout* é que os indivíduos compartilham *um conjunto comum de características de personalidade, atitudes e valores* que os levou até seu papel atual e que os coloca em maior risco. Para simplificar, nos tornamos médicos porque achamos que podemos fazer a diferença na vida das pessoas e aceitamos sacrificar partes de nós mesmos para alcançar isso. Isso está ligado às razões pelas quais as pessoas decidem estudar medicina, discutidas no Capítulo 3, o que pode torná-las vulneráveis a estressores emocionais de seu trabalho. Isso inclui querer cuidar dos outros na esperança de que alguém cuide de nós, escolher a medicina em parte como reparação de traumas passados e ter traços de personalidade que podem predispor a doenças mentais, especialmente altruísmo, perfeccionismo e obsessividade.

O terceiro fator comum no *burnout* é ter uma abordagem *centrada no paciente (ou pessoa)* no trabalho. Isso significa tornar os outros *a nossa principal preocupação* (como descrito no Good Medical Practice do GMC). A maioria das relações é de reciprocidade, mas a relação terapêutica é diferente: o profissional dá, o paciente recebe. Essa assimetria é fonte de estresse. Este foi o achado de Leiter e Maslach, após formularem um modelo focado no grau de combinação ou descompasso entre a pessoa e seis domínios de seu trabalho.[19] Quanto maior era a diferença, maior era a probabilidade de *burnout*. Os domínios eram carga de trabalho, controle profissional, recompensa, comunidade, justiça e valores. A falta de reconhecimento desvaloriza tanto o trabalho como o trabalhador. Os médicos sempre trabalharam duro e fizeram sacrifícios em suas vidas pessoais e profissionais para cuidar dos pacientes. Infelizmente, no sistema de saúde moderno, as necessidades dos "trabalhadores" costumam ser ignoradas, levando a um desequilíbrio de reciprocidade e a aumento do *burnout*.

A falta de reconhecimento desvaloriza tanto o trabalho como o trabalhador.

Além desses três fatores, todos temos nossas próprias vulnerabilidades derivadas de nossas experiências pessoais, suportes e personalidades. Porém, além do trabalho com pessoas, há surpreendentemente poucos fatores demográficos que tenham sido associados a um risco aumentado de *burnout*. O *burnout* está presente em médicos jovens e velhos, em homens e mulheres, nos que estão em treinamento e naqueles já aprovados, em quem trabalha em hospitais ou na clínica geral.

CONSEQUÊNCIAS DO *BURNOUT*

Considerando que o *burnout* é, por definição, um estado de desconexão com os pacientes e uma perda de interesse no trabalho, não surpreende que esteja correlacionado com querer abandonar a profissão ou trabalhar menos,[20,21] com uma reduzida satisfação dos pacientes,[22] com o risco aumentado de erros[23] e com a redução na qualidade dos cuidados.[24] Há considerável sobreposição entre *burnout* e sintomas depressivos, especialmente sentimentos de desesperança, depreciação, fadiga e perda de interesse nas atividades. Conheço pacientes em meu serviço que chegam dizendo que estão com "*burnout*", mas que na verdade estão deprimidos. O *burnout* é contagioso e pode se espalhar por meio de interações sociais no trabalho com aqueles que apresentam *burnout*, tendo impacto negativo em seus colegas.[25]

ABORDANDO O *BURNOUT*

Não creio que possamos evitar o *burnout*. Em vez disso, temos que manejá-lo, reconhecê-lo, minimizá-lo e enfrentá-lo quando ele ocorrer. Qualquer pessoa que trabalhe tão próximo do sofrimento humano irá, em algum momento de sua carreira, desenvolver alguns aspectos do problema. Assim como o envelhecimento é o resultado final de um sistema de saúde bem-sucedido, o *burnout* também é consequência inevitável de cuidar dos outros. Todos temos altos e baixos de satisfação no trabalho, e anos enfrentando os problemas psicológicos de nossos pacientes terão o seu efeito sobre nós. Depleção emocional, atitudes negativas em relação aos pacientes e sentimentos de que não podemos mais alcançar os objetivos não são incomuns, mas espera-se que sejam sintomas temporários.

O que importa é reconhecer:

- Quando não podemos mais seguir adiante.
- Quando as atitudes negativas se transformam em perda de compaixão.
- Quando nosso sentimento de futilidade se torna sentimento de desamparo e desesperança.
- Quando nosso trabalho perde o brilho dia após dia.
- Quando precisamos nos afastar do estressor.

Não estou sugerindo que não devamos tentar reduzir os níveis de *burnout*; como se trata de um risco ocupacional, o melhor lugar para começar é o ambiente de trabalho, reduzindo especialmente o ambiente de pressão em que as equipes trabalham. Isso me lembra de um médico entrevistado para um estudo que descreveu como trabalhar em um sistema de alta pressão se tornou a norma:

> É comum que as pessoas falem que é estressante, que não fazem pausas e que as escalas são terríveis. Acho que tem a ver com o território de trabalho. Então, talvez o problema tenha sido tão normalizado que as pessoas estão simplesmente o aceitando [no setor de emergência].[26]

As pesquisas dizem o que provavelmente nós todos já sabemos por trabalharmos em outras organizações. Nos sentimos e desempenhamos melhor o trabalho onde há bons sistemas internos de comunicação, onde nos sentimos apoiados pela administração, onde há oportunidades para o desenvolvimento profissional e onde os líderes são competentes.[27] Por outro lado, ambientes onde a norma é uma carga de trabalho excessiva, longas horas de trabalho, fadiga, interações emocionais intensas, restrição da autonomia e constantes mudanças estruturais e organizacionais levam a maior risco de *burnout*.[28] Em um ensaio clássico (mais tarde incluído em seu livro *Narcissistic process and corporate decay*, New York University, 1990), Howard Schwartz distingue entre dois tipos diferentes de organizações: mecanismo de relógio (sem sobressaltos, cooperativa, pouca ansiedade) ou ninho de cobras (tudo se desmanchando, altos níveis de ansiedade, pouco prazer ou alegria no trabalho).[29] As organizações com mais características do tipo "ninho de cobras" têm mais chances de criar os riscos para o *burnout*. Isso significa que ambientes com problemas de financiamento, com falta de funcionários, e aqueles que demandam alta produtividade a qualquer custo colocam a equipe em alto risco.

Em nível populacional, as intervenções mais importantes devem ser a abordagem dos estressores no local de trabalho, incluindo a pressão do trabalho, os recursos (tempo, pessoal e dinheiro) e a criação de oportunidades para o trabalho em equipe. Em uma escala maior, isso significa corrigir fatores externos, como exigências regulatórias, influências políticas e pressões da mídia, o que contribui para o sofrimento crônico no local de trabalho.[30] Tratar o *burnout* como uma crise de saúde pública pode significar o uso das mesmas estratégias de prevenção de qualquer outra ameaça à saúde pública. Isso incluiria:

Prevenção primária (visa prevenir que o problema surja). Isso deve envolver, em grande medida, a modificação do ambiente de trabalho dos médicos, especialmente a redução do contato direto com os pacientes. Não é necessário oferecer mais treinamento em resiliência para os médicos, mas, sim, abordar problemas no ambiente em que trabalham. Assim como os proprietários das minas têm a responsabilidade de garantir um ambiente seguro para os mineradores, aqueles que empregam médicos também têm a responsabilidade de criar um local de trabalho

Não é necessário oferecer mais treinamento em resiliência para os médicos, mas, sim, abordar problemas no ambiente em que trabalham.

física e psicologicamente seguro. Uma mina de carvão perigosa não fica menos perigosa se os mineiros forem ensinados a relaxar! As principais causas do *burnout* incluem a carga de trabalho excessiva, o estresse crônico no trabalho e a falta de controle sobre o trabalho diário. Trata-se de um problema da organização dos cuidados de saúde como um todo, enraizado em questões relacionadas ao ambiente de trabalho e à cultura organizacional.[31]

Prevenção secundária (visa reduzir o impacto de estressores ambientais ou individuais). Isso pode incluir a abordagem da resiliência, o oferecimento de períodos de descanso para os médicos, a melhora dos sistemas na organização para liberar tempo para pensar, oferecer trabalho em equipe, melhorar os períodos de descanso e assim por diante.

Prevenção terciária (visa tratar as pessoas com *burnout*). Trata-se de melhorar a qualidade de vida e reduzir o impacto do *burnout* sobre o indivíduo. Isso significa oferecer acesso fácil a serviços confidenciais e uma cultura em que seja aceitável alguém admitir que chegou ao limite, bem como oportunidades para descansar.

Nenhuma medida para evitar o *burnout* será efetiva a menos que se busque obter ambientes de trabalho mais positivos, e as estratégias dirigidas a indivíduos terão benefícios limitados.

Criei um mnemônico curto e fácil para me ajudar a lembrar do que é necessário:

B: *Balance* (equilíbrio) entre trabalho e diversão.
U: *Understand* (compreensão) de minhas limitações – não sou um super-herói.
R: Reconhecer, prevenir e tratar o *burnout* em mim mesmo e em minha equipe.
N: Nutrir a próxima geração – trazer de volta a diversão ao trabalho.
T: Trabalho em equipe – descansar, brincar e refletir juntos.

Por fim, o *burnout* pode ser o gatilho para a mudança e o crescimento pessoal. A experiência do *burnout* sempre envolve dor e sofrimento, mas isso pode forçar a pessoa, como no meu caso, a rever suas prioridades, aprender e estar mais atenta às próprias vulnerabilidades. Tive sorte, pois meus simpáticos e progressivos parceiros e as oportunidades fora do consultório significaram que eu pudesse me afastar por um tempo para retornar quando estivesse pronta e reestruturar minha vida profissional para revigorar meu *self* psicológico. Modifiquei minhas práticas de trabalho, especialmente reduzindo o tempo gasto no trabalho clínico presencial. Minha experiência de *burnout* levou a crescimento, mudança e novos desafios que me sustentaram nos anos que se seguiram.

CONCLUSÃO

O *burnout* é onipresente entre todos os profissionais de saúde. Ele realmente deve ser considerado não como "se", mas "quando" o profissional apresentará *burnout*. Conforme discuti neste capítulo, qualquer pessoa que trabalhe tão próxima ao sofrimento acabará ficando incapaz de oferecer mais de si aos pacientes. Isso não significa que eu esteja sugerindo que nada possa ser feito para reduzir seu impacto ou abordar os antecedentes óbvios (em especial a intensidade do contato direto com os pacientes). É importante que aqueles que determinam as políticas permitam que os clínicos recarreguem suas baterias emocionais e projetem práticas de trabalho seguras (como turnos mais curtos, limites para atendimento direto aos pacientes, oportunidades para a prática reflexiva e assim por diante).

REFERÊNCIAS

1. Ahola K, Hakanen J. Job strain, burnout, and depressive symptoms: a pro- spective study among dentists. *J Affect Disord* 2007;**104**:103–10.
2. Leiter MP, Hakanen J, Toppinen-Tanner S, *et al*. Changes in burnout: a 12- year cohort study on organizational predictors and health outcomes. *J Organizat Behav* 2013;**34**:959–73.
3. Freudenberger H. Staff burn-out. *J Soc Issues* 1974;**30**(1):159–65.
4. Schaufeli W. Burnout. In: *Stress in Health Professionals*. Firth-Cozens J, Payne RL (eds). Chichester: John Wiley, 1999, p. 17.
5. Burn-out an 'occupational phenomenon': International Classification of Diseases [Internet]. World Health Organization. 2019 [citação em 18 de janeiro de 2020]. Disponível em: www.who.int/mental_health/evidence/burn-out/en.
6. Maslach C. Burnout: a multidimensional perspective. In: Schaufeli WB, Maslach C, Marek T (eds). *Professional Burnout: Recent Developments in Theory and Research*. Washington: Taylor & Francis, 1993. Disponível em: www.statisticssolutions.com/maslach-burnout-inventory-mbi.
7. Pines A, Aronson E. Career burn out. In: Pines A, Aronson E (eds). *Causes and Cures*. New York: Free Press, 1989, pp. 10–11.
8. Gerada C. Using groups in leadership: bringing practice into theory. In: Thornton C (ed). *The Art and Science of Working Together*. London & New York: Routledge, 2019, pp. 87–96.
9. Holmes EG, Connolly A, Putnam KT *et al*. Taking care of our own: a multispecialty study of resident and program director perspectives on contributors to burnout and potential interventions. *Acad Psychiatry* 2017;**41**:159–66.
10. Thommasen H, Lavanchy M, Connelly I, Berkowitz J, Grzybowski S. Mental health, job satisfaction, and intention to relocate. Opinions of physicians in rural British Columbia. *Can Fam Physician* 2001;**47**:737–44.
11. Kane L. Medscape National Physician Burnout, Depression & Suicide Report 2019 [Internet]. Medscape. 2019 [citação em 18 de Janeiro de 2020]. Disponível em: www.medscape.com/slideshow/2019-lifestyle-burnout-depression- 6011056?faf=1#1.
12. Imo U. Burnout and psychiatric morbidity among doctors in the UK: a sys- tematic literature review of prevalence and associated factors. *B J Psych Bull* 2017;**41**(4):197–204. PMCID: PMC5537573 doi: 10.1192/pb.bp.116.054247 PMID: 28811913.
13. General Medical Council. The state of medical education and training in the UK 2019, p. 30. Disponível em: www.gmc-uk.org/-/media/documents/somep-2019---full-report_pdf-81131156.pdf?la=en&hash=B80CB05CE8596 E6D2386E89CBC3FDB60BFAAE3CF.

14. Soler JK, Yaman H, Esteva M, *et al.* Burnout in European family doctors: The EGPRN study. *Fam Pract* 2008;**25**:245–65. doi: 10.1093/fampra/cmn038.
15. Shanafelt TD, Boone S, Tan L, *et al.* Burnout and satisfaction with work-life balance among US physicians relative to the general US population. *Arch Intern Med* 2012;**172**:1377–85.
16. Shanafelt TD, Hasan O, Dyrbye LN, *et al.* Changes in burnout and satisfaction with work-life balance in physicians and the general US working population between 2011 and 2014. *Mayo Clin Proc* 2015;**90**:1600–13. doi: 10.1016/j.mayocp.2015.08.023.
17. Shanafelt T, West C, Sinsky C, *et al.* Changes in burnout and satisfaction with work-life integration in physicians and the general US working population between 2011 and 2017. *Mayo Clin Proc* 2019;**94**(9):1681–94.
18. McKinley N, McCain RS, Convie L, *et al.* Resilience, burnout and coping mechanisms in UK doctors: a cross-sectional study. *BMJ Open* 2020;**10**:e031765. doi:10.1136/bmjopen-2019-031765 https://bmjopen. bmj.com/content/bmjopen/10/1/e031765.full.pdf.
19. Leiter MP, Maslach C. Six areas of worklife: a model of the organizational con- text of burnout. *J Health Hum Serv Admin* 1999;**21**(4):472–89.
20. West C, Dyrbye L, Erwin P, Shanafelt T. Interventions to prevent and reduce physician burnout: a systematic review and meta-analysis. *Lancet* 2016;**388**(10057):2272–81.
21. Shanafelt T, Raymond M, Kosty M, *et al.* Satisfaction with work-life balance and the career and retirement plans of US oncologists. *J Clin Oncol* 2014;**32**(11):1127–35.
22. Halbesleben JRB, Rathert C. Linking physician burnout and patient outcomes: exploring the dyadic relationship between physicians and patients. *Health Care Manage Rev* 2008;**33**:29–39.
23. Shanafelt T, Balch C, Bechamps G, *et al.* Burnout and medical errors among American surgeons. *Ann Surg* 2010;**251**(6):995–1000.
24. Salyers M, Bonfils K, Luther L, *et al.* The relationship between professional burnout and quality and safety in healthcare: a meta-analysis. *J Gen Int Med* 2016;**32**(4):475–82.
25. Bakker AB, LeBlanc PM, Schaufeli WB. Burnout contagion among intensive care nurses. *J Adv Nurs* 2005;**51**:276–87.
26. Community research. Adapting, coping, compromising research. Disponível em: www.gmc-uk.org/-/media/documents/adapting-coping-compromising- research-report-79702793.pdf.
27. Wiskow C, Albreht T, de Pietro C. How to create an attractive and supportive working environment for health professionals. WHO; Copenhagen, Denmark, 2010, pp. 1–37. Disponível em: www.euro.who.int/data/assets/pdf_file/0018/124416/e94293.pdf.
28. Wallace JE, Lemaire JB, Ghali WA. Physician wellness: a missing quality indicator. *Lancet* 2009;**374**:1714–21. doi: 10.1016/S0140-6736(09)61424-0.
29. Schwartz HS. (1987). The clockwork or the snakepit: an essay on the meaning of teaching organizational behavior. *Organiz Behav Teach Rev* 1987;**11**(2), 19–26. Disponível em: https://doi.org/10.1177/105256298701100202.
30. Kumar S. Burnout and doctors: prevalence, prevention and intervention. *Healthcare* 2016;**4**:37. doi:10.3390/healthcare4030037.
31. Maslach C, Leiter M. Understanding the burnout experience: recent research and its implications for psychiatry. *World Psychiatry* 2016;**15**:103–11. Disponível em: www.ncbi.nlm.nih.gov/pmc/articles/PMC4911781.

CAPÍTULO 13

SUICÍDIO EM MÉDICOS E SUAS SEQUELAS

Clare Gerada

INTRODUÇÃO

Durante vários anos, liderei um grupo do qual ninguém gostaria de participar: um grupo de pessoas enlutadas após a morte de um médico por suicídio. Os membros se encontravam a cada 2 meses. Eles vinham de toda a Inglaterra, com idades variando entre 20 e mais de 70 anos. Pais, mães, irmãs, irmãos, esposas e esposos. Exceto por todos terem sido médicos, os mortos diferiam em idade, gênero, estado conjugal, anos de formado, especialidade, modo de suicídio e por terem deixado ou não uma carta de suicídio. Alguns tinham doença mental subjacente, muitos não tinham. Alguns pareciam ter decidido se matar como ato impulsivo, outros pareciam ter feito planos meticulosos, e outros, ainda, pareciam ter ensaiado o ato, tendo parado um pouco antes do ato final. Sim, há similaridades. Duas famílias compartilham o mesmo (incomum) sobrenome; dois dos falecidos tinham o mesmo primeiro nome; dois morreram no mesmo dia; e outros dois escolheram se matar da mesma maneira. Aquela rede de comunicação inconsciente que conecta o passado, o presente e até mesmo o futuro dos médicos entrou em ação. Eu queria organizar esse grupo há algum tempo. Como chefe do meu serviço há muitos anos, eu tinha sido procurada por muitos parentes enlutados pedindo ajuda. Fiz contato entre algumas famílias e percebi que isso as ajudava um pouco a não se sentirem sós. A experiência do luto é uma sensação avassaladora de surpresa e choque por descobrir que seus entes amados, que os familiares imaginavam conhecer tão bem, poderiam se matar. Essa batalha pela compreensão continua durante anos. Sua dor aumenta pela culpa por achar que poderiam ter feito mais para impedir sua morte. Essa culpa é intensificada se o enlutado também é um profissional de saúde (o que é muito comum) e pelo sentimento de ter falhado como médico e como familiar ou amigo. Esses familiares me ensinaram muito sobre o suicídio, e é disso que falo neste capítulo.

SUICÍDIO EM MÉDICOS

O suicídio é um evento raro, e, assim, é difícil tentar fazer comparações entre diferentes grupos ocupacionais, idades, gêneros ou outros fatores, com exceção de longos períodos ou de grandes populações. Estima-se que nos Estados Unidos morra um médico por dia por suicídio[1], e tem-se relatado que a taxa global de suicídio é maior do que a maioria dos outros grupos profissionais e maior do que em uma população pareada pela idade.[2,3] O risco relativo de suicídio para médicos tem sido variavelmente estimado como de 1,1 a 3,4 para homens e de 2,5 a 5,7 para mulheres em comparação com a população geral, e de 1,5 a 3,8 para homens e de 3,7 a 4,5 para mulheres em comparação com outros profissionais.[4–7] Números mais recentes do Reino Unido (2011-2015) sugerem que os médicos homens têm um risco significativamente menor de suicídio (taxa de mortalidade padronizada [TMP] = 63) e as médicas têm risco aumentado (TMP = 124).[8] Uma metanálise publicada em 2020 novamente confirmou a maior taxa de suicídio entre as mulheres médicas em comparação com os homens médicos, embora a taxa tivesse diminuído ao longo do tempo em ambos os grupos.[9]

Em um estudo baseado na Dinamarca, concluiu-se que os médicos tinham risco de suicídio maior do que qualquer uma das 55 ocupações incluídas na análise, com o risco aumentado mesmo quando se consideravam outros fatores demográficos.[10] O risco de suicídio variava de 2,73 para médicos para 0,44 para outros grupos profissionais. Grande parte, mas não tudo, do risco excessivo em médicos e enfermeiros se devia ao uso aumentado de autointoxicação. A ocupação tem pouca associação com suicídio entre pessoas que sofrem de alguma doença psiquiátrica, com exceção dos médicos, nos quais o excesso de risco é de 3,62.

Os médicos são um grupo de risco para suicídio, com as mulheres especialmente em risco, com quase o dobro daquele da população geral.

Uma metanálise conduzida em 2019 mais uma vez confirmou que os médicos são um grupo de risco para suicídio, com as mulheres especialmente em risco, com quase o dobro daquele da população geral.[11] A taxa de suicídio em médicos diminuiu ao longo do tempo, especialmente na Europa. Um estudo do Reino Unido conduziu uma "*autópsia psicológica*" de médicos na ativa que tinham morrido por suicídio na Inglaterra e no País de Gales entre janeiro de 1991 e dezembro de 1993.[12] Durante esse período, houve 56 mortes por suicídio. As 38 dessas mortes em que o médico estava ainda na ativa ou aposentado há muito pouco tempo, ou ainda tinha a possibilidade de retornar à medicina após uma ausência temporária, formaram a amostra do estudo. Os casos incluíram 28 homens e 10 mulheres. A idade variava entre 23 e 71 anos, com 14 apresentando menos de 35 anos. Três médicos tinham se formado em outros países. Em relação aos meios usados na morte, a autointoxicação foi mais comum que a lesão autoinduzida (74% vs. 29%). Um médico usou ambos os métodos. Os fármacos mais comumente usados para a autointoxicação foram os analgésicos opioides obtidos no trabalho. Os três anestesistas na amostra tinham usado agentes anestésicos intravenosos. A maioria das mortes pareceu ter sido planejada. Dois terços dos médicos tinham deixado uma nota de suicídio. Um terço dos médicos já tinham comunicado verbalmente a intenção de suicídio antes de sua morte, principalmente na semana anterior. O estudo concluiu que havia doença psiquiátrica em 25 dos médicos no momento de suas mortes. Depressão e abuso de drogas eram os diagnósticos mais comuns. Oito deles tinham diagnósticos primários ou secundários de abuso de álcool e/ou drogas, todos com vários anos de duração. Como a maioria das pessoas com doença psiquiátrica não se mata, é provável que a doença mental isoladamente seja um fator de risco, e não a causa do suicídio.

Embora os médicos que se matam tenham mais chances de usar a intoxicação[13,14] em relação aos outros métodos, fico impressionada com os métodos violentos que os médicos usam para se matar e os lugares onde escolhem desempenhar o drama de sua morte. Não é incomum que os médicos morram onde tenham sido "feridos", em estacionamentos de hospitais, em salas de plantão, em seu próprio consultório ou em sua antiga faculdade de medicina. Isso aumenta a complexidade do luto para aqueles que ficam.

O suicídio em médicos não é uma preocupação recente. Uma publicação no *BMJ* em 1964 mostrou que, entre 1949 e 1953, tinha havido 61 suicídios entre homens médicos com idade de 25 a 64 anos e outros 13 entre médicos mais velhos.[15] Não havia dados sobre mulheres médicas, embora as esposas dos médicos também mostrassem risco aumentado de suicídio em comparação com outras esposas. Naquela época, mais de 1 a cada 50 médicos tiravam a própria vida, e cerca de 6% de todas as mortes entre médicos se davam por suicídio (a mesma taxa do câncer de pulmão). Anestesistas, clínicos gerais (GPs, do inglês *general practitioners*) e psiquiatras pareciam estar associados a um maior risco, uma tendência que ainda continua. Esse artigo também citava um artigo de 1903 em que o UK Registrar General (equivalente ao General Medical Council [GMC]) demonstrava preocupação com a elevada taxa de suicídios na profissão médica.

CORRELAÇÃO E CAUSALIDADE PARA O SUICÍDIO

O suicídio resulta de um complexo conjunto de eventos, embora haja alguns fatores de risco que aumentam a probabilidade de alguém se matar. A Organização Mundial da Saúde classificou esses fatores em diferentes grupos, e os médicos compartilham muitos desses fatores de risco:[16]

Sociedade

- Dificuldades no acesso ou para receber os cuidados.[17]
- Acesso aos meios para o suicídio.[18]
- Relatos inadequados na mídia.
- Estigma associado com doença mental, abuso de substâncias e comportamento suicida, o que impede que as pessoas procurem ajuda.

Comunidade

- Pobreza.
- Experiências de trauma e abuso.
- Experiências de desastres, guerras e conflitos.
- Experiências de discriminação.

Relacionamentos

- Isolamento e falta de suporte social.
- Rompimento de relacionamentos.
- Perdas ou conflitos.

Indivíduo

- Tentativas prévias de suicídio.
- Comportamentos de automutilação.
- Saúde mental ruim.
- Abuso de drogas e álcool.
- Perdas financeiras.
- Dor crônica.
- História familiar de suicídio.

Doença mental

A doença mental aumenta o risco de suicídio,[19-22] especialmente as condições como o transtorno bipolar, a esquizofrenia e o abuso de substâncias. Em meu serviço, entre 14 mortes por suicídio, 9 tinham doença mental preexistente, mais comumente o transtorno bipolar e o abuso de substâncias. A maioria dos indivíduos com doença mental não se mata, e a maioria das pessoas que se mata não tem doença mental preexistente.

Eventos vitais

Eventos vitais são comuns. É impossível evitá-los, e os eventos como a mudança para uma nova casa, o divórcio, as doenças e assim por diante contribuem para a patogênese da doença mental. Os médicos devem mudar com frequência devido a rotações no treinamento e progressão da carreira. A mudança não apenas rompe as redes sociais, como também aumenta o risco de os médicos se sentirem isolados e incapazes de saber quando devem buscar ajuda e suporte.

Ser mulher

A incidência de suicídio é maior nas mulheres médicas em relação a outras mulheres da população geral, e as taxas de suicídio são mais ou menos as mesmas para médicos homens ou mulheres. O pesquisador Keith Hawton e colaboradores especularam que as taxas de suicídio de mulheres médicas diminuiriam à medida que mais mulheres entrassem na profissão médica, postulando que as taxas maiores talvez estivessem relacionadas ao isolamento das mulheres em uma atividade dominada pelos homens.[23] Infelizmente, desde que o artigo foi escrito, em 2001, as taxas não diminuíram. As mulheres que trabalham em medicina enfrentam problemas adicionais, incluindo barreiras que dificultam seu avanço na carreira e seus papéis adicionais nos lares.[24-26]

Acesso a drogas

As análises do risco de suicídio por especialidades são um pouco limitadas devido ao número relativamente pequeno de mortes na maior parte das categorias. Porém, muitos estudos encontram um maior risco em anestesistas e em psiquiatras e um menor risco em pediatras. Isso se baseia no fato de anestesistas e também outros médicos, como aqueles que trabalham em cuidados intensivos ou emergências, terem fácil acesso a drogas potentes.

Impacto de processos disciplinares

O suicídio é um risco em particular para médicos que passam por qualquer investigação disciplinar. Isso não é novidade. Por exemplo, em 1976, o Oregon Board of Medical Examiners (equivalente ao GMC) estava desconfortável com a elevada taxa de suicídio entre médicos que passavam por supervisão regulatória. Em um período de 13 meses, 8 de 40 médicos envolvidos nesses processos se mataram. Todos os médicos tinham história prévia de doença mental grave e não diagnosticada, ou seja, de depressão, e não eram daquela cidade, tendendo a estar socialmente isolados.[27] Décadas depois, no Reino Unido, foram levantadas preocupações com as altas taxas de suicídio entre médicos que passavam por processos regulatórios. Um estudo independente foi solicitado pelo GMC para analisar as 28 mortes de médicos devido a suicídio (ou suspeita de suicídio) entre médicos que também estavam envolvidos em processos de capacidade para trabalho entre 2005 e 2013.[28] A revisão dos casos desses médicos mostrou que muitos sofriam de um transtorno mental não reconhecido ou tinham adição a drogas e/ou álcool. Outros fatores que costumam acompanhar essas condições também podem ter contribuído para suas mortes. Isso inclui rompimento de matrimônios, dificuldades financeiras e, em alguns casos, envolvimento com a polícia, além do estresse de ser investigado pelo GMC. Tom Bourne e colaboradores observaram o impacto das reclamações sobre a saúde mental e o risco de suicídio em médicos.[29] Os médicos que tinham recentemente recebido uma reclamação de qualquer tipo tinham 77% mais chances de sofrer de depressão moderada a grave em relação àqueles que nunca tinham recebido reclamações. Eles também tinham número aumentado de pensamentos suicidas, dificuldades de sono, problemas de relacionamentos e vários problemas de saúde física em comparação com os médicos que não passavam por processos de reclamações. Entre os médicos sem reclamações, cerca de 2,5% tinham pensamentos suicidas, o que aumentava para 9% naqueles com reclamação atual ou recente e para 13% naqueles com reclamação prévia. As reclamações mal-administradas costumam resultar em comportamentos disfuncionais, como a incapacidade de declarar todos os eventos, a culpa de si e dos outros e as discussões, o que pode contribuir para que os médicos se matem. Mesmo queixas triviais podem ter um impacto importante sobre os médicos, podendo representar um poderoso desencadeante de doença mental e até mesmo suicídio.

Emma, recém-formada, tinha 27 anos quando saiu do consultório no final da manhã, foi para casa, escreveu uma nota de suicídio para seus pais, tomou uma overdose *maciça e se matou. Emma havia apresentado uma história de doença mental no passado, mas ela estava bem e não havia nada que previsse o que ela estava planejando fazer. Retrospectivamente, tinha sido uma reclamação trivial que provavelmente não daria em nada. Mas ela confessou a um amigo que se sentia humilhada e envergonhada e que tinha falhado como médica. Ela ruminou a reclamação e amplificou seu impacto.*

Emma não recebeu apoio, pois era substituta na época, e seu hospital não oferecia aos médicos que não estavam em treinamento o mesmo acesso aos supervisores educacionais que os alunos recebiam.

Em meu próprio serviço, ao longo de 9 anos (2008 a 2017), 21 médicos que eram ou tinham sido pacientes morreram. Entre os pacientes, o GMC está envolvido em cerca de 10% dos casos, em comparação com 50% dos pacientes que morreram de causas não naturais (suicídios ou "acidentes" que eram provavelmente suicídios, como cair de uma janela, autoimolação, infusão de opioides).

Embora correlação não signifique causalidade, estar sob processos regulatórios ou disciplinares ou ter uma reclamação formal aumenta o risco de doença mental em médicos. Isso não se deve apenas à própria reclamação ou ao encaminhamento, mas à sua natureza protraída. Uma reclamação grave pode demorar anos para passar pelos vários processos, não sendo incomum haver muitos riscos envolvidos.[30] O processo pode durar anos, exacerbando qualquer doença mental preexistente, além de ser um importante precipitador de novas doenças mentais.

Uma reclamação grave pode demorar anos para passar pelos vários processos, não sendo incomum haver muitos riscos envolvidos.

Para alguns médicos, o medo da transgressão de quaisquer condições do GMC também pode ser um risco para o suicídio. Por exemplo, em 2015 um GP recém-formado que tinha sido escolhido o "Trainee GP of the Year", James Halcrow, enforcou-se. A investigação mostrou que ele temia perder o registro médico devido às suas recaídas com o álcool, uma vez que as condições estabelecidas pelo GMC ditavam que ele deveria se abster de álcool.

POR QUE OS MÉDICOS SE MATAM?

Ninguém compreende realmente por que alguém escolhe a morte em vez da vida; nem os parentes em meu grupo, nem os especialistas e, imagino, nem os parentes de outras 800 mil pessoas ao redor do mundo[15] e mais de 6 mil pessoas no Reino Unido[31] que morrem anualmente por suicídio. Nossa falta de compreensão coletiva é compartilhada por alguns dos maiores filósofos da história, pois, ao longo dos tempos, o suicídio tem sido o assunto de estudo de religiosos, poetas e filósofos, além de médicos e políticos. O escritor francês e laureado com o prêmio Nobel Albert

Camus contemplou a questão do suicídio em um de seus melhores trabalhos, *O mito de Sísifo*. O capítulo final do livro diz:

> Existe apenas um problema filosófico realmente importante, e este é o suicídio. Julgar se a vida vale ou não a pena ser vivida significa responder à questão fundamental da filosofia.[32]

Camus está sugerindo que se alguém julgar a importância de um problema filosófico por suas consequências, então escolher entre a vida e a morte é a questão importante a ser considerada. Camus usa a figura mitológica de Sísifo para compreender o porquê de alguém se matar. Sísifo era famoso por sua esperteza e escapou duas vezes da morte. Isso levou Zeus a sentenciá-lo a rolar um pedregulho morro acima até vê-lo cair novamente, repetindo essa ação por toda a eternidade. O que interessava Camus era o estado mental de Sísifo no momento em que a pedra escapava dele no topo da montanha. Camus postula que, à medida que Sísifo desce a montanha, livre da carga por alguns instantes, ele é feliz. Quando Sísifo reconhece a futilidade de sua tarefa e a certeza de seu destino, ele é libertado para perceber o absurdo de sua situação e para alcançar um estado de aceitação satisfeita. Camus nos diz que "a batalha em si... é suficiente para preencher o coração de um homem. Deve-se imaginar Sísifo como um homem feliz".[32] Sísifo está acima de seu destino precisamente porque o aceitou. O instinto de viver supera de longe nosso desejo de morrer, e, por meio do que Camus chama de "*ato de ilusão*", evitamos as consequências de uma vida que de outro modo seria insignificante.

Camus escreveu ensaios filosóficos para tentar compreender por que alguém escolhe a morte. Outros também tentaram abordar essa questão sob uma perspectiva profissional e pessoal. A psiquiatra Rachel Gibbons esclarece alguns antecedentes que podem levar alguém a se matar. Ela examinou 39 registros de mortes de legistas em casos de suicídio.[33] Seu exame das observações a levou a postular uma via para o suicídio. Iniciando com uma predisposição individual (p. ex., poucos laços familiares precoces, doença mental ou transtornos de personalidade graves preexistentes), o ato final do suicídio é geralmente precedido por dois eventos de perda. O primeiro costuma ser uma perda significativa, como um luto, desemprego ou o rompimento de uma relação. O segundo desencadeante pode ser algo tão banal como ter um paciente extra ao final da lista ou uma consulta ruim. Esse segundo evento desencadeante serve para fornecer uma "permissão para agir", a prova final de que a vida não vale a pena. Então, o indivíduo entra em um estado dissociativo e delirante, com sua mente psicótica lutando contra sua mente racional em um estado intensamente ambivalente para evitar a morte. Essa ambivalência é bem ilustrada pelas cenas gravadas que mostram pessoas caminhando para cima e para baixo em pontes, ou olhando fixamente para o local escolhido para sua morte durante horas, aparentemente lutando consigo mesmas para decidir se cometem o ato final. O tempo entre os dois eventos pode ser de horas, semanas ou até mesmo anos, e durante esse intervalo o indivíduo entra no que Gibbons chama de estado "pré-suicida". Campbell e Hale definem isso como um estado de cisão em que o indivíduo:

> é influenciado, em graus variados, por uma fantasia suicida que reflete a relação de seu *self* com seu corpo e um outro. A fantasia pode ou não se tornar consciente, mas, no momento da execução, ela tem o poder de uma convicção delirante e uma realidade distorcida. A fantasia de suicídio é a força que move a pessoa. Matar o corpo confirma a fantasia.[34]

O psiquiatra norte-americano Michael Myers, o qual escreve sobre seu trabalho com médicos suicidas, *Why physicians die by suicide*, fala sobre o ato do suicídio ser um fenômeno complexo envolvendo a "convergência de genes, psicologia e estressores psicossociais que se juntam em uma tempestade perfeita, embora terrível".[35]

Em meu serviço, tivemos médicos que se mataram. Quando recebemos a ligação para avisar do fato, algumas vezes não ficamos surpresos. Mas, em outras vezes, ficamos total e absolutamente chocados, por não ter havido nenhum alerta (ou nada que pudéssemos, mesmo retrospectivamente, ter identificado). Aprendemos que o ato final pode parecer impulsivo e inesperado ou, de modo inverso, um evento bem-planejado, premeditado e, algumas vezes, até ensaiado. Isso explica por que é tão difícil predizer o suicídio, pois algumas vezes nem a própria pessoa sabe que está para se matar, muito menos quem está próximo a ela ou os profissionais de saúde.

> *Philippa era uma GP recém-formada que tinha planos para encontrar amigos naquela noite e sua irmã no fim de semana. Ela tinha se inscrito para um curso na semana seguinte. Ao final de uma tarde de quarta-feira no consultório, ela parou em uma ferragem e comprou a corda que usaria para se matar. Sua morte chocou todos próximos a ela, pois não havia nada em seu comportamento que sugerisse o que ela estava planejando. Olhando para trás, sua mãe tinha morrido 18 meses antes; ela era particularmente próxima à sua mãe e sentia imensamente sua falta. Nas últimas semanas, ela parecia cansada e um pouco mal-humorada no trabalho, mas nada além disso. Seu diário pessoal, encontrado após a morte, mostrou que ela vinha ruminando há semanas a ideia de não ser suficientemente boa como médica, filha e, agora, como parceira de consultório. Ela escreveu sobre a futilidade do trabalho e a infinita necessidade de cuidados. Ela tinha se queixado ao administrador do consultório sobre a carga de trabalho, e, na manhã do dia em que se matou, ela teve uma discussão com o parceiro mais velho sobre sempre ter que fazer as visitas domiciliares extras.*

Após a morte de sua esposa Louise, Gary Marson começou a descobrir seus planos pré-suicidas meticulosos. Ela tinha deixado para ele uma carta de despedida, conforme Gary escreve:

> minuciosamente preparada em seu computador, pois uma cópia impressa tende a ser levada pela polícia, com seus anéis de casamento e de noivado e alguns papéis sobre questões financeiras.

Porém, apesar de seu planejamento, seus escritos e *e-mails* para amigos nos dias imediatamente anteriores à sua morte ilustravam a intensa ambivalência descrita anteriormente. Louise tinha rabiscado seus pensamentos em vários pedaços de papel e enviado *e-mails* para si mesma em vários momentos no último dia. Alguns deles indicavam que ela estava planejando viver, outros que ela estava planejando morrer. Parecia que ela tinha abandonado uma tentativa anterior no mesmo dia, já que restos de passagens de trem foram encontrados em seus bolsos após sua morte, além de uma carta para as autoridades ferroviárias se desculpando por suas ações (ela se matou mais tarde em casa naquele mesmo dia).

Eu incito qualquer pessoa interessada em descobrir por que as pessoas se matam a lerem o livro de Gary, *Just carry on breathing: a year surviving suicide and widowhood*,[36] não apenas porque ele explica da maneira mais crua a dor que se segue ao suicídio de uma pessoa amada, mas porque ele escreve sob a perspectiva de Louise. A voz dela pode ser ouvida no livro todo. Ele usa as anotações e palavras dela para tentar compreender o porquê de uma mulher casada e talentosa, bem-sucedida, fisicamente saudável e muito amada voluntariamente desistir de tudo, aparentemente por causa de um punhado de dias extremamente difíceis. Em seu livro, Gary aborda não apenas os motivos dela, mas, mais do que isso, o método escolhido por ela.

PREVENINDO O SUICÍDIO

Prevenir o muito raro evento de um suicídio por meio da identificação de quem irá finalizar o ato suicida e de quem apenas expressa pensamentos suicidas é algo extremamente difícil, se não impossível.

Pensamentos suicidas são comuns. Contudo, ter esses pensamentos não significa que uma pessoa irá se matar.[37] Os pensamentos suicidas podem variar desde ideias fugazes como o devaneio "*E se...*" até os planos suicidas estrategicamente premeditados. A literatura sobre pensamentos suicidas não diferencia entre esses dois extremos. Ter pensamentos suicidas também não necessariamente significa que o indivíduo está em um estado "pré-suicida". A habilidade de um profissional de saúde é tentar determinar a profundidade do desejo de morrer. Perguntar ao indivíduo "*você pretende se matar?*" raramente ajuda e não é um método confiável para determinar a real intenção suicida. Captar a intensidade das fantasias suicidas é dificultado pelos sentimentos de culpa e vergonha e pela necessidade de que o indivíduo proteja o suicídio como meio de escapar. Além disso, muitos médicos sabem como dar a resposta certa para mascarar seus verdadeiros sentimentos.

Fico surpresa com o quanto são comuns os pensamentos suicidas em médicos[38,39] e me pergunto se eles servem a um propósito de defesa, talvez contra a onipotência ou o narcisismo. Eles também poderiam atuar como um recipiente para os eventos dolorosos; em vez de ruminar as perdas, o sofrimento e as falhas no trabalho, eles são redirecionados para pensamentos suicidas. Acredito que isso ajude os médicos em seu processo de luto. É claro que há uma sobreposição entre suicídio e pensamentos suicidas (todos que já se mataram tiveram pensamentos suicidas). Porém, a imensa maioria das pessoas que têm pensamentos suicidas não se mata.

O uso de pensamentos suicidas como ferramenta de triagem para suicídio é pouco útil. Uma revisão sistemática da avaliação do risco de suicídio concluiu que a esmagadora maioria das pessoas que poderiam ser vistas como de alto risco para suicídio não se matava, e cerca da metade de todos os suicídios ocorreram entre pessoas de "baixo risco".[40] Outros pesquisadores encontraram resultados semelhantes ao revisarem questionários que visavam predizer o alto risco de suicídio; nenhum era clinicamente útil.[41] Isso não significa que não possamos tentar identificar quem pode estar mais em risco. Campbell e Hale identificaram sinais de perigo em seu livro sobre suicídio, *Working in the dark*.[34] Eles agruparam os riscos entre aqueles associados com: comportamento passado, por exemplo, uma tentativa de suicídio prévia ou história familiar de suicídio; situação de vida atual, como uma recente falha ou perda; e aqueles ligados à transferência – isto é, como a pessoa aparece na consulta (retraída, isolada, entregue). Em minha experiência clínica, preocupo-me quando os pensamentos suicidas estão constantemente presentes, quando eles se tornam uma parte pervasiva dos pensamentos diários da pessoa ou até mesmo quando entram em sonhos. É melhor perguntar ao paciente não apenas "você tem pensamentos suicidas?", mas "**conte-me sobre** seus pensamentos suicidas".

Mesmo com todo o tempo, as ferramentas e os tratamentos possíveis, e mesmo com o encarceramento permanente e observação por 24 horas, se um indivíduo estiver determinado a se matar, ele encontrará uma maneira. Acredito que a única maneira real de reduzir o número de pessoas que se matam é garantir que falemos sobre suicídio, que o assunto seja debatido abertamente na esperança de que as pessoas que estão seriamente considerando isso como opção possam buscar ajuda.

A segunda estratégia para prevenção de suicídio é garantir que haja serviços de fácil acesso, incluindo telefones para crises e substituições de emergência para aquelas pessoas que só pensam em morrer. Felizmente, em meu serviço, temos uma linha de mensagens de texto para crises disponível 24 horas por dia (www.practitionerhealth.nhs.uk). Os Samaritanos também oferecem um ouvido amigo para quem necessita (www.samaritans.org).

Nem todo mundo que se mata tem um problema mental, mas alguns têm, e, dessa forma, para os médicos é importante haver acesso a serviços confidenciais disponíveis para oferecer ajuda confidencial sem medo de sanções. Remover ou abordar alguns dos óbvios antecedentes do suicídio (o que acredito que o GMC esteja fazendo) também pode impedir alguém de ficar tão sofrido a ponto de querer morrer. Pequenas coisas podem empurrar alguém além do limite, e a remoção desses pequenos riscos pode significar a diferença entre a vida e a morte. A única intervenção que não funciona e que pode até piorar as coisas é o treinamento mandatório nesse momento da prevenção do suicídio. Falar sobre suicídio é importante, mas isso significa falar *com* a pessoa e não *para a* pessoa.

Falar sobre suicídio é importante, mas isso significa falar* com *a pessoa e não* para *a pessoa.

As soluções para o suicídio devem ser multidimensionais. Elas exigem alterar, quando possível, os antecedentes sociais do suicídio (para os médicos, isso significa abordar a cultura da culpa, o aumento de reclamações, a inspeção e as pressões no local de trabalho), reduzir as pressões enfrentadas pelos indivíduos, apoiando-os quando necessário, reduzir o impacto de eventos vitais negativos inevitáveis, além de restringir o acesso aos meios para tirar a própria vida (como drogas perigosas). Isso não diz respeito apenas aos profissionais de saúde, sendo responsabilidade de todo o sistema – educadores, reguladores e legisladores.

CONSEQUÊNCIAS DO SUICÍDIO

Não há muito que se possa fazer para preparar alguém para a morte por suicídio de um ente querido. Cada morte deixa quem fica com muitas questões não respondidas e não respondíveis, além da angústia de perder quem se ama. Suicídio e tentativas de suicídio podem ter efeitos duradouros sobre os indivíduos, suas redes sociais e comunidades. Como médicos, quando perdemos pacientes podemos nos sentir culpados, tristes, temerosos e envergonhados, o que é seguido por pensamentos depressivos, paranoides e de culpa. Os familiares acreditam que contribuíram para a morte de seu ente querido.

O impacto da morte por suicídio vai muito além do círculo dos amigos íntimos e familiares. Em uma conferência para profissionais de saúde a que compareci, em 2018, pedi para uma audiência de 400 pessoas levantarem a mão se soubessem de algum colega que tinha morrido por suicídio. Quase todas as mãos foram levantadas. De maneira mais científica, os anestesistas foram convidados a participar de uma pesquisa *on-line*; quase 40% já tinham experimentado a morte de um colega por esses meios.[42]

Conforme citado antes, o suicídio é um evento raro, mas tem efeitos psicológicos profundos e duradouros naqueles que ficam. O estigma do suicídio é profundo. Antigamente, ele era considerado como um evento criminoso, daí o termo "cometer" suicídio. Mesmo hoje, expressões como "*a fuga dos covardes*" ou "*ato egoísta*" são usadas para descrever aqueles que se matam. Os que sobrevivem a uma tentativa podem ser descritos como "*simuladores*" ou "*buscadores de atenção*". Diferentemente de um luto normal, o luto após o suicídio é marcado pelo que o pesquisador norte-americano William Feigelman[43] chama de "*um muro de silêncio*"; uma ausência de cuidado ou interesse, ou uma torrente de conselhos inoportunos e estranhos de amigos ou parentes. O enlutado costuma desenvolver sintomas de transtorno de estresse pós-traumático, reexaminando o evento e apresentando altas taxas de doença mental e de suicídio.[44] Eles estão propensos a sentimentos de culpa e desvalia, sentindo-se responsáveis pelo ato do ente querido. Afinal, como puderam "permitir" que seu parente, amigo ou colega morresse dessa maneira? Essa sensação é especialmente prevalente se o enlutado também é da profissão médica.[45] Os sobreviventes de suicídio formam um grupo altamente estigmatizado.[46] Na Idade Média, era negado um enterro na igreja para a família no caso de um suicida; os parentes do falecido geralmente tinham que se desfazer da propriedade da família para quitar os débitos com a igreja, sendo posteriormente evitados pelos outros moradores do local. A desaprovação social continua até hoje.

Feigelman comparou o estigma após a morte de crianças por trauma (assassinato ou suicídio) ou por morte natural, concluindo que os pais do primeiro grupo experimentavam níveis significativamente maiores de estigma, rejeição e evitação pelos outros.[43] Ainda mais importante, o estudo também mostrou que, mesmo após controlar o tempo desde a morte, a estigmatização estava associada a dificuldades no luto, depressão e pensamento suicida.

O luto é uma experiência solitária, mais ainda após um suicídio. Ele ganha complexidade se os enlutados após o suicídio de um médico trabalham no mesmo sistema de saúde que seu amigo, colega ou parente morto. Todas as partes (morto e sobreviventes) podem ter uma relação pessoal e profissional com os serviços locais. Isso dificulta que se localize a responsabilidade, em especial se o líder médico também for um colega ou amigo próximo. Dito isso, é incrível como muitos enlutados canalizam seu sofrimento para a criatividade – ajudando a evitar que outros passem por situações semelhantes.[47]

Costumo ser questionada por organizações que experimentaram o suicídio de um membro da equipe sobre o que devem fazer após o ocorrido. Meu primeiro conselho é óbvio: **reconhecer que o suicídio de um colega terá impacto significativo sobre a saúde psicológica da organização**. A reação emocional será especialmente forte quando se acreditar que o suicídio está conectado a questões de trabalho. Como em qualquer luto, os sentimentos individuais das pessoas irão variar, mas a imensa maioria será de culpa e tristeza. As pessoas em posição de autoridade, como administradores, supervisores, equipe de recursos humanos e diretores médicos, costumam sentir a responsabilidade e temem ser culpados pela morte. Sempre que possível, e dentro dos limites de confidencialidade, os médicos mais experientes podem ajudar a desfazer boatos e desinformações oferecendo informações acuradas, idealmente apresentadas à equipe toda, além de permitir que a equipe faça perguntas. Programar um ou mais eventos de reflexão liderados por experientes facilitadores de grupos e envolver o máximo possível a equipe também pode ser muito útil. Permitir que os colegas se sintam mais próximos ao comparecerem aos funerais e serviços memoriais pode ajudar na cura, da mesma forma que a organização de um tributo no local de trabalho. As pessoas mais afetadas em uma organização não são necessariamente aquelas mais próximas ao colega que morreu. O simples fato de que alguém morreu por suicídio pode reabrir feridas antigas ou acrescentar mais um estressor aos já existentes. Para a maioria das pessoas, pode ser suficiente simplesmente escutar e dar espaço para falar, sofrer e estar entre os que se sentem da mesma forma e prestam cuidados. Porém, para uma minoria, a dor, a culpa ou a vergonha podem ser prolongadas; em alguns, isso pode levar à depressão ou à raiva em relação às pessoas em posição de autoridade. Essa minoria pode exigir ajuda adicional. Os administradores mais experientes têm papel fundamental para lidar com as consequências do suicídio de um colega. Compaixão, bondade e uma política de portas abertas para oferecer um espaço para falar ajudarão muito a equipe a superar a perda de um colega.

CONCLUSÃO

É importante lembrar que a imensa maioria dos médicos não se mata. A maioria dos médicos prospera em seu ambiente de trabalho. Porém, cada morte é uma tragédia que tem repercussões em todo o sistema, com o risco de contágio subsequente. No futuro, precisaremos recuperar a moral dos médicos. Isso significará a abordagem de muitos problemas sistêmicos que estão criando infelicidade: acabar com a cultura de dar nome, culpar e envergonhar; permitir que os médicos mantenham um equilíbrio adequado entre trabalho e vida social; e não ignorar as necessidades básicas da equipe que dá tudo de si pelos pacientes. Precisamos restaurar a autoestima coletiva dos médicos por meio da criação de uma cultura em que suas habilidades possam florescer. Precisamos garantir que os médicos tenham acesso a intervenções precoces e serviços de apoio confidenciais.[48] Por fim, precisamos garantir que toda a equipe de saúde receba a mesma compaixão que eles, corretamente, devem dar a seus pacientes.

REFERÊNCIAS

1. Center C, Davis M, Detre T, *et al.* Confronting depression and suicide in physicians. A consensus statement. *JAMA* 2003;**289**(23):3161–6.
2. Council on Scientific Affairs. Results and implications of the AMA-APA Physician Mortality Project. Stage II. *JAMA* 1987;**257**(21):2949–53.
3. Pitts FN, Schuller AB, Rich CL, Pitts AF. Suicide among U.S. women physicians, 1967–1972. *Am J Psychiatry* 1979;**136**(5):694–6.
4. Milner A, Maheen H, Bismark M, Spittal M. Suicide by health professionals: a retrospective mortality study in Australia, 2001–2012. *Med J Aust* 2016;**205**(6):260–5.
5. Schernhammer ES, Colditz GA. Suicide rates among physicians: a quantitative and gender assessment (meta-analysis). *Am J Psychiatry* 2004;**161**:2295–2302.
6. Lindeman S, Laara E, Hakko H, Lonnqvist J. A systematic review on gender- specific suicide mortality in medical doctors. *Br J Psychiatry* 1996;**168**:274–9.
7. Hawton K, Agerbo E, Simkin S, *et al.* Risk of suicide in medical and related occupational groups: a national study based on Danish case population- based registers. *J Affect Disord* 2011;**134**:320–6.
8. Windsor-Shellard B, Gunnell D. Occupation-specific suicide risk in England: 2011–2015. *Br J Psychiatry* 2019;**215**:594–9.
9. Duarte D, El-Hagrassy MM, Couto TCE, Gurgel W, Fregni F, Correa H. Male and female physician suicidality: a systematic review and meta- analysis. *JAMA Psychiatry* Published online 4 March 2020. doi:10.1001/jamapsychiatry.2020.0011.
10. Agerbo E, Gunnell D, Bonde JP, Mortensen PB, Nordentoft M. Suicide and occupation: the impact of socio-economic, demographic and psychiatric differences. *Psychol Med* 2007;**37**(8):1131–40.

11. Dutheil F, Aubert C, Pereira B, *et al.* Suicide among physicians and health- care workers: a systematic review and meta-analysis (05/30/2019 20:47:04). Disponível em SSRN: https://ssrn.com/abstract=3397193.
12. Hawton K, Malmber A, Simkin S. Suicide in doctors a psychological autopsy study. *J Psychosom Res* 2004;**57**:1–4.
13. Kolves K, De Leo D. Suicide in medical doctors and nurses: an analysis of the Queensland Suicide Register. *J Nerv Ment Dis* 2013;**201**:987–90.
14. Skegg K, Firth H, Gray A, Cox B. Suicide by occupation: does access to means increase the risk? *Aust NZ J Psychiatry* 2010;**44**:429–34.
15. Suicide among doctors. *BMJ* 1964;**5386**:789–90. Disponível em: www.ncbi. nlm.nih. gov/pmc/articles/PMC1815019/pdf/brmedj02621-0011.pdf.
16. World Health Organization. Preventing suicide: a global imperative [Internet]. 2014. Disponível em: www.who.int/mental_health/suicide-prevention/world_ report_2014/en.
17. Gerada C. Doctors, suicide and mental illness. *BJPsych Bull* 2018;**42**(4):165–8.
18. Department of Health. (2009). Mental health and ill health in doctors. Disponível em: www.em-online.com/download/medical_article/36516_DH_ 083090[1].pdf.
19. Beghi M, Rosenbaum J, Cerri C, Cornaggia CM. Risk factors for fatal and nonfatal repetition of suicide attempts: a literature review. *Neuropsychiatr Dis Treat* 2013;**9**:1725–35.
20. Chesney E, Goodwin G, Fazel S. Risks of all-cause and suicide mortality in mental disorders: a meta-review. *World Psychiatry* 2014;**13**(2):153–60.
21. Hawton K, Zahl D, Weatherall R. Suicide following deliberate self-harm: long--term follow-up of patients who presented to a general hospital. *Br J Psychiatry* 2003;**182**(6):537–42.
22. Brådvik L. Suicide risk and mental disorders. *Int J Environ Res Pub Health* 2018;**15**(9):2028.
23. Hawton K, Clements A, Sakarovitch C. Suicide in doctors: a study of risk according to gender, seniority and specialty in medical practitioners in England and Wales, 1979–1995. *J Epidemiol Community Health* 2001;**55**(5): 296–300.
24. Antoniou ASG, Davidson MJ, Cooper CL. Occupational stress, job satisfaction and health state in male and female junior hospital doctors in Greece. *J Manag Psychology* 2003;**18**(6):592–621.
25. Riska E. Towards gender balance: but will women physicians have an impact on medicine? *Social Sci Med* 2001;**52**(2):179–87.
26. Boulis A, Jacobs J. *The Changing Face of Medicine: Women Doctors and the Evolution of Health Care in America*. Ithaca: Cornell University Press, 2008.
27. Crawshaw R, Bruce JA, Eraker PL, Marvin G, Lindermann JE, Schmidt DE. An epidemic of suicide among physicians on probation. *JAMA* 1980;**243**(19):1915–17. doi:10.1001/jama.1980.03300450029016 https://jamanetwork.com/journals/jama/article-abstract/369845.
28. Horsfall S, General Medical Council. Doctors who commit suicide while under GMC fitness to practise investigation: Internal review [Internet]. 2014. Disponível em: www. gmc-uk.org/-/media/documents/Internal_review_ into_suicide_in_FTP_processes. pdf_59088696.pdf.
29. Bourne T, Wynants L, Peters M, *et al.* The impact of complaints procedures on the welfare, health and clinical practise of 7926 doctors in the UK: a cross- sectional survey. *BMJ Open* 2015;**5**(1):e006687.

30. Williams S. Multiple jeopardy. *Medical Protection Society: Casebook* 2009;**17**(3):8–10.
31. Office for National Statistics. Suicides in the UK: 2018 registrations [Internet]. 2018. Disponível em: www.ons.gov.uk/peoplepopulationandcommunity/birthsdeathsandmarriages/deaths/bulletins/suicidesintheunitedkingdom/2018registrations.
32. Camus A. *The Myth of Sisyphus*. 1942. Disponível em: https://postarchive. files.wordpress.com/2015/03/myth-of-sisyphus-and-other-essays-the-albert- camus.pdf.
33. Gibbons R, Brand F, Carbonnier A, Croft A. Effects of patient suicide on psychiatrists: survey of experiences and support required. *BJPsych Bull* 2019;**43**(5):236–41. Disponível em: http://bit.ly/2R1TsCE [open access].
34. [Cited in] Campbell D, Hale R. *Working in the Dark*. Abingdon: Routledge, 2017, p. 43.
35. Myers M. *Why Physicians Die by Suicide: Lessons Learned from Their Families and Others Who Cared*, 1st edn. Myers, 2017.
36. Mason G. *Just Carry on Breathing: A Year Surviving Suicide and Widowhood*. Oakamoor: Dark River, 2016.
37. Anderson P. Doctors' suicide rate highest of any profession [Internet]. WebMD. 2018 [cited 10 November 2019]. Disponível em: www.webmd.com/mental-health/news/20180508/doctors-suicide-rate-highest-of-any-profession#1.
38. Beyond Blue. National Mental Health Survey of Doctors and Medical Students [Internet]. 2013. Disponível em: www.beyondblue.org.au/docs/default-source/research-project-files/bl1132- report- - - nmhdmss- full- report_web.
39. Shanafelt T, Balch CM, Dybre L. Special Report: Suicidal ideation among American Surgeons. *Arch Surg* 2011;**146**(1):54.
40. Large M, Ryan C, Carter G, Kapur N. Can we usefully stratify patients according to suicide risk? *BMJ* 2017;**359**:j4627.
41. Carter G, Milner A, McGill K, Pirkis J, Kapur N, Spittal M. Predicting suicidal behaviours using clinical instruments: systematic review and meta-analysis of positive predictive values for risk scales. *Br J Psychiatry* 2017;**210**(6): 387–95.
42. Yentis SM, Shinde S, Plunkett E, Mortimore A. Suicide amongst anaesthetists – an Association of Anaesthetists survey. *Anaesthesia* 2019;**74**(11):1365–73. doi: 10.1111/anae.14727. Epub 2019 Jul 2.
43. Feigelman W, Gorman Bd, Jaonr J. Stigmatization and suicide bereavement. *Death Studies* 2009;**33**(7):591–608.
44. Farberow NL. (1991). Adult survivors after suicide: Research problems and needs. In: Leenaars AA (ed). *Life-Span Perspectives of Suicides: Timelines in the Suicide Process*. New York: Plenum Press, 1991, pp. 259–79.
45. Bailley SE, Kral MJ, Dunham K. (1999). Suicide survivors do grieve differ- ently: empirical support for a commonsense proposition. *Suicide and Life- Threatening Behavior* 1999;**29**:256–71.
46. Cvinar J. Do suicide survivors suffer social stigma? A review of the literature. *Perspect Psychiatr Care* 2005;**41**:14–21.
47. Gerada C, Griffiths F. Groups for the dead. *Group Analysis* 2019. Disponível em: https://doi.org/10.1177/0533316419881609.
48. Brooks S, Gerada C, Chalder T. Review of literature on the mental health of doctors: are specialist services needed? *J Ment Health* 2011;**1**:1–11.

CAPÍTULO 14

TRANSTORNO BIPOLAR E OUTROS ESTADOS PSICÓTICOS

Clare Gerada

INTRODUÇÃO

Embora a maioria dos médicos que procuram meu serviço tenha os problemas mais comuns (especialmente ansiedade e/ou depressão), um pequeno número deles tem outros problemas mentais, como transtorno bipolar, transtornos psicóticos e transtornos da personalidade.

TRANSTORNO BIPOLAR (TB)

Os indivíduos com transtorno bipolar (TB) apresentam períodos de depressão (geralmente sentindo-se muito tristes e letárgicos) intercalados com mania, quando se sentem alegres e hiperativos (a forma menos extrema de mania é conhecida como hipomania).[1] Cada episódio pode durar muitos dias, semanas ou até mais tempo. As fases alegres e tristes do TB podem ser tão extremas a ponto de interferirem na vida diária. O TB é uma doença crônica e vitalícia. O padrão de remissão e recaída é variável. Os períodos livres de sintomas tendem a ficar mais curtos à medida que o tempo passa e os episódios depressivos ficam mais frequentes e duradouros. O risco de recorrência é de 50% em 1 ano, 75% em 4 anos e 10% depois disso.[2]

Há um elevado risco vitalício de suicídio em pacientes com TB; 25 a 56% têm pelo menos uma tentativa de suicídio durante a vida, e 15 a 19% morrem na tentativa.[3,4] Isso significa que é importante que os pacientes estejam envolvidos com bons serviços terapêuticos, sensíveis às suas necessidades, além de haver sistemas de suporte para ajudar a reconhecer as recaídas.

Não há estudos definitivos sobre a prevalência de TB em médicos. É provável que ela seja menor que na população geral (a qual é de 0,4 a 2%),[5] considerando que a medicina é muito extenuante e, assim, provavelmente descarta pessoas com problemas mentais graves na seleção.

Ao longo dos últimos 10 anos, um pouco mais de 100 médicos em meu serviço apresentou a doença, o que representa cerca de 2,5% de todos os médicos registrados nesse período. A proporção entre os gêneros é de 1:1. A média de idade é um pouco acima dos 40 anos. Entre nossos pacientes com TB, 10% também apresentam abuso de álcool ou drogas e 6%, uma doença mental adicional (como o transtorno obsessivo grave, transtornos alimentares e outros problemas mentais). Entre os médicos com TB, cerca de 25% são psiquiatras, 33% são clínicos gerais (GPs, do inglês *general practitioners*) e o restante contém uma mistura de todas as especialidades.

Eu (erroneamente) presumia que um diagnóstico de TB excluiria os médicos de poderem trabalhar na profissão médica.

Antes de eu começar a trabalhar com médicos, eu (erroneamente) presumia que um diagnóstico de TB excluiria os médicos de poderem trabalhar na profissão médica. É claro que eu não deveria me surpreender, pois, afinal de contas, o que levou meu serviço a ser estabelecido foi a morte de uma psiquiatra com TB, Daksha Emson, a qual cito ao longo deste livro. Ela tinha uma doença grave recorrente, a qual necessitou de várias internações hospitalares. Contudo, ela ainda conseguia trabalhar e, antes de sua morte, era uma médica respeitada e altamente proficiente. Embora nunca saibamos ao certo, é provável que, se ela tivesse recebido tratamento para sua recaída, ela pudesse ter continuado trabalhando após sua licença-maternidade.

Há poucos relatos pessoais escritos por médicos com TB, e muitos têm medo de falar abertamente sobre o que é visto como uma condição estigmatizante. Uma paciente me disse que seria um suicídio da carreira se ela tornasse pública a sua doença. A GP Wendy Potts se matou. Ela recebeu uma reclamação de um paciente após escrever em um *blog* sobre sua experiência de viver com o TB.[6] O psiquiatra Ahmed Hankir escreve e fala abertamente sobre sua experiência e escreve no Twitter sob o nome de usuário @ahmedhankir. Ele conduziu uma revisão de narrativas em primeira pessoa de indivíduos com doença mental grave e usou sua experiência como pano de fundo para seu artigo.[7] Ele adoeceu pela primeira vez enquanto era estudante de medicina. Apesar de sentir que estava muito doente, ele era relutante em buscar ajuda e escreve:

> recusava buscar tratamento psiquiátrico por medo de estar sendo ingrato por tudo o que a vida me deu.
>
> Uma bela fase de mania apareceu... a consequência disso é invariavelmente a melancolia... Comecei a afundar nas profundidades de uma doença depressiva, uma depressão assustadora demais para descrever.

Ele acabou recebendo tratamento, gradualmente se recuperou (embora tenha experimentado a condição de situação de rua e de isolamento social enquanto isso), retomou os estudos com vigor renovado e se formou na faculdade de medicina. Em 2013, ele recebeu o prêmio Foundation Doctor of the Year do Royal College of Psychiatrists. Ele atualmente trabalha como psiquiatra e utiliza sua experiência para tentar reduzir o estigma associado com a doença mental na profissão médica.

Ao longo deste livro, discuti o quanto é difícil para os médicos se tornarem pacientes, geralmente chegando tarde para os cuidados. Esse é especialmente o caso de médicos com TB. Mesmo quando tentam buscar cuidados, sua condição pode ser erroneamente diagnosticada. Um estudo retrospectivo de médicos com TB mostrou que demorava 10 anos até que o diagnóstico fosse feito,[8] de maneira semelhante a outros pacientes, em que 3 a 22% recebiam diagnósticos errados.[9] O indivíduo costuma ouvir que ele tem depressão recorrente, ou talvez transtorno da personalidade *borderline*. Porém, no caso dos médicos, o estigma em relação a doenças mentais graves é tão forte que tanto o médico que trata quanto o paciente-médico têm um interesse em dar interpretações alternativas em vez do óbvio. Esse conluio é facilitado porque os médicos conseguem "mascarar" seus sintomas, especialmente ao direcionar sua hiperatividade para trabalhar mais, ficar até mais tarde no trabalho, fazer plantões extras e ter aparência de normalidade.

Seus colegas não notaram a mudança no humor, embora seus pacientes notassem.

Claire Polkinghorn, uma psiquiatra, escreveu sobre sua experiência com o TB.[10] Mesmo estando muito doente, ela tentou lidar com a doença mostrando uma face valente e trabalhando duro. Seus colegas não notaram a mudança no humor, embora seus pacientes notassem. Os pensamentos depressivos podem aparecer na negatividade de fundo que parece estar sempre presente no serviço de saúde. Ruminações de culpa podem levar os médicos a se culparem de maneira inapropriada por problemas no trabalho e pelos outros aceitarem suas explicações como um bode expiatório fácil. Não é incomum que os médicos usem seus episódios maníacos para adiantar o serviço, se sentirem criativos e instilar esperança na organização com seu otimismo contagioso. Porém, esses médicos estão doentes, em geral não dormem e se sentem intensamente fatigados. Quando testadas, suas "ideias", embora tenham um fundo de verdade, parecem delirantes quando examinadas a fundo. Uma GP escreveu de forma anônima sobre sua experiência, em *On madness: a personal account of rapid cycling bipolar disorder*,[11] e descreveu como se sentia irritável e intensamente ansiosa, atribuindo esses sintomas ao estresse do trabalho. Em determinado momento, ela se sentiu tão mal que decidiu que o melhor a fazer era bater o carro contra o reservado central da rodovia (não chegou a fazê-lo).

A ajuda para médicos com TB deve envolver a anamnese cuidadosa, a coleta de informações do histórico do paciente, o envolvimento de pessoas significativas para o paciente na avaliação e a coleta cuidadosa de dados de episódios prévios para fazer um diagnóstico acurado em qualquer indivíduo. Isso demora, e tempo é algo que costuma faltar nos agitados serviços de saúde pública. Isso pode explicar a elevada taxa de diagnósticos errados. A apresentação tardia costuma dever-se a uma mistura de estigma internalizado, medo e negação. Este foi o caso da psiquiatra norte-americana Kay Redfield Jamison. Ela escreveu um relato autobiográfico de sua doença em *Uma mente inquieta* (*An unquiet mind*). Kay apresentou anos de oscilações do humor, episódios de depressão grave com euforia e pensamentos suicidas (e fez uma grave tentativa de tirar a própria vida). Ela também tinha episódios maníacos. Foi apenas ao final de sua torrente de problemas mentais que ela, relutantemente, buscou a ajuda de um psiquiatra. Ela escreveu:

> Eu não estava apenas muito doente quando marquei a primeira consulta, estava apavorada e profundamente constrangida. Eu não tinha escolha.[12]

Ela descreve sua experiência de ser avaliada como uma experiência positiva e como ela conseguiu renunciar ao seu papel de profissional e especialista (ela era especialista em TB) e se tornar paciente, embora ainda considerasse difícil o processo.

> Percebi que estava na extremidade receptora de uma anamnese e exame psiquiátricos muito abrangentes: as questões eram familiares, e eu as tinha feito a outros centenas de vezes, mas achei enervante ter que respondê-las, enervante não saber onde tudo isso ia acabar, e enervante perceber como era confuso ser uma paciente.

Claire Polkinghorn não encontrou alívio em ser uma paciente. Ela descreveu que era como estar em uma prisão de segurança máxima:

> Achei difícil ser uma paciente-médica. Eu costumava estar no controle, mas agora me sentia como prisioneira. Estava furiosa. Até mesmo tentei encomendar uma chave torx pela internet para abrir minha janela. Os pacientes compartilharam suas histórias de fugas prévias bem-sucedidas. Todos nos divertimos assistindo ao DVD *The Shawshank Redemption*.[10]

Citei o estigma anteriormente no capítulo, e este é um tema recorrente ao longo do livro, especialmente quando há doença mental grave. Polkinghorn descreveu, em seu relato pessoal, como ela experimentou o estigma:

> Eu tinha me tornado uma paciente psiquiátrica, e me constrange dizer que o estigma me fez sentir fisicamente doente. Sentia vergonha de estar "fraca" e odiava a ideia de que minhas informações pessoais e "falhas" iriam constar no banco de dados do National Health Service (NHS). Todos sabiam que eu estava deprimida. A maioria dos colegas era gentil e me apoiava, mas alguns me evitavam ou ficavam visivelmente desconfortáveis na minha presença. Cobrir um colega com câncer é definitivamente visto de maneira diferente. Acabar com o estigma da doença mental em médicos não será fácil – isto ainda é um tabu.[10]

O estigma causa danos e, no caso de Wendy e Daksha, contribuiu para suas mortes. O estigma também atrasa a busca de ajuda, leva os médicos a esconderem a gravidade de seus sintomas e dificulta a aceitação da doença.

Em relação ao tratamento e aos desfechos, eles são mistos. Kay Jamison tinha um psiquiatra que a atendia sempre que necessário, algumas vezes 2 a 3 vezes por semana, durante muitos anos. Ela conseguiu desenvolver uma relação próxima, continuada e profissional com esse médico. Ela escreve:

> Ele me acompanhou na loucura, desespero, casos de amor maravilhosos e terríveis... uma tentativa de suicídio quase fatal... e os enormes prazeres e agravamentos de minha vida profissional – em resumo, ele me acompanhou no início e fim de quase todos os aspectos de minha vida psicológica e emocional. Ele me tratou com respeito, um profissionalismo decisivo, inteligência e uma crença inabalável em minha capacidade de ficar bem, batalhar e fazer a diferença.[12]

Esse nível de continuidade e experiência é incomum (certamente em nosso serviço público). Os médicos frequentemente mudam de endereço devido a exigências do treinamento e, ao fazerem isso, podem ir para outra área de atuação durante o processo. Mesmo a mudança para o outro lado da rua pode significar que o médico mudou sua equipe de tratamento, necessitando de um novo encaminhamento para um novo serviço, o que pode demorar muito para se conseguir. Também não é incomum que meus pacientes sejam considerados como estando "bem demais" para serem acompanhados em serviços de saúde público congestionados, sendo orientados a retornarem quando sentirem que estão piorando, com a ilusão de que, por serem médicos, eles reconhecerão quando não estiverem bem e poderão se automanejar durante os intervalos.

Os médicos estão preocupados por acreditar que, se for descoberto que eles têm TB, não será permitido que trabalhem. Embora possa ser difícil manter um emprego regular, isso não é, de forma alguma, impossível. Com o tratamento, os médicos com TB podem – e a maioria em nosso serviço consegue – trabalhar, algumas vezes com a necessidade de ajustes razoáveis (p. ex., limites para a quantidade de plantões ou com carga horária reduzida). Embora apenas 38% dos médicos com TB que chegam a nós estejam trabalhando, ao final do tratamento esse número aumenta para 73%. Isso é muito mais do que na população geral, em que apenas 21% das pessoas com uma condição mental crônica (incluindo TB) estão empregadas.[13] Isso significa que os médicos voltam para o local de trabalho, fazendo aquilo para o que foram treinados e com um padrão elevado. Retornar para o trabalho exige bastante esforço pessoal, pois eles costumam enfrentar intensa negatividade e estigma.

Há três razões principais pelas quais os médicos com TB podem não conseguir trabalhar. A primeira é que sua doença (ou os efeitos colaterais do tratamento) é grave demais, com períodos insuficientes de descanso para permitir que permaneçam em um emprego consistente. O segundo é o estigma, com os empregadores supondo que eles não conseguem trabalhar e encontrando maneiras de não empregá-los ou de terminar um contrato preexistente. Sabemos de pacientes que, após contar aos empregadores que tinham TB, foram imediatamente orientados a tirar "licença médica", como se tivessem algum tipo de doença contagiosa. Isso é discriminação. Se, em vez disso, eles tivessem admitido um diagnóstico de câncer ou epilepsia, seriam tratados de maneira diferente. Se um médico está em tratamento e segue os conselhos médicos e, se necessário, alguns ajustes razoáveis são feitos no local de trabalho, não há razão para esses médicos não poderem trabalhar. Por fim, a razão pela qual um médico com TB não pode trabalhar é que o regulador pode considerar que não estão preparados para a prática. Uma área de preocupação para muitos pacientes é se devem informar o regulador sobre seu diagnóstico. Na verdade, isso depende da gravidade de sua doença, se estão envolvidos em tratamentos e se exigem altos níveis de monitoramento que só podem ser oferecidos por um regulador (ou, na América do Norte, um Physician Health Service). Em nosso serviço, embora a porcentagem daqueles com TB que têm envolvimento com reguladores seja alta (21%) em comparação com médicos com outras doenças mentais (15%), a grande maioria (79%) com TB ainda não tem nenhum envolvimento com reguladores.

Todos os relatos incluídos neste capítulo foram escritos por psiquiatras ou GPs. Isso provavelmente não é coincidência. Essas duas especialidades representam quase 60% de todos os médicos com TB em nosso serviço. É provável que estejam sobrerrepresentados entre os médicos com esse transtorno na profissão médica como um todo. Isso pode ocorrer porque os médicos dessas especialidades têm mais chance de contar sobre sua doença e procurar cuidados ou porque essas especialidades acomodam melhor os médicos com doença mental grave.

Esta visão pessoal é de uma cirurgiã. Ela exemplifica os problemas que os médicos com TB podem enfrentar no ambiente de trabalho. Alguns detalhes foram alterados, embora a essência da história permaneça, a qual ela consentiu em contar:

> *Enquanto crescia, eu achava que era normal querer morrer o tempo todo. Ninguém acreditava que eu me sentia assim, já que eu me treinei para ser alegre. Eu usei essa máscara durante a faculdade de medicina e, mais tarde, após a formatura. Após um período particular de tristeza, comecei a estocar comprimidos comprados em várias farmácias e contei ao meu marido como me sentia. Consultei meu GP, o qual me prescreveu antidepressivos. Após 4 semanas, experimentei uma grande alteração de humor – "os remédios funcionam", pensei. Senti-me cheia de energia, inteligente, linda e cheia das melhores ideias que já tinha tido. Acordava cedo e rabiscava em meu diário todas as minhas ideias brilhantes. Eu era sociável e muito comunicativa no trabalho. Meus colegas comentavam sobre minha risada alta no consultório (rir em consultórios é algo bem normal para mim, mas não de forma tão alta e incessante). Eu assumia compromissos e era extremamente desorganizada. Os antidepressivos tinham desencadeado a mania (é claro que eu não sabia disso). Minha mania era intercalada com dias em que mal podia sair da cama, chorando durante o caminho todo até o trabalho, e sentia vontade de jogar o carro para fora da estrada.*
>
> *O trabalho oferece rotina, e era lá que eu me sentia mais estável. Durante as fases maníacas, gastei muito dinheiro. Felizmente, minha natureza ditava que eu gastasse em coisas baratas, embora, mesmo com minhas compras limitadas a Amazon, Ikea, Costco e Aldi, conseguisse gastar 30 mil libras de minhas*

economias. Meu marido foi a primeira pessoa a dizer, "acho que você tem depressão maníaca". Reagi muito mal a isso e li Uma mente inquieta *e não me reconheci nas descrições. Por fim, concordei em voltar ao GP, o qual me encaminhou ao psiquiatra para confirmar o diagnóstico. Comecei o tratamento, tirei uma pequena licença e, ao receber a liberação do psiquiatra, retornei ao trabalho. Falei ao meu superior sobre o novo diagnóstico e programamos de falar com o setor de Saúde Ocupacional (4 semanas depois, pois ela estava de férias).*

No dia seguinte, o diretor me chamou em seu escritório. Ele me disse que deveria suspender imediatamente minhas atividades clínicas até que eu tivesse a consulta com a Saúde Ocupacional e, se eu não concordasse, iriam me suspender. Fui para casa absolutamente desesperada. Até aquele momento, eu não tinha percebido o quanto a minha identidade dependia de minha ocupação como cirurgiã. A rotina do trabalho que me mantinha estável tinha sido removida de minha vida. Senti-me humilhada e envergonhada. A palavra bipolar leva à estigmatização – como disse ao meu diretor, se eu tivesse uma perna quebrada, eles dariam um jeito de me deixar trabalhar. Meu humor continuou piorando apesar do suporte psicológico que eu estava pagando de forma privada para evitar ter que deixar rastros de minha doença mental nos registros do GP. Uma das minhas maiores preocupações era nunca mais ser levada a sério novamente, e minhas ideias imaginativas seriam descartadas como delírios de uma louca. Fui consultar com a médica da Saúde Ocupacional com meu marido, e ela concordou que eu deveria voltar ao trabalho.

A palavra bipolar leva à estigmatização – como disse ao meu diretor, se eu tivesse uma perna quebrada, eles dariam um jeito de me deixar trabalhar.

Eu já estava sem trabalhar há 6 semanas e, quando retornei, fui recebida com frieza, como se tivesse alguma doença contagiosa. Meu diretor me olhava e dizia, "você não parece ter doença mental, parece tão normal", outro brincava com meu nome (que se parece com a palavra "mad"). Olhando para trás, percebi quão ingênua eu fui em comunicar no local de trabalho aquelas informações com as quais eles não estavam aptos a lidar. Nunca tinha experimentado discriminação – aqui eu era uma asiática, uma mulher treinada em outro país (também mãe) e que conseguiu ser uma cirurgiã. Ainda assim, foi minha doença mental que causou problemas em meu ambiente de trabalho e com meus colegas. Queria que minha história tivesse um final feliz, mas este não é o caso, pois estou abandonando o NHS. Não consigo confiar que minhas informações serão mantidas em sigilo. Há muita gente que acredita que tem o direito de conhecer a minha saúde e acredito que estou sendo punida em vez de apoiada por ter uma doença, a qual, no final das contas, não foi criada por mim. Porém, não estou abandonando a cirurgia. Continuarei trabalhando no setor privado.

ESTADOS DELIRANTES PARANOIDES

Fiquei ainda mais surpresa ao ver médicos chegarem ao nosso serviço com psicose paranoide ainda não diagnosticada. Embora isso represente um pequeno número em comparação com a coorte total de médicos que buscam cuidados, ainda assim é surpreendente. Esses médicos estão doentes, ainda que estejam todos trabalhando. Eles apresentam crenças delirantes centradas em seu trabalho; as crenças (como ocorre em muitos delírios) têm um ar de autenticidade. Por exemplo, elas costumam envolver crenças de ser observado, inspecionado, monitorado (geralmente pela Care Quality Commission ou pelo General Medical Council [GMC]). Quase todos se formaram em outros países, e os delírios se misturam com a realidade; por exemplo, que são vítimas de racismo, que as pessoas querem pegá-los porque vieram de outros países. Não é incomum que o médico tenha levantado preocupações e informado sobre eventos que "descobriram" no local de trabalho. Quase todos os médicos em nosso serviço são substitutos ou de posições temporárias. Isso significa que, embora seu comportamento estranho tenha sido notado, o médico já mudou de novo antes que alguma medida tenha sido tomada. Mesmo quando esses médicos são avaliados pela Saúde Ocupacional ou atendidos pelo médico de família, o diagnóstico não é feito. É preciso tempo, confiança e experiência para identificar um transtorno psicótico crônico em pessoas altamente inteligentes e articuladas que dão explicações plausíveis para suas crenças.

Tivemos um pequeno número de médicos em nosso serviço com psicose relacionada a drogas, e isso sempre deve fazer parte do diagnóstico diferencial de qualquer médico com sintomas psicóticos.

CONCLUSÃO

O TB em médicos é incomum, mas existe. Como na população geral, o TB costuma ser erroneamente diagnosticado ou não chega a ser diagnosticado. Ele costuma ser mal manejado (especialmente em médicos, porque seu treinamento vai contra receber a continuidade de cuidados). Com o tratamento correto, os médicos com TB conseguem trabalhar, mesmo considerando a gravidade da condição, e sem exigir o envolvimento de reguladores.

REFERÊNCIAS

1. Fountoulakis K. *Bipolar Disorder*. Springer, 2015.
2. Geddes J, Miklowitz D. Treatment of bipolar disorder. *Lancet*. 2013;**381**(9878):1672–82.
3. Abreu LN, Lafer B, Baca-Garcia E, *et al.* Suicidal ideation and suicide attempts in bipolar disorder type I: an update for the clinician. *Rev Bras Psiquiatr* 2009;**31**(3):271-80. Epub 2009 Aug 7.
4. NHS. Help for suicidal thoughts [Internet]. nhs.uk. 2018 [cited 29 October 2019]. Disponível em: www.nhs.uk/Conditions/Suicide/Pages/Causes.aspx.

5. Merikangas KR, Jin R, He JP, *et al.* Prevalence and correlates of bipolar spec- trum disorder in the world mental health survey initiative. *Arch Gen Psychiatry* 2011;**68**(3):241–51. doi: 10.1001/archgenpsychiatry.2011.12.
6. www.theguardian.com/uk-news/2016/aug/26/gp-found-dead-after-being-suspended-over-bipolar-disorder-blog.
7. Hankir A, Zaman R. Jung's archetype, 'The Wounded Healer', mental illness in the medical profession and the role of the health humanities in psychiatry. *BMJ Case Rep* 2013;2013(jul12 1):bcr2013009990-bcr2013009990. www. ncbi.nlm.nih.gov/pmc/articles/PMC3736293.
8. Albuquerque J, Deshauer D, Fergusson D, Doucette S, MacWilliam C, Kaufmann I. Recurrence rates in Ontario physicians monitored for major depression and bipolar disorder. *Can J Psychiatry* 2009;**54**(11):777–82.
9. Smith DJ, Griffiths E, Kelly M, *et al.* Unrecognised bipolar disorder in pri- mary care patients with depression. *Br J Psychiatry* 2011;**199**(1):49–56. Epub 2011 Feb 3.
10. Polkinghorn C. Doctors Go Mad Too. Disponível em: www.rcpsych.ac.uk/docs/default-source/about- us/prizes- bursaries/morris- markowe- public- education-prize-2012-doctors-go-mad-too.pdf?sfvrsn=bedd75ee_2.
11. Anonymous. On madness: a personal account of rapid cycling bipolar dis- order. *Br J Gen Pract* 2006;56(530):726–8.
12. Redfield Jamison K. *An Unquiet Mind. A Memoir of Moods and Madness*. Picador, 2011.
13. Office for National Statistics. Social and Vital Statistics Division, Northern Ireland Statistics and Research Agency. Central Survey Unit. Quarterly Labour Force Survey, October–December, 2006 [Internet]. UK Data Service; 2014. Disponível em: http://doi.org/10.5255/UKDA-SN-5609-2.

CAPÍTULO 15

COVID-19 E DOENÇA MENTAL

Clare Gerada

Escrevi este livro antes que a pandemia de doença pelo coronavírus 2019 (covid-19, do inglês *coronavirus disease 2019*) virasse o mundo de cabeça para baixo e acrescentei este capítulo quando meu país alcançava o pico da primeira onda de infecções. Pandemias causam medo, e a covid-19 não é exceção. Elas representam a maior ameaça em nossa memória à saúde e ao bem-estar, à prosperidade da nação e à economia global. Semanas após a identificação da primeira pessoa infectada, em maior ou menor grau, todos os países impuseram novas regras para manter o vírus afastado: distanciamento social, isolamento, quarentenas, máscaras, fechamento de escolas, universidades, lojas, bibliotecas e assim por diante. Com exceção dos trabalhadores essenciais, fomos todos confinados em nossas casas, só podendo sair para fazer exercícios, comprar comida e receber cuidados médicos, com o objetivo de "achatar" a curva – em outras palavras, evitar um pico de pessoas gravemente doentes –, reduzindo a pressão sobre hospitais e serviços de cuidados intensivos.

Peguei covid-19 no início de março de 2020 durante uma conferência de psiquiatria em Nova York, nos Estados Unidos. Fiquei em um grande hotel próximo da Times Square e, embora a covid-19 fosse um problema (como não poderia sê-lo se naquela época a Itália e grandes áreas da China estavam em *lockdown*?), você nem perceberia, devido à ausência de precauções na cidade. Com exceção de alguns frascos de desinfetante para as mãos, Nova York ainda era o famoso lugar que vibrava 24 horas por dia. Logo após retornar para Londres, na Inglaterra, desenvolvi uma cefaleia violenta, febre, tosse e dores musculares. Fiquei na cama durante 4 dias, levantando apenas para ir ao banheiro. Mesmo a tentativa de erguer a cabeça para tomar água era um esforço comparável a uma maratona. Forcei-me a beber líquidos sabendo que o desenvolvimento de insuficiência renal aguda poderia levar a desfechos ruins. Mesmo após a melhora da febre, as dores nas pernas eram insuportáveis. Isso foi seguido por uma fadiga que fazia o mais simples esforço físico, como subir alguns degraus, me deixar exausta e precisando descansar. Minha doença durou cerca de 3 semanas, embora no início da terceira semana eu estivesse suficientemente recuperada para retornar ao trabalho e voltar a ajudar meus colegas a cuidar dos pacientes com covid-19 e, supondo minha imunidade, atender àqueles de maior risco. Não me surpreende que quisesse voltar ao trabalho, pois é um comportamento normal dos médicos (e de outros profissionais de saúde) querer ajudar – especialmente durante um terrível trauma ou tragédia. Os médicos, conforme descrevi neste livro, podem ter um senso exagerado de responsabilidade pessoal. Assim, quando seus pacientes são ameaçados por uma doença viral de disseminação rápida e assustadora, muitos desejam fazer tudo que estiver ao seu alcance para ajudar.

Porém, esse altruísmo pode colocar os profissionais em risco aumentado de se infectar ou de morrer.[1] Um caso de altruísmo em escala global ocorreu com um dos primeiros médicos a perder a vida para a covid-19, o denunciante Li Wenliang. Esse jovem médico chinês levantou preocupações em relação a uma nova doença, a qual lembrava a síndrome respiratória aguda grave (SARS, do inglês *severe acute respiratory syndrome*), que ficou conhecida como covid-19. Desde então, centenas de profissionais de saúde, incluindo médicos, morreram por covid-19 no mundo todo. Na China, estima-se que cerca de 4% das infecções por covid-19 tenham afetado os profissionais de saúde, com 5 mortes,[2] e, na Itália, esse número foi de 8%.[3] No Reino Unido, até o final de abril de 2020, 106 profissionais de saúde do National Health Service (NHS) tinham morrido por covid-19, 98 dos quais atendiam na linha de frente, e, em 89 casos, o indivíduo estava trabalhando durante a pandemia; 25 eram médicos.[4] Até junho de 2020, pelo menos 540 profissionais de saúde e do serviço social tinham morrido por covid-19 na Inglaterra e no País de Gales.[5]

Porém, o risco para os profissionais de saúde está além da parte física. A covid-19 também está afetando sua saúde psicológica, com o surgimento de padrões de resposta emocional à situação atual. Isso dificilmente chega a surpreender, considerando-se o tanto de dor e ansiedade que está sendo gerado devido à morte, à perda de liberdade, à tristeza e ao medo, à medida que o vírus faz suas vítimas. O nível de trauma, pesar, desesperança e, até certo ponto, desamparo é alto entre os médicos que procuram meu serviço. Uma médica chorou ao me contar que tinha visto mais mortes de pacientes no último mês do que em toda a sua carreira, com esses pacientes morrendo sozinhos sem seus entes queridos ao seu lado. Sem poder nem mesmo segurar a mão dos moribundos, ela se sentia devastada e se lembrava da diferença entre a morte de sua própria avó (quando a família estava toda reunida à volta do leito) e aqueles que agora morriam sozinhos em sua enfermaria. O que essa médica está experimentando é sofrimento moral, ou dano moral.

Embora não seja uma doença mental *per se*, o dano moral talvez seja o efeito psicológico mais prevalente da covid-19 e de outras pandemias. As pandemias colocam os profissionais de saúde em território desconhecido, o que causa grande sofrimento. Por exemplo, ter que tomar decisões impossíveis sobre vida e morte, como ter que escolher qual de dois pacientes igualmente doentes receberá os cuidados específicos, um deles não sobrevivendo devido à indisponibilidade de equipamentos; ou colocar as próprias necessidades à frente das do paciente (p. ex., não oferecer ressuscitação se não houver equipamento de proteção individual [EPI]).

O dano moral talvez seja o efeito psicológico mais prevalente da covid-19 e de outras pandemias.

O termo "dano moral" se originou no campo militar e pode ser transferível para a situação atual, mais ainda por eu estar vendo, pela primeira vez, em meus 40 anos de carreira, o exército em ambientes de cuidados de saúde ajudando a enfrentar a pandemia.

O dano moral não afeta apenas os indivíduos que estão trabalhando na chamada "linha de frente", mas também aqueles que podem achar que não estão envolvidos, que não estão em risco ou que não carregam o peso dos cuidados clínicos agudos. Vejamos o exemplo de Martin, um generalista que ficou alguns anos afastado dos cuidados clínicos para fazer pesquisas. Quando os médicos foram chamados para retornar ao trabalho, em vez de suas habilidades serem utilizadas nos cuidados intensivos, ele foi enviado para um *call center*, falando com as pessoas que tinham sido solicitadas a "se proteger". Ele ficou desolado, como um médico jovem, por não tomar o lugar de seus colegas mais velhos no setor de emergência e de cuidados agudos. Ou o caso de Maria, uma radiologista de uma unidade de trauma, que viu sua carga de trabalho ser reduzida em 90% quando a necessidade de exames para acidentes foi consideravelmente reduzida. Ambos me procuraram com intensos sentimentos de culpa por não fazerem o suficiente.

Junto com a culpa, outra emoção prevalente entre os médicos (e outros) é o pesar. O pesar é uma resposta emocional geralmente associada a uma única perda profunda, como a morte de um ente querido. Trata-se de uma das experiências psicológicas mais difíceis e universais. As emoções do pesar variam desde o choque e a negação até a raiva, a barganha, a tristeza e, por fim (para a maioria de nós), a aceitação. Durante essa jornada, não é incomum haver pensamentos depressivos e até mesmo suicidas. Durante a pandemia de covid-19, os médicos estão chegando ao meu serviço com pesar relacionado a múltiplas perdas: luto, perda de trabalho ou renda, redes de amigos, equipes de trabalho, a certeza e a previsibilidade da vida. Esse pesar pode ser insuportável, deixando os médicos sem o senso de âncora ou esperança. Esses sentimentos podem surgir subitamente, surpreendendo os médicos que tentam seguir com sua vida caótica e em constante mudança.[6]

Durante pandemias, a equipe de saúde trabalha sob extrema pressão em ambientes difíceis e, muitas vezes, não familiares. Eles também devem lutar contra sistemas imperfeitos. Por exemplo, as precauções de segurança, como a limpeza de equipamentos ou de superfícies, o manuseio de roupas e EPIs usados, a lavagem adequada das mãos e assim por diante, nem sempre aderem às mais estritas diretrizes de controle de infecções. Assim, a equipe de saúde pode se perceber vivendo em constante medo de se infectar, experimentando seu trabalho como traumatizante.

ESTIGMA

O estigma costuma ser uma característica da doença, como já foi discutido em vários capítulos deste livro. O estigma isola o indivíduo do restante da sociedade e impõe a ele a vergonha e a desolação. Ele costuma ser visto naqueles que sofrem de doença mental, embora também esteja presente quando a doença é misteriosa e, como no caso da covid-19, quando não tem tratamento conhecido (em junho de 2020). Ao longo da história, houve doenças que estigmatizaram o indivíduo infectado (como a hanseníase) ou populações inteiras, como a síndrome da imunodeficiência adquirida (Aids, do inglês *acquired immunodeficiency syndrome*), que estigmatizou os homossexuais, ou como a SARS e a covid-19, que estigmatizaram os chineses.

Em seu livro, *Doença como metáfora*, a escritora norte-americana Susan Sontag escreveu como, em uma era em que a premissa central da medicina é de que *todas* as doenças podem ser curadas, aquelas que não podem (tuberculose no século XIX, Aids no século XX e, pode-se argumentar, a covid-19 no século XXI) assustam muito. Sontag argumenta que qualquer doença que é tratada como um mistério e é intensamente temida será moralmente – ou literalmente – contagiosa. O indivíduo que sofre costuma sentir que a doença é vergonhosa (e, em consequência, o próprio indivíduo afetado) e aconteceu por falha sua. Isso ocorre por meio de um processo em que a doença se torna uma metáfora para os grandes temores da pessoa. Ela descreve que primeiramente os tópicos mais assustadores (corrupção, decadência, poluição, desvalia, fraqueza) são identificados e associados à doença. Então, a própria doença se torna uma metáfora e seu nome (ou seja, o uso do nome da própria doença como metáfora) e seus horrores são impostos em outras coisas.[7] As doenças infecciosas estão comumente associadas a estigma e têm mais chances de serem estigmatizadas quando a doença é considerada como uma falha do indivíduo ou quando a doença é considerada como degenerativa.[8] Este era certamente o caso da Aids durante as décadas de 1980 e 1990, quando se acreditava que as pessoas (fossem usuários de drogas intravenosas ou homens homossexuais) tivessem convidado a infecção. A Aids foi descrita por Jerry Falwell, um ex-senador republicano da Carolina do Norte, nos Estados Unidos, como o "julgamento de Deus" e "a retribuição divina para os homossexuais" por seu estilo de vida "pervertido".[9]

Qualquer doença que é tratada como um mistério e é intensamente temida será moralmente – ou literalmente – contagiosa.

Embora o vírus da imunodeficiência humana (HIV, do inglês *human immunodeficiency virus*) não especificamente acometa os médicos, mesmo assim as diretrizes regulatórias visaram os médicos e serviram para aumentar o estigma associado à doença nesse grupo profissional. Esse foi particularmente o caso em relação à revelação. Embora os médicos tenham direito à privacidade em relação à sua saúde, os pacientes também têm o direito de garantir que seus médicos não os coloquem em risco. Em alguns casos, há conflito entre os direitos dos pacientes e a privacidade dos médicos. Os médicos infectados com HIV até o final da década de 1990 tinham o dever de revelar sua infecção aos serviços de saúde, limitando ou cessando a sua prática. Se eles não procurassem o aconselhamento apropriado ou não tomassem as ações adequadas, isso poderia resultar em restrições ou na remoção de sua licença para a prática da medicina. O Reino Unido não era, de forma alguma, o único país a impor essas exigências e não surpreendentemente causou ocultação, sigilo e medo entre os profissionais que estavam sob risco ou que já tinham a doença.

Silêncio, vergonha e estigma também foram características da epidemia de ebola que afetou grandes regiões da África ocidental em 2014. A febre hemorrágica por ebola é uma das doenças mais virulentas conhecidas pelo homem, e também uma das mais assustadoras. A morte costuma ocorrer poucos dias após a primeira infecção, com os indivíduos morrendo por diarreia ou sangramento interno incontrolável. O peso da crise do ebola teve um impacto importante nos profissionais de saúde, e muitos foram infectados e morreram. Estes eram profissionais que trabalhavam em regiões do mundo (Libéria, Serra Leoa, Guiné) onde há uma escassez desesperadora de profissionais de saúde disponíveis. Um fator que contribuiu para a elevada taxa de infecção e morte entre profissionais de saúde foi seu comprometimento com o trabalho e para "tornar o paciente a sua principal preocupação". Com a escassez de testes e de EPIs, esses profissionais utilizaram o que tinham para seus pacientes em primeiro lugar, negligenciando suas próprias necessidades. Não surpreende que os profissionais de saúde tenham enfrentado uma pesada carga psicológica, pois tiveram que lidar com grandes números de pacientes infectados com o vírus, além da morte dos próprios colegas.

Estigma significa que os sobreviventes de ebola e os profissionais de saúde que trabalham com os doentes (ou aqueles que enterravam os mortos) eram rejeitados por amigos e familiares e, assim, não tinham uma fonte de apoio nos momentos de necessidade emocional. Aqueles que trabalharam com pacientes infectados com ebola enfrentaram numerosos desafios, desde logísticos, como a obtenção de EPIs suficientes, até o sofrimento emocional extremo de lidar com tanta doença e morte e ter que lidar com seus próprios medos e pesar. Os profissionais de saúde que responderam à crise de ebola se tornaram não apenas objeto de estigma, mas também de uma culpa não merecida pela disseminação da doença.[10]

Embora os problemas enfrentados pelas equipes de saúde durante a crise de ebola tenham sido acrescidos por uma infraestrutura e por sistemas de saúde inadequados, houve experiências semelhantes em países com mais recursos, incluindo o Reino Unido. Por exemplo, as equipes de saúde, em particular os enfermeiros que trabalharam durante a pandemia de covid-19, também sofreram abusos, violência, estigma e culpa. Houve incidentes relatados de equipes recebendo cuspes e agressões e sendo rotuladas de "disseminadores da doença" por pessoas que temiam o coronavírus.

Quando a gripe espanhola atingiu Nova York em 1918, houve relatos de que pacientes mantinham enfermeiros cativos em suas casas como forma de proteção dos habitantes amedrontados, já que na época os médicos e enfermeiros pareciam ser poupados pelo vírus da *influenza* (embora não por muito tempo).[11]

SAÚDE MENTAL

Felizmente, as pandemias são raras, e, assim, a literatura sobre seus danos psicológicos sobre a profissão médica é esparsa; quando ela existe, sugere que o impacto pode ser profundo, com estudos sugerindo que até metade dos profissionais de saúde experimentarão sintomas mentais significativos como consequência da pandemia, com mais de 10% apresentando problemas continuados.[12]

Os efeitos negativos experimentados pelos profissionais de saúde não são experimentados apenas por aqueles que podem estar se colocando em risco físico (como aqueles que trabalham em cuidados críticos ou intensivos), mas também são experimentados nos que trabalham em *call centers* ou linhas de aconselhamento e são expostos às histórias traumáticas dos interlocutores. Os efeitos psicológicos negativos incluem ansiedade, depressão e sintomas do transtorno de estresse pós-traumático (TEPT). Em maior ou menor grau, todas estas são características comuns de pessoas que enfrentam grandes epidemias de saúde, independentemente da doença específica, do período ou do local onde ela tenha ocorrido.[13]

A maioria dos estudos recentes sobre as reações emocionais surgiram após a SARS, que irrompeu na China em 2002. No início da década de 2000, surgia uma nova infecção chamada SARS. Sua ameaça só foi reconhecida quando um médico que trabalhava em um hospital francês no Vietnã, Dr. Carlos Urbani, chamou a atenção pela primeira vez para uma nova doença tipo *influenza*. Ele morreu em decorrência da infecção. A SARS se espalhou rapidamente para muitos países, principalmente no Sudeste Asiático, embora tenha chegado até Toronto, no Canadá. O impacto psicológico da SARS foi significativo, tanto na população geral como nos profissionais de saúde. Em geral, muitos pacientes, suas famílias e as equipes de saúde sofriam de sintomas imediatos e pós-traumáticos, de ansiedade e de depressão após o final da epidemia. Na China, foi relatado que as pessoas ficaram muito ansiosas, sentindo-se desamparadas e enraivecidas, desenvolvendo comportamentos como estocar alimentos ou medir a própria temperatura várias vezes ao dia.

A avaliação do impacto sobre os trabalhadores da saúde em áreas de alto risco durante o surto de SARS em Toronto em 2003 mostrou que eles experimentaram uma gama de distúrbios psicológicos, particularmente níveis aumentados de ansiedade, depressão e sintomas de TEPT,[14,15] com até 12% das equipes de saúde desenvolvendo TEPT.[16] Altas taxas de doença mental foram encontradas em profissionais de saúde chineses que enfrentaram a covid-19, incluindo sintomas de depressão (50%), ansiedade (45%), insônia (34%) e sofrimento psicológico (71,5%).[17] As variáveis identificadas como colocando alguém em risco especial incluíram experimentar medo em relação à saúde, isolamento social e contato aumentado com pacientes positivos para covid-19. As mulheres médicas e enfermeiras e aqueles mais próximos do epicentro da pandemia apresentaram os sintomas mais intensos.

Os efeitos do sofrimento psicológico podem ser duradouros.[18] Como no luto, os efeitos da respostas ao estresse traumático podem ser devastadores, mas, diferentemente do luto, isso geralmente melhora rapidamente após dias ou semanas. Apenas uma pequena porcentagem dos indivíduos traumatizados ficará com sintomas persistentes e pode necessitar de suporte psicológico especializado para ajudar na resolução do problema.

Para todos, é provável que o distanciamento social e o isolamento devido a quarentenas e "proteção" tenham levado a aumento nos casos de ansiedade e depressão, à medida que as pessoas confinadas ficam afastadas de seus entes queridos, privadas de suas liberdades pessoais e perdem sua estrutura e até mesmo propósito da vida diária. Isso também ocorre com médicos, muitos dos quais tiveram alterações em suas vidas profissionais e pessoais pela pandemia. Também há a sensação de cansaço ou fadiga pela covid-19.[19] A ânsia inicial de participar da crise, de estar "lá dentro" e fazer a diferença, foi substituída por uma irritabilidade e cansaço intenso e devastador. A fadiga por covid-19 não é sentida apenas por aqueles que fazem longos plantões atendendo presencialmente os pacientes e tratando-os diretamente, mas também (e algumas vezes ainda mais) por aqueles que trabalham na retaguarda, olhando o dia todo para a tela de seus computadores. Paradoxalmente, à medida que o deslocamento diário é reduzido a uma curta caminhada do quarto até o novo "escritório" na casa, a quantidade de trabalho sendo feito e sua intensidade aumentou em muitas vezes devido ao desaparecimento da proteção criada pelo deslocamento entre locais distantes. Também desapareceram as gentilezas ao início das reuniões, o compartilhamento das experiências diárias ou o ritual de distração com a solicitação de um café ou de um chá. A fadiga da covid-19 também afeta aqueles que não estão trabalhando, que estão preparados para a ação que ainda não chegou, como os médicos recém-aposentados recrutados para ajudar e que ainda são bastante subutilizados, ou aqueles que esperam, todos preparados, o vírus aparecer, mas com a pandemia nunca atingindo a área na intensidade inicialmente prevista.

Muitos médicos que atendo estão admitindo beber uma maior quantidade de álcool do que bebiam – tentando apaziguar a dor de seu trabalho ou o tédio que agora impacta suas vidas. Embora estudos específicos de médicos sobre o consumo de álcool durante a pandemia de covid-19 ainda não tenham surgido, por todo o Reino Unido há relatos de maior consumo de álcool na população geral, em especial nos adultos mais velhos. As vendas de álcool aumentaram 30% um pouco antes de iniciar o *lockdown*, pois as pessoas fizeram estoques por medo da escassez; 15% das pessoas que bebem álcool estão bebendo mais do que antes do *lockdown*.[20]

Também é importante lembrar que nem todas as pessoas sofrerão. Os médicos podem prosperar com a pressão e os desafios, podendo experimentar um "crescimento pós-traumático", o qual representa uma mudança psicológica positiva resultante de adversidades. A questão de a pessoa desenvolver um dano pós-traumático ou experimentar um crescimento pós-traumático provavelmente é influenciada pela maneira como são apoiadas antes, durante e após um incidente difícil.

CONCLUSÃO

Uma característica única da covid-19 é a experiência de universalidade, de que "estamos todos nisso juntos" e de que não são apenas os médicos e pacientes que estão suportando o impacto da infecção, mas o mundo todo. Minha vida como médica, como a de qualquer pessoa, mudou, talvez para sempre. Como profissional de saúde que cuida de médicos, fiquei impressionada com a maneira como muitos lidaram com sua vida, sendo virada de cabeça para baixo. Apesar das previsões de que muitos desenvolveriam doença mental, até o momento os médicos têm relatado que se sentem reenergizados, no comando e conectados com seus colegas de uma maneira que não existia antes da covid-19. Os hospitais recriaram as "salas de médicos", salas de relaxamento e bem-estar onde a equipe pode se encontrar. Algumas destas são indistinguíveis das áreas de linhas áreas reservadas à primeira classe (é claro que sem os anúncios de voos), sendo atendidas por comissários de bordo. A equipe tem livre acesso a refrescos, poltronas para descanso, massagens e conselheiros, quando necessário. No NHS do Reino Unido, a necessidade de avaliação, revalidação e inspeção anual foi pausada, colocando-se em prática sistemas para a recolocação rápida de médicos na prática clínica. No mundo todo, os profissionais de saúde estão sendo aplaudidos (publicamente, em muitas regiões) e agradecidos repetidamente por sua ajuda e dedicação. Espera-se que também sejam financeiramente recompensados. Isso não tem precedentes em outras pandemias – nas quais, por exemplo, profissionais que trabalhavam com pacientes passaram por constrangimentos no caso de terem infectado outros, havendo pouco reconhecimento dos esforços que fizeram ao trabalhar na linha de frente. Tudo isso pode reduzir os níveis de *burnout* vistos na profissão médica (ver Capítulo 12)[21] – embora isso só seja possível se no retorno à normalidade nós aprendermos e mantivermos as intervenções psicológicas positivas que foram colocadas em prática. Apenas o tempo dirá.

REFERÊNCIAS

1. Choi SH, Chung JW, Jeon MH, Lee MS. Risk factors for pandemic H1N1 2009 infection in healthcare personnel of four general hospitals. *J Infect* 2011;**63**(4):267–73. doi: 10.1016/j.jinf.2011.04.009. Epub 2011 May 1. Disponível em: www.ncbi.nlm.nih.gov/pubmed/21601925.
2. The Novel Coronavirus Pneumonia Emergency Response Epidemiology Team. The epidemiological characteristics of an outbreak of 2019 novel coronavirus diseases (COVID-19) – China, 2020. *China CDC Weekly* 2020;**2**(8):113–22. http://weekly.chinacdc.cn/en/article/id/e53946e2-c6c4-41e9-9a9b-fea8db1a8f51.
3. COVID-19 Task Force. Integrated surveillance of COVID-19 in Italy. www.epicentro.iss.it/coronavirus/bollettino/Infografica_ 19marzo% 20ENG.pdf.
4. Cook T, Kursumovic E, Lennane S. Exclusive: deaths of NHS staff from covid-19 analysed. Disponível em: www.hsj.co.uk/exclusive-deaths-of-nhs-staff- from-COVID-19-analysed/7027471.article.

5. Amnesty International. UK amongst highest COVID-19 health worker deaths in the world.www.amnesty.org.uk/press-releases/uk-among-highest-covid-19-health-worker-deaths-world.
6. Walker C, Gerada C. Extraordinary times: coping psychologically through the impact of covid-19. *BMJ* 2020. Disponível em: https://blogs.bmj.com/bmj/2020/03/31/extraordinary- times- coping-psychologically- through- the-impact-of-covid-19.
7. Sontag S. *Illness as a Metaphor and Aids and its metaphors*. London: Allen Lan, 1989.
8. Green K, Banerjee S. Disease related stigma: comparing predictors of AIDS and cancer stigma. *J Homosexuality* 2006;**50**(4):185–209.
9. Reed C. The Rev Jerry Falwell. 2007. Disponível em: www.theguardian.com/media/2007/may/17/broadcasting.guardianobituaries.
10. Shah N, Kuriansky J. The impact of trauma for health care workers facing the ebola epidemic. In: Kuriansky J (ed). *The Psychosocial Aspects of a Deadly Epidemic*. What Ebola has taught us about holistic healing. Santa Barbara: Praeger, 2016.
11. Honigsbaum M. *The Pandemic Century*. London: Hurst & Co, 2019.
12. Holmes EA, O'Connor RC, Perry VH, *et al*. Multidisciplinary research priorities for the COVID-19 pandemic: a call for action for mental health science. *Lancet Psychiatry* 2020; publicado *online* em 15 de abril de 2020. Disponível em: https://doi. org/10.1016/S2215-0366(20)30168-1.
13. Douglas, PK, Douglas DB, Harrigan DC, Douglas KN.ePpraring for pandemic influenza and its aftermath: mental health issues considered. *Int J Emerg Mental Health* 2009;**11**:137–14.
14. Styra R, Hawryluck L, Robinson S, *et al*. Impact on health care workers employed in high-risk areas during the Toronto SARS outbreak. *J Psychosom Res* 2008;**64**:177–83.
15. Boudreau R, Grieco R, Cahoon S, Robertson RC, Wedel RJ. The pandemic from within: two surveys of physician burnout in Canada. *Can J Comm Mental Health* 2006;**25**(2):71–88. Disponível em: https://doi.org/10.7870/cjcmh-2006-0014.
16. Nortje CR, Moller CB, Andre AT. Judgment of risk in traumatized and nontraumatized emergency medical service personnel. *Psychol Rep* 2004; **95**:1119–28.
17. Lai J, Ma S, Wang Y, et al. Factors associated with mental health outcomes among health care workers exposed to coronavirus disease 2019. *JAMA Netw Open* 2020;**3**(3):e203976. Disponível em: https://jamanetwork.com/journals/jamanetworkopen/fullarticle/2763229.
18. Maunder RG, Lancee WJ, Balderson KE, *et al*. Long-term psychological and occupational effects of providing hospital healthcare during SARS outbreak. *Emerg Infect Dis* 2006;**12**(12):1924–32.
19. Gerada C, Walker C. Covid fatigue is taking an enormous toll on healthcare workers. *BMJ* 2020. Disponível em: https://blogs.bmj.com/bmj/2020/05/04/covid-fatigue-is-taking-an-enormous-toll-on-healthcare-workers.
20. Holmes L. Drinking during lockdown: headline findings. Alcohol Change UK. https://alcoholchange.org.uk/blog/2020/covid19-drinking-during-lockdown- headline-findings.
21. Hartzband P, Groopman J. Physician burnout, interrupted. *N Engl J Med* 2020. Disponível em: www.nejm.org/doi/full/10.1056/NEJMp2003 149?query=RP.

3

Médicos como pacientes

CAPÍTULO 16

MÉDICOS COMO PACIENTES

Clare Gerada

Costuma-se dizer que os médicos são o pior tipo de paciente. As barreiras do sistema para o acesso aos cuidados, além de fatores culturais e individuais, atuam para manter os médicos longe dos consultórios e dependendo do autocuidado ou de "consultas de corredor".[1] Talvez nossa relutância em buscar ajuda exista por estarmos muito familiarizados com o que significa estar doente, ter vulnerabilidades e renunciar à autoridade e à confiança em nome de outra pessoa, e isso nos leva ao recolhimento. Eu certamente prefiro manejar meus próprios problemas de saúde. Se eu buscar ajuda – o que já tive que fazer (não poderia fazer o parto de meus próprios filhos) –, tenho a sensação de vergonha e constrangimento por estar tirando a vez de outra pessoa. Já tive problemas de saúde mental, já que ninguém pode passar quase quatro décadas trabalhando em cuidados de saúde sem sofrer o impacto emocional de nossos pacientes, e ninguém, nem mesmo os mais fortes, está imune à dor dos eventos vitais significativos. Porém, quando a depressão se abateu sobre mim, quando eu também me senti triste, inútil, desamparada e até mesmo com pensamentos suicidas, achei difícil buscar a ajuda de outro médico, ir à minha própria clínica geral (GP, do inglês *general practitioner*), alguém que eu conhecia profissionalmente. Tinha medo de que ela me considerasse incapaz ou incompetente para cuidar dos pacientes ou que ela me forçasse a me reportar "às autoridades". Busquei ajuda, mas evitei todos os caminhos convencionais; em vez disso, usando um pseudônimo, contatei um psicólogo privadamente. O anonimato não durou muito, como ocorre com os pacientes em meu serviço que também tentam se esconder por trás do nome de solteiro, pois meu *e-mail* revelou minha verdadeira identidade. Minhas preocupações são compartilhadas por muitos médicos – geralmente preocupações irracionais, mas, ainda assim, reais. Talvez eu tenha achado tão difícil buscar ajuda porque eu seja mais velha, com minha mentalidade estoica mais arraigada que na geração mais jovem e iluminada. Ou talvez, como no caso de muitos médicos, tornar-se paciente signifique renunciar à nossa identidade de profissional poderoso, inteligente e invencível, e isso é muito difícil.

Embora os problemas descritos neste capítulo não sejam exclusivos da profissão médica, eles são amplificados em médicos devido à forma como somos treinados, regulados e administrados.

RELUTÂNCIA EM BUSCAR AJUDA

Em 2008, em resposta a uma preocupação crescente com o suicídio entre médicos, foi publicado o relatório *Mental health and ill health in doctors*. Ele discutia uma ampla gama de questões relevantes a esse grupo profissional, incluindo estigma, sigilo e vergonha.[2] O relatório sugeriu que esses três fatores contribuem para que os médicos não consigam assumir a doença e, em vez disso, trabalhem mesmo estando doentes. A média de ausências por doença entre os médicos é de menos de 3 dias ao ano, enquanto na população geral esse número é de 8 dias e entre enfermeiros é de 15. Um artigo publicado 2 anos depois disso e intitulado *Invisible patients* analisou as barreiras existentes para os médicos pedirem ajuda e os riscos subsequentes para pacientes e médicos devido a essa falha em buscar cuidados em tempo oportuno.[3] Várias pesquisas já mostraram que os médicos são relutantes para consultar em serviços para doenças mentais. Por exemplo, um estudo publicado em 2009 mostrou que apenas 13% dos médicos procurariam ajuda por vias profissionais, com a maioria escolhendo, como eu, caminhos alternativos como a automedicação e a ajuda informal de amigos ou familiares. Ao serem perguntados sobre o porquê disso, a maioria disse temer que sua carreira fosse ameaçada ao abordarem um colega.[4] Este também foi o achado de um estudo em que estive envolvida sobre barreiras e facilitadores para a busca de ajuda entre GPs,[5] e por outro da Ipsos MORI. Ambos mostraram que os médicos preferem manter segredo sobre sua saúde mental – em especial, como demonstrou a pesquisa da MORI, se sofressem de adição.[6]

Um questionário enviado a todos os GPs e psiquiatras em Devon e Cornwall, na Inglaterra, mostrou que quase metade deles relatava já ter sofrido um episódio de depressão, sendo 14% no último ano. Ainda assim, apesar dos altos níveis de doença mental (e sabendo da existência de serviços para doenças mentais considerando suas especialidades), eles não buscariam cuidados, preferindo sofrer em silêncio. As razões dadas (pela ordem das respostas) foram: não querer desapontar os colegas, perda de confidencialidade, não desapontar os pacientes e preocupações com a carreira.[7] Surpreendentemente, o grupo mais relutante em buscar cuidados para problemas de saúde mental são os psiquiatras, com um estudo relatando que quase 90% seriam avessos a consultar outro profissional de saúde mental.[8]

Não se trata apenas de serviços para doenças mentais que os médicos doentes ficam relutantes em procurar. Isso também se estende aos profissionais de saúde ocupacional. A Saúde Ocupacional (SO) é um serviço confidencial para funcionários do National Health Service (NHS), e os profissionais de SO desempenham um importante trabalho ao fazer recomendações e oferecer aconselhamento sobre a colocação ou o retorno ao trabalho após um período de doença ou incapacidade. Considerando seu importante papel, parece razoável esperar que os médicos desejassem se envolver com essa valiosa fonte de ajuda. Ainda assim, entre aqueles com experiência prévia de doença mental, apenas 41% deles revelaram sua doença ao profissional de SO. Mesmo os médicos com treinamento em doença mental, os quais se poderia supor que entendessem o papel vital dos especialistas em SO para ajudá-los a retornar ao trabalho, estavam relutantes. Quando os médicos foram questionados sobre suas razões, a resposta mais frequente foi a mesma em ambos os subgrupos: "não querer receber um rótulo".[9]

Um estudo de narrativas de médicos sobre seus problemas para buscar ajuda salientou novamente a ansiedade relacionada à revelação. Eles estavam preocupados por serem vistos como um fracasso e como isso poderia afetar suas carreiras. Esses relatos são de médicos entrevistados no estudo:[10]

> Existe alguma preocupação de que as outras pessoas o vejam como fraco ou incapaz de enfrentar os problemas. Ouvi que supervisores sugeriram que as pessoas buscam ajuda por não serem suficientemente resilientes ou coisas do tipo, e isso não ajuda.
>
> Acredito que ainda há áreas nas quais, por mais que existam políticas para doenças mentais e todo tipo de coisas, se você ficar afastado por problemas de saúde mental, você provavelmente não será indicado para uma promoção.

O medo costuma estar na raiz do problema de médicos não buscarem cuidados.

O medo costuma estar na raiz do problema de médicos não buscarem cuidados. Para alguns de meus pacientes, isso é tão intenso que é como se estivessem tentando ocultar um crime terrível. Eles não contam a ninguém, nem mesmo para as pessoas mais próximas, como estão se sentindo. Outros já consultaram médicos no setor privado com a crença errônea de que isso garantiria o anonimato. Mesmo em meu serviço de saúde mental, os pacientes costumam mascarar a extensão real de sua doença, com um paciente omitindo que bebia duas garrafas de bebida alcoólica por dia e usava *crack* todos os dias. Não preciso dizer que isso era evidente pelo seu cheiro, agitação e aspecto desgrenhado.

Em minha experiência, o que mais preocupa os médicos se enquadra em duas categorias principais. A primeira trata da perda de confidencialidade quando outras pessoas ficam sabendo de seus problemas mentais sem o seu consentimento. A segunda é que, ao revelarem sua doença mental, isso significa que serão encaminhados ao regulador ou de alguma maneira receberão sanções. Ambas se baseiam em realidades. A medicina é um mundo pequeno e não é difícil que dois médicos que não se conhecem descubram que têm amigos ou colegas em comum. Muitos médicos também moram na mesma região onde trabalham (como eu). O hospital local costuma ser o único onde trabalham, ou seus consultórios podem ser próximos. Outros têm relacionamentos com médicos, têm parentes médicos ou, como no meu caso, são casados com médicos, o que torna nossas redes sociais na profissão mais próximas. Isso dificulta muito que se possa consultar alguém sem ligações pessoais ou profissionais consigo ou com sua família. Isso pode ser aceitável quando a razão da consulta não é algo delicado. Porém, no caso de doença mental ou de problema pessoal, pode ser difícil para os médicos discutirem isso com amigos ou colegas. Talvez o exemplo mais extremo de que posso me lembrar sobre a incapacidade de obter um espaço confidencial seja o de um psiquiatra que, após consultar seu GP para buscar ajuda para depressão, descobriu algumas semanas depois, durante o encontro da equipe multidisciplinar para o manejo dos encaminhamentos, que tinha sido encaminhado para sua própria equipe.

O medo da quebra da confidencialidade também está relacionado com os problemas pessoais de alguém serem revelados fora da privacidade de consultórios para outras pessoas em círculos mais amplos educacionais, profissionais ou de empregos. Em resumo, os médicos não confiam no sistema para manter sua confidencialidade. Este é especialmente o caso quando a doença mental foi revelada no ambiente de trabalho (p. ex., para um supervisor de seu treinamento), quando não é incomum que haja outras pessoas, cada uma delas "querendo saber" sobre a doença do médico. Isso pode incluir avaliadores, orientadores, diretores médicos, administradores, recursos humanos e secretariado. Certa vez contei 17 pessoas que tinham ficado sabendo sobre um médico que tinha sido recentemente diagnosticado com transtorno de déficit de atenção, todos acreditando que tinham o direito de saber. Mesmo quando se oferece confidencialidade a um médico em seu ambiente de trabalho, isso raramente acontece. Todos os membros da equipe contam aos outros "de boa-fé", garantindo que "*só estou contando isso em segredo e porque acho que você deve saber, mas, por favor, não conte a ninguém que o Dr. XYZ está sofrendo de...*". Então, isso segue passando entre os membros da equipe, mesmo aqueles sem envolvimento direto, com a mensagem sendo levemente alterada a cada vez que é transmitida, como naquela brincadeira do telefone sem fio. No final, o problema do médico pode até mesmo ser postado na internet para todos verem. Infelizmente, em minha experiência, o drama de um médico doente pode servir para reduzir o tédio da vida diária dos colegas, especialmente se estiver relacionado com adição. Também existe a questão de que, uma vez revelada e colocada no prontuário, é impossível remover essa informação, e o diagnóstico segue em frente nos novos registros. O médico tem, então, que enfrentar em cada mudança de trabalho (o que pode ocorrer a cada 6 meses, para os médicos em treinamento) a revelação de sua doença prévia e será questionado sobre estar em condições de trabalhar. Devo dizer que isso não se refere apenas a doenças mentais graves, mas também a problemas como história pregressa de depressão, transtorno alimentar, dispraxia ou, na verdade, qualquer diagnóstico que o médico tenha colocado em seu registro.

A segunda maior preocupação para os médicos é de serem encaminhados ao regulador. **Este é um medo, em grande medida, infundado** (certamente no Reino Unido), pois muito poucos médicos com doença mental são investigados pelo regulador, o General Medical Council (GMC), e ainda menos recebem sanções. Aprofundo-me nessa discussão na Parte 4 do livro. Porém, isso não evita a ansiedade. Mesmo quando não tenha acontecido nada ilegal nem errado, a crença de que serão encaminhados simplesmente por terem doença mental ainda é pervasiva. Por exemplo, um pequeno estudo entrevistou 13 médicos de hospitais, perguntando por que não buscam ajuda para sua doença mental. Esses médicos tinham papéis de liderança e/ou orientação (alguns tinham experiência pessoal com doença mental). Dada a sua experiência e, assim, a compreensão do sistema regulatório, se imaginaria que estariam mais confortáveis com a revelação da necessidade de ajuda. Contudo, este não foi o caso. Uma ocorrência comum em suas narrativas era a preocupação de que a revelação levasse a uma possibilidade real de serem eliminados do registro médico.[11]

Não é apenas no Reino Unido que os médicos têm essas preocupações. Nas últimas duas décadas, cada vez mais órgãos de registro médico nos Estados Unidos têm questionado os médicos em seus formulários de solicitação iniciais e de renovação sobre já terem recebido tratamento para doença mental. Em 2017, 43 de 50 estados faziam perguntas sobre condições de saúde mental, 43, sobre condições de saúde física e 47, sobre abuso de substâncias.[12] Há uma maior probabilidade de alguém ser questionado sobre um histórico de tratamento ou hospitalização por problemas mentais ou abuso de substâncias do que sobre sua saúde física, ilustrando a falta de paridade entre doenças físicas e mentais e perpetuando o estigma de que a doença mental por si só deve afetar a capacidade do médico de trabalhar. Isso levou 40% dos médicos a dizerem que não buscariam ajuda para um problema de saúde mental porque, ao fazerem isso, haveria impacto em sua carreira.[13] No caso das mulheres médicas com doença mental, apenas 6% tinham revelado sua condição ao Estado.[14] Há preocupações de que essas questões possam não ser legais[15], e, assim, decisões da Corte e do Departamento de Justiça dos Estados Unidos começaram a estabelecer que essas questões, na verdade, violam o Americans with Disabilities Act.[16]

Na Austrália, uma nova lei, a Health Practitioner Regulation National Law and Other Legislation Amendment Bill, foi aprovada em 2018.[17] Ela exige que os médicos delatem os pacientes-médicos se acreditarem que sua conduta, saúde ou desempenho coloca o público em risco de dano. A lei também introduziu multas pesadas ou a possibilidade de 3 anos de prisão para aqueles que não cumprirem a lei. A nova exigência causou considerável inquietação entre os profissionais, preocupados de que os médicos doentes tivessem negado o seu acesso a cuidados confidenciais. Em uma pesquisa com médicos australianos, quase 60% dos respondedores discordavam fortemente ou discordavam da afirmação de que "*eles podem revelar sua doença mental ao seu médico sem risco para sua carreira*", o que sugere que muitos estejam sofrendo em silêncio, aumentando o risco de suicídio.[18] A lei cria o problema que tenta resolver: encorajar os médicos a revelar sua doença mental. Em vez disso, ela está criando barreiras adicionais, como o médico que está tratando o paciente sentir que deve delatar qualquer pessoa que apresente algo que possivelmente esteja relacionado a uma incapacidade. Por outro lado, não há sanções legais para os médicos no Reino Unido. A exigência é capturada nas diretrizes de boas práticas pelo Good Medical Practice do GMC.

Além das preocupações relacionadas com os problemas de saúde mental, também há a preocupação real de não ser tratado com compaixão quando estiver doente e precisando de cuidados. Uma médica, escrevendo de forma anônima sobre sua própria experiência, descreveu como, ao chegar a serviços de emergência após um episódio de automutilação, a enfermagem comentava coisas como "mas você é uma garota inteligente, por que fazer isso consigo mesma?" ou "você deveria saber como lidar com isso".[19] Esta não é uma visão incomumente encontrada por meus pacientes, fazendo eles se sentirem incomodados em vez de doentes. Em uma situação, alguém disse "*você é médica e deveria pagar por cuidados privados*".

Robert Spooner, o pai de uma paciente minha e cuja filha morreu de anorexia nervosa (seu peso ao morrer estava abaixo de 25 quilos), escreveu sobre a filha:

> Nossa filha, a falecida Dra. Mel, desenvolveu anorexia nervosa aos 13 anos quando um GP disse que isso era um problema normal de adolescência. Sabíamos que não era este o caso, e, durante a maior parte dos 17 anos seguintes, ela sofreu uma batalha mental diária. Ela deixou Cambridge com distinções acadêmicas e ganhou múltiplos prêmios na universidade antes de virar médica e treinar na região de Londres. Durante aquela época, um chefe perguntou o que estava errado com ela e ela respondeu "tenho anorexia", o que foi respondido com "Mas você é tão amável, Mel". Ao precisar ser atendida na SO, logo na entrada ela foi questionada: "Você ainda não cresceu?". Suas últimas atribuições foram 4 noites de plantão. Como parte de seu retorno ao trabalho, tínhamos entendido que ela não faria tantas horas de plantão, mas ela, ainda assim, foi escalada para isso. Embora a causa da morte tenha sido arritmia cardíaca, encontramos cartas mostrando que em duas ocasiões ela tinha achado a vida tão ruim a ponto de ter planejado tirar a própria vida. Perdemos a nossa filha, e a medicina perdeu uma pediatra brilhante, altamente capacitada e dedicada.

Melanie teve dificuldades para buscar ajuda, pois sua experiência com os médicos a fez se sentir como se fosse uma criança, e não uma adulta desesperada para encontrar uma saída para seu transtorno alimentar.

TORNANDO-SE UM PACIENTE

Considerando-se as "regras" da medicina, deveria ser mais fácil saber o porquê de tanta dificuldade em nos tornarmos pacientes. Conforme já citei, atravessar aquela divisória invisível entre o profissional de saúde e o paciente é um desafio fundamental para nossa identidade pessoal e profissional. São os pacientes do outro lado do consultório que adoecem, e não os médicos. O neurocirurgião norte-americano Paul Kalanithi escreveu sobre sua experiência pessoal de adoecer em *O último sopro de vida*, publicado postumamente. Ele desenvolveu um tumor cerebral. Sua narrativa ilustra o quanto é difícil para os médicos tomarem o lugar de paciente; ele escreveu "Por que eu era tão autoritário em uma roupa de cirurgião e tão manso com o avental de paciente?". A resposta a essa questão é porque, como um objeto completo, o "médico", criamos uma aura de invencibilidade ao nosso redor. Adoecer é difícil, mesmo por

> ***"Por que eu era tão autoritário em uma roupa de cirurgião e tão manso com o avental de paciente?".***

curtos períodos, pois com isso vem a perda dos acessórios de poder, conhecimento, *status* e autoridade definidos pelas normas de nosso grupo. Em um estudo sobre as atitudes de GPs em relação à própria saúde, um deles afirmou que "nos consideramos como super-humanos que não adoecem ou, quando o fazemos, conseguimos lidar com a situação".[20] Essa afirmação ilustra a crença central de muitos médicos de que, em virtude de seu diploma médico, eles não adoecerão. Como escreveu Robert Klitzman, em seu livro *When doctors become patients*: "Usamos jalecos mágicos... destruímos as doenças o tempo todo; como elas poderiam nos atacar?".[21]

Ou como diz o personagem "Fat Man" em *The house of God*:

Há uma lei que você deve aprender... o paciente é quem está com a doença.[22]

The house of God é uma exposição satírica do trabalho de médicos em treinamento, publicada pela primeira vez em 1978. Seu equivalente moderno é *This is going to hurt*, de Adam Kay. Ambos são descrições brutalmente honestas, incrivelmente bem escritas, dolorosamente engraçadas e extremamente tristes do que é o trabalho do médico. Ambos deveriam ser leituras essenciais para futuros médicos.

A convicção de que somos diferentes de nossos pacientes é inculcada em nós muito cedo em nossas carreiras, obviamente que não nas partes formais de nossa educação, mas, como já disse, nas brechas, no chamado currículo oculto ou não codificado. Um estudo com médicos em treinamento que adoeceram mostrou que eles experimentavam o "papel de paciente" como alheio e constrangedor. Esses médicos, ainda que estivessem nos estágios iniciais de sua carreira, achavam difícil ajustar-se ao papel de paciente. Uma delas comentou "Eu tinha este bizarro conceito errado de que como médico você não adoece...". Embora mais tarde ela tenha questionado essa percepção como ingênua, essa participante sustentava que "como você é o médico e eles são os pacientes, deve haver algum tipo de linha entre vocês". O achado onipresente nesse estudo foi de que uma saúde ruim significava incompetência e, assim, buscar ajuda é uma falha do indivíduo.[23] Essa crença é moldada por professores e colegas – os quais comparecem ao trabalho mesmo doentes e inclusive se vangloriam disso, como eu mesma já fiz em muitas ocasiões ao longo da carreira.

O comportamento de "trabalhar de qualquer jeito" e transparecer a ideia de estar bem, não apenas para colegas e pacientes, mas também para nós mesmos, está arraigado na cultura médica.[24,25] O médico que se ausenta por doença não é visto favoravelmente por aqueles que terão que fazer o trabalho deixado por ele. Isso cria a norma de que doença equivale a fraqueza, e os médicos devem ser fortes e saudáveis, além de lidarem eles mesmos com doenças e estresse. Os colegas que se ausentam por doença tendem a criar uma "fadiga de simpatia" e culpa em vez de compaixão e compreensão.

Quando os médicos conseguem consultar, eles tendem a agir de forma diferente, como se visivelmente tentassem recuperar o controle de sua identidade médica, por exemplo, "falando de trabalho" ou minimizando seus sintomas. Eu com certeza minimizei meus sintomas quando tive que buscar ajuda por um problema médico.

Apesar de meu problema ser uma questão não estigmatizante, ainda fico constrangida por não ter conseguido administrar meu caso. Embora sentisse muita dor, não contei ao médico toda a sua extensão. Não melhorou em nada a consulta o fato de eu e o médico termos gasto boa parte dela falando de políticas médicas e de fofocas locais (um cenário não incomum quando médicos consultam com outros médicos). As consequências para mim foram que minha condição piorou e o tratamento que acabei fazendo foi mais complicado do que se tivesse admitido meus sintomas desde o início (e tivesse tempo para isso). Como na experiência de Paul Kalanithi, eu literal e metaforicamente tive dificuldade, como ocorre com muitos médicos, de remover meu jaleco de médica e vestir o avental de paciente. Esta também foi a experiência de uma especialista em cirurgia mamária que desenvolveu câncer de mama e estava sendo tratada no hospital onde trabalhava. Ela escreveu:

> Uma das coisas mais difíceis era parar de ser médica e aprender a me tornar paciente... [mas] eu não gosto de incomodar as pessoas por algo que eu deveria poder arrumar sozinha.[26]

A mudança de médico para paciente também envolve um desafio para o próprio *self* e para o "*quem sou eu?*" e "*de onde vim?*". Observe este trecho de *Doctors dissected* envolvendo um médico prestes a doar um rim para sua esposa que está morrendo de insuficiência renal:

> Bem, eu estava determinado a não me comportar como um paciente e a controlar tudo, mas doar um rim envolve muita medicalização... Você deve ir à noite e eles raspam seus pelos pubianos, o que é muito assustador, até mesmo para um médico de 42 anos. Eu estava determinado a não ser um daqueles pacientes-médicos extraneuróticos, então eu apenas parecia interessado e falava com os médicos durante os procedimentos.[27]

Não apenas esse médico negou sua vulnerabilidade e *não se comportou como um paciente*, mas também lidou com o trauma de perder um rim (longe de ser algo simples) e ter uma esposa com doença terminal agarrando-se à sua identidade médica na esperança de neutralizar seus medos. Ele também está perpetuando a visão de que, como médico, ele deve parecer valente e que qualquer coisa abaixo disso seria inaceitável em suas neuróticas palavras (criando a imagem de um indivíduo fraco e "esquisito").

Médicos doentes costumam ficar constrangidos ao consultar com outros médicos. Um relato pessoal chamado *The other side of the sheets: a special case?* foi escrito por uma médica que descreveu sua experiência ao ser admitida em um hospital. Ela escreve:

> Repito aqui a minha experiência, não atrás de simpatia, mas para mostrar que os médicos são pacientes especiais. Desde o início, eu cheguei atrasada com uma lista de diagnósticos diferenciais em vez de sintomas. O medo de uma

laparotomia fez a dor abdominal ser "nada demais" ou "tolerável", em vez de "terrível". Consciente da situação de a enfermagem estar sobrecarregada, ignorei o fato de ter recebido morfina e fui encontrada caída no chão. Chorei durante toda a noite e senti temores indescritíveis. Além disso, sempre como médica, não pude ignorar minhas companheiras de quarto.[28]

O que esse relato anônimo e outros que citei ilustram é como os médicos doentes são diferentes dos outros pacientes. Eles se atrasam e chegam com diagnósticos em vez de dizer o que sentem. Eles minimizam seus sintomas, como quando pontuam deliberadamente para mais baixo um questionário sobre o uso de álcool ou mascaram a extensão exata de seus pensamentos negativos.

CONCLUSÃO

Os médicos têm dificuldade para se tornarem pacientes. Isso se deve, em parte, à maneira como somos treinados (para não demonstrar vulnerabilidade), mas também a dificuldades relacionadas ao medo da revelação da doença. Após cuidar de milhares de médicos com problemas mentais, sinto que a situação está mudando. Quando os serviços puderem oferecer confidencialidade, controle e habilidade no manejo de seus problemas, os médicos se apresentarão de boa vontade para os cuidados e perderão o medo de pedir ajuda. Porém, o "sistema" ainda se baseia na suposição de que um médico com problemas mentais é perigoso e deve ser monitorado e que deve até mesmo sofrer restrições em sua prática. Isso está tão longe de ser verdadeiro quanto supor que qualquer médico com câncer também precise disso. É claro que os médicos que não estão bem, da mesma maneira que aqueles com doença física aguda ou uma perna quebrada, precisarão de tempo para se recuperar e, ao retornar para o trabalho, podem precisar de alguns ajustes em sua rotina de trabalho. Porém, minha experiência com mais de 10 mil médicos mentalmente enfermos é de que a esmagadora maioria não impõe nenhum risco a seus pacientes, e, quando é este o caso, isso pode ser identificado com antecedência pela equipe médica, adotando-se medidas para a redução do risco. O Capítulo 19 discutirá esses serviços para doenças mentais.

REFERÊNCIAS

1. Kay M, Mitchell G, Clavarina A, Doust J. Doctors as patients: a systematic review of doctors' health access and barriers they experience. *Br J Gen Pract* 2008;**58**(552):501–8.
2. Department of Health. Mental health and ill health in doctors, 2008. Disponível em: www.em-online.com/download/medical_article/36516_DH_083090% 5B1%5D.pdf.
3. Department of Health. Invisible patients: report of the working group on the health of health professionals, 2010. Available from: www.champspublichealth. com/ writedir/4344Invisible%20patients%20- %20The%20Working%20 Group%20on%20 the%20Health%20of%20Health%20Professionals%20-%20Report.pdf.
4. Hassan T, Ahmed S, White A, Galbraith N. A postal survey of doctors' attitudes to becoming mentally ill. *Clin Med* 2009;**9**(4):327-332.

5. Spiers J, Buszewicz M, Chew-Graham C, *et al.* Barriers, facilitators, and sur- vival strategies for GPs seeking treatment for distress: a qualitative study. *Br J Genl Pract* 2017;**67**(663): e700–8.
6. Ipsos MORI. Fitness to Practice: The Health of Healthcare Professionals [Internet]. 2009. Disponível em: https://webarchive.nationalarchives.gov.uk/+/www.dh.gov.uk/prod_consum_dh/groups/dh_digitalassets/@dh/@en/@ps/documents/digitalasset/dh_113549.pdf.
7. Adams EF, Lee AJ, Pritchard CW, White RJ. What stops us from healing the healers: a survey of help-seeking behaviour, stigmatisation and depression within the medical profession. *Int J Soc Psychiatry* 2010;**56**(4):359–70. doi: 10.1177/0020764008099123. Epub 2009 Jul 17.
8. White A, Shiralkar P, Hassan T, Galbraith N, Callaghan R. Barriers to mental healthcare for psychiatrists. *Psychiatric Bull* 2006;**30**:382–4.
9. Cohen D, Winstanley S, Greene G. Understanding doctors' attitudes towards self-disclosure of mental ill health. *Occup Med* 2016;**66**(5):383–9.
10. British Medical Association. Mental health and wellbeing in the medical profession [Internet]. 2019. Disponível em: www.bma.org.uk/collective- voice/policy-and-research/education-training-and-workforce/supporting- the-mental-health-of-doctors-in-the-workforce#report2 BMA-Mental-Health- and-Wellbeing-Medical-Profession-Oct-19.pdf.
11. Bianchi E, Bhattacharyya M, Meakin R. Exploring senior doctors' beliefs and attitudes regarding mental illness within the medical profession: a qualitative study. *BMJ Open* 2016;**6**(9):e012598.
12. Gold KJ, Shih ER, Goldman EB, Schwenk TL. Do US Medical Licensing Applications treat mental and physical illness equivalently? *Fam Med* 2017;**49**(6):464–7.
13. Dyrbye L, West C, Sinsky C, Goeders L, Satele D, Shanafelt T. Medical Licensure questions and physician reluctance to seek care for mental health conditions. *Mayo Clin Proc* 2017;**92**(10):1486–93.
14. Gold KJ, Andrew LB, Goldman EB, Schwenk TL. "I would never want to have a mental health diagnosis on my record": a survey of female physicians on mental health diagnosis, treatment, and reporting. *Gen Hosp Psychiatry* 2016;**43**:51–7.
15. Schroeder R, Brazeau CM, Zackin F, *et al.* Do state medical board applications violate the Americans With Disabilities Act? *Acad Med* 2009;**84**(6):776–81.
16. Jones J, North C, Vogel-Scibilia S, Myers MF, Owen R. Medical Licensure questions about mental illness and compliance with the Americans With Disabilities Act. *J Am Acad Psychiatry Law* 2018;**46**(4):458–71.
17. Health Practitioner Regulation National Law and Other Legislation Amendment Bill 2018 [Internet]. Parliamentary Committees; 2019. Disponível em: www.parliament.qld.gov.au/Documents/TableOffice/TabledPapers/2019/5619T6.pdf.
18. Insight+ Polls – InsightPlus [Internet]. InsightPlus. 2019 [citado em 13 de setembro de 2019]. Disponível em: https://insightplus.mja.com.au/polls.
19. Anonymous. Medicine and mental illness: how can the obstacles sick doctors face be overcome? *Psychiatrist* 2012;**36**:104–7.
20. Thompson W, Cupples M, Sibbett C, Skan D, Bradley T. Challenge of culture, conscience, and contract to general practitioners' care of their own health: qualitative study. *BMJ* 2001;**323**(7315):728–31.

21. Klitzman R. Magic white coats. In: Klitzman R. *When Doctors Become Patients*. Oxford: Oxford University Press, 2008. Disponível em: https://epdf. pub/when-doctors-become--patients.html.
22. Shem S. *The House of God*. London: Black Swan, 1985.
23. Fox F, Doran N, Rodham K, Taylor G, Harris M, O'Connor M. Junior doctors' experiences of personal illness: a qualitative study. *Med Educ* 2011;**45**(12):1251–61.
24. Harris FM, Taylor G, Rodham K, *et al.* What happens when doctors are patients? Qualitative study of GPs. *Br J Gen Pract* 2009;**59**(568):811–18.
25. McKevitt C, Morgan M. Illness doesn't belong to us. *J Royal Soc Med* 1997;**90**(9):491–5.
26. Ball L. The other side: doctors as patients. Medical Women 2016; Spring: 24–25.
27. Haynes J, Scurr M (eds). *Doctors Dissected*, 1st edn. London: Quartet Books, 2015.
28. Anon. The other side of the sheets: a special case. In: Petra Jones (ed). Oxford: Radcliffe Publishing, 2005, p. 37.

CAPÍTULO 17

MÉDICOS QUE TRATAM MÉDICOS

Clare Gerada

INTRODUÇÃO

Não são apenas os médicos doentes que têm dificuldade para aceitar que podem estar doentes, os médicos que atendem e tratam outros médicos também têm essa dificuldade. Os médicos geralmente consideram constrangedor tratar alguém da sua própria profissão e que eles (os médicos que tratam) possam ser menos qualificados ou ter menos conhecimentos que o médico doente. A consulta de médicos mais experientes pode ser especialmente difícil, considerando as rígidas práticas hierárquicas existentes na medicina. Todos já estivemos nessa posição, e ela raramente é confortável para ambas as partes. Discutir os efeitos colaterais e o modo de ação dos antidepressivos com um professor de farmacologia pode ser estranho. Porém, o que importa é tentar reconhecer e respeitar qualquer experiência adicional que o médico doente tenha, mas permitindo sempre que, ao mesmo tempo, ele seja vulnerável, ignorante e assustado como pacientes que precisam de explicações simples, tranquilização e compaixão.

Quando um médico se torna um paciente, as consultas podem ser difíceis, especialmente em casos de doença mental. Em primeiro lugar, ambas as partes preferem as "conversas de corredor": pedaços de cuidados oferecidos fora do consultório. O ato de sentar-se fora do sistema de saúde normal pode ter efeitos prejudiciais para o médico, pois as vias não ortodoxas distorcem a oferta de cuidados. No mínimo, o médico doente não será parte do sistema rotineiro de seguimento das consultas e, assim, não terá o acompanhamento tradicional. Eles podem perder a revisão dos medicamentos ou os exames necessários. Em outros casos, isso pode ter consequências trágicas, como ocorreu com Daksha Emson e sua filha. No caso de Daksha, as fronteiras dos serviços de saúde com o qual ela interagia eram tão borradas que ela perdeu muitos dos sistemas da rede de segurança desenhados para o manejo de indivíduos muito doentes. Citei Daksha ao falar sobre sofrimento e estigma em médicos. Ela era uma psiquiatra jovem que, após o nascimento do primeiro filho, desenvolveu psicose pós-natal grave e se matou, além de matar sua bebê de 3 meses, Freya. O inquérito subsequente sobre as mortes ressaltou que o tratamento de Daksha foi diferente, apenas porque ela era médica, e isso foi implicado na causa de sua morte e da bebê. Seu médico, o qual cuidava dela há muitos anos, aposentou-se logo antes de ela ficar grávida. Ao se aposentar, ele a transferiu de volta para o cuidado de seu clínico geral (GP, do inglês *general practitioner*), mas, na carta de transferência, ele diminuiu a gravidade da história, concentrando-se nos pontos "positivos" e criando uma avaliação inadequadamente otimista de sua saúde. Isso ocorreu apesar de Daksha, ao longo dos anos, ter estado tão mal a ponto de necessitar de longos períodos de hospitalização, alguns sob admissão compulsória. Daksha não contou sobre sua condição e história prévia para seu novo psiquiatra; ela fez isso por medo de que a revelação pudesse ter impacto negativo em sua carreira. A informação não foi passada entre os médicos envolvidos em seu caso (GP e psiquiatra) em "respeito" à sua confidencialidade. O compartilhamento de informações era uma prática normal para outros pacientes. Quando ela adoeceu, seu psiquiatra não a colocou no Care Programme Approach, o que poderia ter melhorado os cuidados, nem discutiu seu caso com colegas na reunião da equipe, novamente na crença de que deveria manter sua confidencialidade. Por fim, foram feitos apenas arranjos informais com um enfermeiro psiquiátrico da comunidade, o que não é adequado nessas circunstâncias, mas isso foi feito na crença de que, como ela era psiquiatra, deveria saber o que fazer. Embora isoladamente nenhuma dessas alterações da prática normal tenha contribuído para sua morte, o acúmulo delas o fez. Dada a gravidade de sua condição, ela foi excluída do cuidado-padrão que teria sido oferecido a qualquer pessoa não médica com doença semelhante e de mesma gravidade.

Como ilustra o caso de Daksha, mesmo dentro do consultório o médico doente é tratado de forma diferente e costuma ser visto mais como colega do que como paciente, algumas vezes chegando a ser sugerido que o médico doente deva se tratar ou pelo menos saber como manejar seu problema, até mesmo solicitando seus próprios exames. Esta certamente tem sido minha experiência. A implicação é de que o único papel permitido é aquele de "paciente-especialista". Essa é uma dupla conspiração, já que ambas as partes têm interesses na manutenção do *status quo*, na negação do curador ferido.

Ao longo dos anos, houve vários relatos pessoais de médicos que se tornaram pacientes, e a maioria deles ilustra como é difícil para ambos – o médico doente e o médico que trata – lidarem com isso. Por exemplo, alguém escreve sobre sua experiência de ser "o relutante ocupante de um divã psiquiátrico". Outro médico aconselha sobre como "cuidar de um de nós" (médicos com doença mental), concentrando-se, em grande parte, na importância de tratar o médico doente como paciente e não como alguém com controle total.[1] Concordo com esse conselho.

Muito comumente, os médicos com doença mental são tratados por orientadores, empregadores e reguladores como delinquentes ou crianças desobedientes na escola por terem cruzado o limite entre o profissional e o paciente.

CONLUIO DO ANONIMATO

Os médicos são treinados para cuidar de outros, e não uns dos outros.

Os médicos são treinados para cuidar de outros, e não uns dos outros. Mesmo quando um membro da equipe parece estar em dificuldade, é raro que alguém perceba isso e o questione. Não temos a cultura de responsabilidade mútua, o que leva a uma situação descrita pelo psicanalista Michael Balint como o conluio do anonimato. Em geral, isso era usado para descrever o conluio em que "o paciente é passado de um especialista para outro sem que ninguém tome para si a responsabilidade pela pessoa como um todo".[2] No caso de um médico doente no trabalho, embora todos possam ver que algo está errado e até mesmo levantar preocupações relacionadas ao colega, ninguém quer assumir a responsabilidade na esperança de que outro lide com o problema ou de que o problema desapareça. Não estou sugerindo que temos o "dever de cuidar" uns dos outros no sentido de precisar oferecer cuidados médicos. Em vez disso, temos o dever de cuidar uns dos outros como colegas de profissão que trabalham duro pelo objetivo comum de tratar os pacientes.

Há muitos anos, durante seu treinamento em psiquiatria no Maudsley Hospital, em Londres, na Inglaterra, um dos chefes da psiquiatria pulou para cima da mesa no meio da cantina cheia de gente. Ele começou a gritar sobre a corrupção que ele tinha exposto naquele hospital, como seu superior (um eminente professor) tinha tentado encobrir o escândalo envolvendo o serviço secreto e como apenas ele (John) poderia salvar o mundo da invasão que estava para acontecer. Ficou claro que ele estava psicótico, ainda que ninguém parecesse saber o que fazer. Ali havia dezenas de psiquiatras, e um dos seus colegas estava claramente em um estado muito alterado, enquanto estávamos paralisados.

Por fim, um membro da equipe da cozinha delicadamente o fez descer da mesa e o levou pela mão até a emergência psiquiátrica logo adiante de um corredor próximo. Se esse médico, em vez de um problema mental, tivesse apresentado uma emergência física, ele ficaria sobrecarregado com tantas mãos para ajudar. Ele tinha buscado a ajuda de seu GP na semana anterior, o qual disse que, como psiquiatra, ele deveria saber qual era a melhor maneira de tratar sua condição ou talvez pudesse pedir ajuda a um colega. Não é necessário dizer que ele não sabia como ter acesso aos cuidados e, em vez disso, piorou progressivamente ao lado de seus colegas cegos para seu comportamento bizarro. Infelizmente, em minha experiência de trabalhar com médicos que apresentam problemas mentais, esse cenário não é incomum.

Os médicos são muito bons em não enxergar o sofrimento de seus pares, descrevendo-se em choque ao descobrir a condição de doente-médico de um colega. Uma análise retrospectiva costuma ser feita pelos colegas em busca de pistas para os problemas do médico; pistas que teriam notado se não ocorressem em médicos ou colegas. Os sinais clássicos da dependência de álcool (ninguém consegue disfarçar completamente o cheiro de álcool no hálito e nas roupas) ou a súbita perda de peso de alguém que não se alimenta por causa da depressão, ou mesmo os pequenos cortes de alguém que se automutila (a necessidade de higiene do cotovelo para baixo os deixa ainda mais evidentes). Foi apenas quando a condição do médico ficou óbvia que os outros admitiram que "eles achavam que algo estava acontecendo", o que ilustra que tanto em nível coletivo como individual os médicos acreditam que não podem adoecer.

PACIENTES, O PÚBLICO E SUAS VISÕES DOS MÉDICOS QUE ADOECEM

Além do óbvio de não quererem esperar mais tempo pelos cuidados, os pacientes não aceitam muito bem que os médicos adoeçam. Isso ocorre por haver uma ruptura em sua (do público) crença de que os médicos são de alguma forma imunes a doenças. O sociólogo Talcott Parsons descreveu o "papel de doente" em termos de se ter certos papéis desempenhados e responsabilidades a serem cumpridas por meio da manutenção de um ponto de vista paternalista e fronteiras rígidas entre os papéis de médico e paciente. Esses papéis atuam de forma a manter o contrato tácito entre paciente e médico; os pacientes adoecem, os médicos, não. Tanto pacientes como médicos participam de processos simbióticos inconscientes. O psiquiatra Thomas Main falou disso ao descrever a inter-relação defensiva das projeções entre cuidadores e pacientes e o conluio "fantástico" que ocorre entre os dois:

> Quem ajuda inconscientemente exige que os outros sejam necessitados, enquanto o necessitado exigirá que os outros ajudem. Assim, a equipe e os pacientes são, inevitavelmente, em certa medida, um a criatura do outro.[3]

Nesse processo, o aspecto sórdido, assustador e desagradável da doença pode ser projetado neles e ao mesmo tempo contido (mantido) pelos profissionais de saúde, os quais, considerando seu treinamento e *status*, aceitam essas projeções demandadas sobre eles pela sociedade. Se um médico adoece, como suportar essa dor?

Esse tema do conluio entre médico e paciente forma a introdução de John Updike para o livro *The house of God*:

> Ansiamos pelo mundo dos médicos. Por nossa própria necessidade, nós os reverenciamos; imaginamos que seu treinamento, experiência e dedicação divina os purgaram de toda incerteza, ansiedade e desgosto que sentiríamos em sua posição, vendo o que eles veem e sendo solicitados a curar tudo isso. Sangue, vômitos e pus não os revoltam; senilidade e demência não os apavoram; não os assusta meter as mãos nas superfícies escorregadias dos órgãos internos nem manusear os infectados e seus contatos.[4]

É claro que faz sentido que pacientes desejem o bem-estar de seus médicos, pois o adoecimento dos médicos pode ter impacto em seus cuidados.

Um estudo com pacientes tentou determinar como eles, com base em sua própria experiência pessoal, percebiam a saúde dos médicos e sua ligação com os cuidados. Surgiram três temas gerais. Primeiro, os pacientes detectam indícios em seus médicos que são interpretados como sinal de estarem bem ou mal (a maneira como os médicos se vestem, parecem cansados, se atrasam, parecem estressados, se envolvem em diálogos gerais com os pacientes e assim por diante). Em segundo lugar, os pacientes formam suas visões com base no que observam, e esses juízos influenciam diretamente a maneira como se sentem em relação aos cuidados. Por fim, os pacientes fazem uma ligação direta entre o bem-estar do médico e o cuidado que eles recebem.

Médicos doentes foram vistos negativamente pelos pacientes nesse estudo. Por exemplo, eles foram vistos como menos competentes e com maior probabilidade de cometer erros; menos adequados em suas interações e desorganizados; e com mais chances de colocar responsabilidade extra nos pacientes para limitar sua lista de problemas. Os pacientes também descreveram que se sentiam menos confortáveis e confiavam menos em médicos doentes, chegando até mesmo a procurar recurso em outros locais.[5]

CONCLUSÃO

Neste capítulo, ressaltei as dificuldades que outros médicos têm ao serem solicitados para tratar de seus próprios colegas. Tanto o médico doente como o médico que trata sentem-se constrangidos e têm dificuldade de aceitar a mudança de papel (de profissional a paciente). Contudo, é importante que todos nós aceitemos quando precisamos de ajuda. Quando os médicos chegam a buscar ajuda, eles têm desfechos muito bons em termos de redução de estresse, comprometimentos, taxas de abstinência e melhora geral em sua saúde mental. Por isso é tão importante encorajar os médicos a dar aquele passo gigante (para eles) de profissional a paciente. Talvez, na próxima vez que eu adoecer, eu consiga ser suficientemente aberta e honesta para fazer na prática o que advogo.

REFERÊNCIAS

1. McKall K. An insider's guide to depression. *BMJ* 2001;**323**(7319):1011.
2. Balint E, Courtenay M, Elder A, Hull S, Julian P. *The Doctor, the Patient and the Group: Balint Revisited.* London and New York: Routledge, 1993.
3. Main T. Some psychodynamics of large groups. In: Kreeger L (ed). The Large Group. London: Constable, 1975, pp. 57–86.
4. Shen S. *The House of God.* London: Black Swan, 1985.
5. Lemaire J, Ewashina D, Polachek A, Dixit J, Yiu V. Understanding how patients perceive physician wellness and its links to patient care: a qualitative study. *PLoS One* 2018;**13**(5):e0196888.

CAPÍTULO 18

O MÉDICO DOS MÉDICOS

Richard Duggins

Tenho o privilégio de avaliar e tratar médicos como a base de meu trabalho diário já há 12 anos. Este capítulo me dá a oportunidade de compartilhar meu aprendizado e reflexões pessoais sobre meu trabalho com médicos como seu psiquiatra e psicoterapeuta. Trata-se de uma visão pessoal.

A IMPORTÂNCIA DA IDENTIFICAÇÃO

Durante o período em que cuidei de médicos doentes, talvez a maior dificuldade que enfrentei tenha sido minha inclinação natural para a identificação exagerada com seu sofrimento, ser demasiadamente empático. É claro que a empatia é necessária e ajuda os pacientes a se sentirem confortáveis. Ela os ajuda a se sentirem suficientemente seguros para se abrir e me permite ouvi-los com compaixão (a base da empatia). É natural que eu me identifique com meus pacientes-médicos os quais, afinal de contas, podem ter tido infâncias parecidas, experiências escolares semelhantes e, é claro, dificuldades clínicas e pessoais em comum. Porém, é fácil exagerar na dose, especialmente ao sentar e ouvir suas histórias quando tenho aquela percepção que me deixa ansioso de “pelo amor de Deus, lá vou eu”, uma sensação de culpa por ter sobrevivido. Como não sentir um desconforto assim tão profundo? A empatia sem limites significa que sinto a sua dor, estresse e ansiedade. Fico com raiva por eles e quero me rebelar contra as injustiças de sua situação. Tomar seus sentimentos e viver suas experiências pode me fazer sentir desamparado e desesperançado por eles, uma forma de contratransferência que ocorre quando incorporo suas emoções.

A identificação exagerada também pode me dominar de **duas maneiras**. A primeira delas é querer me aproximar deles física e emocionalmente, como se a redução da distância entre nós pudesse fazer a dor desaparecer e resolver o problema. Essa forma de identificação pode me levar a exagerar em minha ajuda e ser até mesmo intrusivo, como no oferecimento de soluções quando elas não são necessárias ou no desejo de consertar as coisas que podem permanecer quebradas. A identificação pode ter influências poderosas sobre os limites terapêuticos. Posso estender a duração da consulta, oferecer mais sessões que o necessário, ser acessível demais e ajudar com coisas que normalmente não faria.

De modo alternativo, a identificação exagerada pode me levar na direção oposta, criando uma distância maior entre nós, afastando-me e colocando freios nas perguntas e demonstrando menos curiosidade. Quando reflito sobre as possíveis causas disso, suspeito que em algum lugar de meu inconsciente está o medo de contágio, ou talvez o não querer me enxergar naquele sofrimento. Esse tipo de identificação pode me levar a evitar a dor dos pacientes e até mesmo a dar alta muito cedo para eles ou encaminhá-los para outro lugar. Deve-se encontrar um equilíbrio.

Para obter os melhores resultados para meus pacientes, é fundamental que eu mantenha um distanciamento e um ponto de vista terapêutico regular. Para obter isso, é essencial que eu use a reflexão e a supervisão para explorar as frequentes atrações e repulsas em minha relação terapêutica com os pacientes.

A ACEITAÇÃO DO AMOR

Uma parte importante de trabalhar com pacientes em geral – e, em minha experiência, com os médicos especificamente – é que eles podem induzir sentimentos de amor como parte da relação terapêutica. Não se trata do amor romântico, mas de um amor terapêutico ligado à transferência, essa predisposição que todos nós temos para transferir para as outras pessoas no presente as experiências, as emoções relacionadas e os desejos insatisfeitos associados ao nosso passado. A transferência pode acontecer em ambas as direções e deve ser compreendida. Passei a aceitar que as poderosas transferências induzidas por minha identificação com meus pacientes-médicos significam que cuidar deles não pode ser um trabalho limitado ao horário comercial em minha mente. Embora eu encerre meu horário de consultório, suas lutas e dores continuam se infiltrando em minha mente quando estou em casa.

MANTENDO AS FRONTEIRAS TERAPÊUTICAS

Sou psicoterapeuta. Compreendo as fronteiras e a sua importância em todas as relações terapêuticas. Essas fronteiras estão ligadas à segurança do trabalho clínico e oferecem um espaço de contenção tanto para o paciente como para o terapeuta. Considerando os espaços comuns compartilhados que todos os médicos habitam (como as conexões durante a faculdade e o treinamento posterior ou as redes sociais comuns), é mais difícil manter fronteiras estritas com eles em comparação com os pacientes não médicos. Porém, ao longo dos anos descobri que os pacientes-médicos anseiam por fronteiras estritas (certamente no início do tratamento), pois facilita para que eles se tornem os "pacientes" se eu for o "médico". Eles têm muita dificuldade para reconhecer as fronteiras corretas que devem manter em nossa relação, e aprendi a fazer todo o possível para ajudá-los nisso. Eles podem se sentir inseguros sobre se comportar como meus pacientes, colegas ou algo intermediário. Sua identificação comigo como um clínico possivelmente sobrecarregado pode levá-los a não querer aumentar ainda mais a minha carga, e talvez isso represente não se abrir de uma maneira que seria fundamental para os seus cuidados. Aprendi a ser claro em relação a essas fronteiras, incluindo como, quando e por que eles devem me contatar entre as consultas.

Persuadido por esse "grupo especial", aprendi que minhas fronteiras devem ser as mesmas de todos os meus outros pacientes; nem mais estritas, mas também não mais flexíveis e, dessa maneira, os médicos conseguem obter o melhor tratamento possível de mim. Aprendi a reduzir minha inclinação para compartilhar minhas próprias histórias com eles ou para divulgar relatos pessoais para comparar com os deles.

RESPEITANDO A VERGONHA

A vergonha é uma força poderosa em médicos que me procuram para tratamento. Ao longo desses anos, pude ver como adoecer pode parecer um fracasso para eles, talvez de forma semelhante a como um banqueiro de investimentos se sente quando vai à bancarrota. Descobri que muitos de meus pacientes têm um medo intenso de doenças físicas e mentais, além de uma crença de que ser médico de alguma forma os protege contra doenças. Eles sentem muita vergonha e se sentem pessoalmente responsáveis por adoecerem. Aprendi que a vergonha aparece em quase tudo na consulta, sendo importante que eu reconheça isso e tente afastá-la um pouco para que a relação terapêutica possa se aprofundar. A incapacidade temporária para o trabalho pode causar uma vergonha profunda, a qual não costuma ser racional, pois não é aliviada pela realidade evidente de que são os graves sintomas de uma doença fora de seu controle que estão atualmente impedindo o médico de retornar ao trabalho.

NÃO ESPERAR DEMAIS

Fico impressionado com meus pacientes; no mínimo, eles sobreviveram a um treinamento longo e cansativo e são capazes de lidar diariamente com o sofrimento, a incapacidade e a doença. Em resumo, eles são intensamente resilientes. Ainda assim (ou talvez por causa disso), muitos descrevem um passado problemático, com uma infância em que tiveram de ser resilientes e "crescer rapidamente", cuidando de si mesmos por um ou outro de seus pais estar física ou psicologicamente ausente. Uma de minhas maiores lições em relação aos médicos é que, muitas vezes, seu intelecto se desenvolve antes de outros aspectos seus, como a inteligência emocional.

Ao avaliar e tratar médicos, frequentemente acho que seu intelecto nos ajuda a chegar rapidamente a uma compreensão racional comum de como os traumas passados ou as dificuldades enfrentadas podem estar influenciando seus problemas atuais. Porém, tomo cuidado para não deixar que sua rápida percepção intelectual me leve a esperar um processamento emocional igualmente rápido. Aprendi a usar pelo menos tanto cuidado com os médicos na exploração de assuntos emocionalmente perturbadores como faço com meus outros pacientes. Um intelecto grande não deve garantir o mesmo nível de maturidade emocional. Descobri que é melhor andar com cuidado, aumentando respeitosamente os aspectos emocionais de minhas consultas. Arrependo-me muito das ocasiões em que, como médico intelectualmente muito capacitado, "invadi" as profundezas e deixei os pacientes confusos e incomodados por não ter seguido o seu ritmo.

Um intelecto grande não deve garantir o mesmo nível de maturidade emocional.

RECONHECENDO AS ESTRUTURAS E AS DEFESAS DA PERSONALIDADE

Racionalização, minimização e negação formam a "Santíssima Trindade" dos mecanismos de defesa psicológicos vistos em médicos. Eles explicam o porquê de não buscarem cuidados ou de chegarem tarde para o tratamento (e, como resultado, geralmente já estão mais doentes que os outros). Eles passam meses ou anos explicando ou ignorando seus problemas. Na primeira consulta, o paciente invariavelmente explicará que considera estar desperdiçando meu tempo, antes de começar a descrever os sintomas de sofrimento psicológico significativo. Em nossas consultas, os médicos minimizarão seus sintomas e sofrimento. Considero útil o conceito de "ceticismo compassivo", e isso me leva a perguntar mais sobre os sintomas de apresentação. Os médicos tentam parecer valentes ou utilizam a máscara do enfrentamento. Podem até mesmo mentir para si mesmos (e para mim) sobre a extensão de seu desespero ou reduzir sua pontuação em escores rotineiros para doenças mentais. Perguntar por evidências objetivas de doença, como distúrbios do sono ou perda de peso, é fundamental. Dou atenção especial à presença de pensamentos suicidas, e faço uma anamnese sobre álcool e drogas, pois isso é facilmente subestimado.

Este livro já citou as estruturas comuns da personalidade de médicos, em especial o perfeccionismo, a obsessividade e a compulsividade. Acho isso útil, bem como muitos pacientes, ao pensar nesses traços como uma dádiva e como uma maldição. Essas qualidades nos tornam bons médicos; elas nos ajudam a trabalhar duro, ter sucesso, ser persistentes e praticar a medicina de forma segura. As faculdades de medicina selecionam candidatos com elas e o treinamento as estimula. Porém, muitos médicos observam, quando ficam mais estressados, que essas qualidades se tornam mais pronunciadas e inflexíveis. Isso significa que as mesmas qualidades que nos tornam bons médicos, sob estresse, aumentam a nossa probabilidade de adoecer. As altas expectativas e as críticas severas associadas aos médicos costumam ser internalizadas. Penso que isso geralmente reflete a experiência do médico durante seu crescimento, quando aprenderam a ser ríspidos consigo mesmos para proteger seus pais de sua raiva, crítica e culpa. Acho que estou geralmente protegido de críticas na consulta da mesma maneira que eles protegeram e ainda protegem outras pessoas em suas vidas. Suas elevadas expectativas também levam à sobrecarga de trabalho e à negligência das atividades sociais e prazerosas. Embora os médicos sejam compassivos e gentis com seus pacientes, ao mesmo tempo eles podem ser severos e intolerantes em relação a qualquer vulnerabilidade individual, especialmente quando adoecem. Isso pode resultar em pensamentos e planos autodestrutivos suicidas. Os médicos são um grupo de alto risco para suicídio, e eu trabalho duro em cada consulta para manter essa ideia bem clara em minha mente. Descobri que uma situação potencialmente perigosa pode ser criada se eu fizer um conluio com seu desejo de minimizar, racionalizar e negar esses riscos. Aprendi a ter mais coragem para ajudá-los (e a mim mesmo) a delicadamente encarar a realidade de sua situação.

IDENTIFICANDO A LIGAÇÃO ENTRE CUIDADO COMPULSIVO E VITIMIZAÇÃO

Os conceitos de "cuidado compulsivo" e de "curador ferido" se baseiam na premissa de que os indivíduos se tornam médicos para tentar compreender e aceitar suas infâncias imperfeitas. Os médicos são treinados para colocar os outros em primeiro lugar mesmo quando eles mesmos estão doentes, talvez fazendo isso não apenas por ser o que se espera deles devido ao "fazer do paciente sua maior preocupação", mas porque isso evita que eles admitam sua própria vulnerabilidade. Projetar a "fraqueza" nos outros ajuda a sustentar a nossa sensação de confiança. Outra razão é que muitos médicos lutam contra a emoção da raiva. Em minha experiência, os médicos veem a raiva como uma emoção negativa e, muitas vezes, enterraram-na profundamente desde a infância para proteger os outros contra ela. O problema da repressão da raiva é que ela deixa de estar disponível para ser usada na proteção das fronteiras ao redor do autocuidado pessoal e, especialmente, no uso efetivo da palavra "não". Conheci muitos médicos que parecem muito competentes em sua conduta profissional, mas que têm a impressão de ter pouco controle sobre sua carga de trabalho ou relacionamentos. Em casos mais extremos, essa supressão levou meus pacientes a se tornarem vítimas, permanecendo sob arranjos de trabalho abusivos ou em relações pessoais destrutivas, por não poderem proteger seu autocuidado.

Um conceito teórico relacionado é aquele do **desamparo aprendido**. Os médicos muitas vezes podem ter tido experiências na infância de pais que eram física ou emocionalmente ausentes e, como resultado disso, aprendem que não podem mudar seus pais, mas podem se tornar autossuficientes. Essa autossuficiência pode levar a uma contínua tendência à tolerância passiva a um cuidado inadequado por parte dos outros (sejam eles empregadores ou parceiros românticos), sem a experiência aprendida de que podem agir para mudar isso.

TRABALHAR, SEM CONLUIO, COM OS PADRÕES DE APEGO

Todo mundo tem um estilo de apego, o qual é nossa maneira característica de nos relacionarmos. O conceito de estilo de apego vem da teoria do apego, um dos principais modelos para a compreensão da regulação emocional, do desenvolvimento da personalidade e das relações interpessoais. Os estilos de apego são formados na infância e persistem do berço ao túmulo.

Em minha experiência, um estilo de apego típico de médicos é o "desapegado", o que significa que a pessoa diminui a importância das emoções e das relações pessoais. Um estilo de apego desapegado pode ser útil em determinados momentos de uma carreira médica; por exemplo, ele pode ser útil para minimizar o nosso sofrimento e o dos outros ao enfrentarmos uma exposição significativa e prolongada ao estresse durante nosso treinamento. Acredito que esses médicos são autossuficientes, independentes, mas também do tipo "cisne", nos quais um exterior tranquilo esconde uma ansiedade frenética sob a superfície. É importante fazer concessões para esse tipo de apego, pois a sondagem muito rápida dos sentimentos parecerá artificial para esses médicos e pode atrapalhar o seu envolvimento. Assim, sempre faço o encontro inicial com os médicos de maneira relativamente formal e em estilo empresarial para combinar com sua maneira preferida de se relacionar. Eu estruturo ativamente a sessão, faço perguntas e explico de forma transparente por que suas respostas são importantes. Esses médicos podem ser ajudados a se sentir seguros no tratamento pelo uso de explicações racionais para as discussões sobre seu humor e pela definição de um foco e objetivo colaborativo explícito. Porém, deve-se alcançar um equilíbrio, sendo crucial que eu não entre em conluio com seu estilo desapegado por muito tempo ao manter as coisas longe do campo emocional. À medida que nosso tratamento progride e assim que for seguro para eu fazê-lo, começo a trabalhar duro para introduzir a exploração de seus sentimentos e relações. Isso é crucial, pois pode ser exatamente sua dificuldade com o processamento das emoções ou no manejo dos aspectos mais suaves de suas relações interpessoais que tenha levado à sua apresentação, e é nesse ponto que eles precisam de ajuda.

Embora seja menos comum, o outro estilo de apego que às vezes encontro em médicos é o "preocupado". Em minha experiência, os médicos com esse estilo de apego tendem a expressar suas emoções livremente e lutam muito para manter as relações, mesmo que isso ocorra à custa de seu autocuidado. Esses médicos costumam relatar uma carreira com pouca ou nenhuma reclamação, pois fazem de tudo para garantir que as pessoas estejam felizes. Com esses médicos, também é importante inicialmente acompanhar seu estilo de apego natural, e, neste caso, isso envolve a facilitação de uma abordagem mais aberta e menos estruturada que permita a eles expressarem suas emoções e medo em relação aos relacionamentos. As pessoas com um estilo de apego preocupado podem ter dificuldade para relaxar e refletir racionalmente sobre quais pensamentos e ações são necessários. O equilíbrio a ser buscado aqui é para envolver esses médicos, garantindo que eles se sintam emocionalmente ouvidos e compreendidos, mas lentamente trabalhando para ajudá-los a relaxar, refletir e planejar a recuperação.

CUIDANDO DA ONIPOTÊNCIA

Embora a maioria dos médicos não reconheça isso, eles apresentam uma quantidade saudável de onipotência. A onipotência é útil e encorajada em nosso treinamento, pois nos permite superar consultas difíceis e acreditar que as coisas vão ficar bem. Eu certamente precisei de onipotência para comparecer a meus terríveis plantões noturnos enquanto era um médico em treinamento. Nossa onipotência também permite sentirmos as coisas diferentemente de nossos pacientes. Ela nos possibilita negar o fato de que somos tão frágeis e vulneráveis quanto eles.

Porém, a onipotência pode ser prejudicial, pois significa que podemos ultrapassar nossos próprios limites pessoais. Podemos acreditar que somos a pessoa que usa 10 chapéus diferentes devido aos nossos papéis adicionais ou que trabalha 60 horas ou mais por semana. A onipotência também encoraja a independência em vez da interdependência, com todo mundo solicitando ajuda do médico sem que o médico espere nenhum suporte pessoal para si mesmo.

A apresentação mais característica que vejo repetidamente em médicos que chegam a mim é o que chamo de "abismo de desempenho". Trata-se de uma queda súbita do desempenho no trabalho associada com uma mudança interna da onipotência para a impotência, de super-herói para "supernada". Nessa transformação altamente perturbadora, os pacientes relatam que subitamente passam a acreditar que não conseguem ir adiante, tendo que parar de trabalhar. Inicialmente eu ficava confuso ao ver médicos experientes com carreiras incríveis consultando comigo e dizendo que não conseguiam mais ser médicos, que eram fracassados e que seria melhor se morressem. Percebi que isso resultava da súbita perda da defesa de onipotência que esses médicos tinham usado durante anos para manter a autoestima e mascarar a vulnerabilidade. Quando a onipotência falha por terem alcançado seu limite, seus medos inconscientes sobre serem inadequados irrompem. Aprendi que essa apresentação deve ser abordada com muito cuidado, pois os médicos costumam se sentir desamparados e suicidas nesse período. Porém, percebi que manter a relação terapêutica de maneira firme, confiante e tranquilizadora pode levar a uma melhora rápida. Meu trabalho é, então, ajudar o médico a se recuperar sem ter que retornar a seu nível prévio de onipotência, de maneira que ele possa reconhecer que tem um lado humano que precisa ser cuidado.

Quando a onipotência falha por terem alcançado seu limite, seus medos inconscientes sobre serem inadequados irrompem.

Ao lidar com pacientes-médicos, tenho que lembrar que minha própria onipotência pode ser estimulada. Isso já me levou a manejar os médicos de maneira mais independente do que seria adequado, sem envolver outros profissionais nem discutir o caso com minha equipe. Para me proteger contra esse comportamento prejudicial, presto muita atenção ao surgimento de sentimentos de onipotência e faço bom uso de minha supervisão regular.

DESCOBRINDO CONTRATOS INCONSCIENTES

Descobri que alguns médicos têm contratos inconscientes profundamente definidos com relação a seu trabalho e podem se sentir traídos se acharem que esses contratos são quebrados. Os exemplos incluem "se eu trabalhar duro e fizer o melhor possível, tudo ficará bem" ou "se eu tratar as pessoas de forma justa, elas me tratarão da mesma forma". Outro contrato comum está ligado à psicologia do adiamento, na qual os médicos acreditam que, se trabalharem duro agora, receberão sua recompensa mais tarde. Considero útil observar essas crenças, especialmente se o médico apresenta sentimentos do tipo traição. Muitas vezes, eles não estarão explicitamente conscientes dessas crenças até que as tragamos à luz.

PSICOEDUCAÇÃO E ENVOLVIMENTO DA FAMÍLIA

Os pacientes consideram útil quando eu rotineiramente ofereço psicoeducação relacionada ao diagnóstico, ao tratamento e ao prognóstico, tendo o cuidado de não supor automaticamente que eles já saberão algumas coisas devido ao seu treinamento. Isso não significa que eu sempre comece do início, mas a psicoeducação ajustada ao paciente é uma boa prática como parte do tratamento.

O envolvimento de familiares tem sido uma adição mais nova ao meu trabalho, sendo uma intervenção muito útil. Em geral, devido à vergonha e a fatores relacionados à personalidade, os médicos minimizam sua doença e se mantêm isolados. Sei que é mais fácil entrar em conluio com seu isolamento e vergonha, mas aprendi a ser valente e desafiá-los, especialmente ao estimular o envolvimento de um familiar ou amigo próximo. Logo após conhecer o médico, um encontro com familiares pode ser útil para obter informações adicionais, mobilizar o suporte e compartilhar minha avaliação e objetivos terapêuticos. Mais para o final da terapia, esses encontros podem ser úteis para compartilhar o plano de prevenção de recaídas e para solicitar suporte aos familiares para ajudar o médico a ficar bem.

ESCOLHA CUIDADOSA DA TERAPIA

Para mim, um dos aspectos mais recompensadores de trabalhar com médicos é a rapidez com que eles se recuperam quando recebem o tratamento apropriado. Acredito que isso ocorra porque os médicos são motivados, brilhantes e comprometidos, e isso representa fatores prognósticos excelentes. Os médicos parecem fazer um excelente uso da terapia breve.

Ao pensar sobre as opções de terapia para médicos, dou cada vez mais importância para os estilos de personalidade e de apego. Se eles são desapegados e minimizam suas emoções, então eles podem ser atraídos para uma terapia mais cognitiva, como a terapia cognitivo-comportamental (TCC). Porém, muitas vezes esses pacientes também se beneficiam de uma terapia que funcione explícita e diretamente com as emoções, mesmo que isso possa parecer contraintuitivo. Essas terapias podem incluir a psicoterapia psicodinâmica, a terapia interpessoal (TIP) e a terapia cognitivo-analítica (TCA). Essas terapias podem ser melhores para alcançar as partes que precisam ser alcançadas. Da mesma forma, se um paciente-médico estiver cheio de emoções e tendo dificuldade para relaxar, uma abordagem psicodinâmica pode parecer a opção mais óbvia, mas na verdade a TCC pode ser mais útil para encorajar uma reflexão estruturada e uma mudança.

Tive o prazer de coordenar vários grupos terapêuticos para médicos, e me impressiona o quanto eles podem ser úteis. A terapia de grupo é muito poderosa para ajudar os médicos a enfrentar seus sentimentos de vergonha, estigma e isolamento. Os grupos também oferecem oportunidade para o altruísmo, o que pode ser especialmente útil para aqueles que não conseguem trabalhar devido à doença.

CONCLUSÃO

Os médicos são pessoas fascinantes para cuidar, e, para mim, eles são pacientes recompensantes para acompanhar. Como todo mundo, eles também trazem suas complexidades para o tratamento, e aprendi que essas complexidades demandam compreensão e acomodação significativas para que eu possa ajudá-los a se envolver em um tratamento oportuno e efetivo. Tive que desenvolver coragem e confiança para garantir um bom cuidado clínico, apesar de fortes abalos causados por identificação, fronteiras, expectativas e conluios. Para isso, baseio-me muito na reflexão pessoal regular, na prática reflexiva com pares e na supervisão. Uma das alegrias de meu trabalho é que estou sempre aprendendo, e meus pacientes são os mais generosos e cativantes mentores.

CAPÍTULO 19

COMO SER UM PACIENTE SUFICIENTEMENTE BOM: DA DOENÇA À SAÚDE

Grupo de pacientes e voluntários em saúde do profissional e Clare Gerada

*O médico que trata a si mesmo tem um tolo por paciente.**

Sir William Osler, 1849–1919

O Patient and Volunteer Group (Grupo de Pacientes e Voluntários) é formado por médicos que já foram pacientes do setor de Saúde do Profissional. Eles ajudaram a preparar o conteúdo deste capítulo, o qual oferece as principais dicas para ser e apoiar um médico como paciente, e além disso:

- Como admitir a vulnerabilidade e se tornar paciente.
- Como poderíamos nos envolver com um colega doente no ambiente de trabalho e como fazer isso de maneira **segura** e **compassiva**.

PRINCIPAIS DICAS PARA MÉDICOS SE TORNAREM PACIENTES

Se você não estiver bem

- Reconheça que é normal ficar doente – afinal de contas, você é um ser humano.
- Peça ajuda enquanto há tempo, não espere demais. Se os outros perguntarem se você está bem, não dê uma resposta automática, pense a respeito – talvez você não esteja bem.
- Busque a ajuda de outro médico ou profissional de saúde. Este não é o momento para se autodiagnosticar ou se automedicar. Busque um conselho e o siga.

---

*Osler brinca aqui com a ambiguidade do verbo "*to doctor*" em inglês, o qual pode significar tanto "praticar a medicina" quanto "enganar". A frase em inglês seria "*The physician who doctors himself has a fool for a patient.*".

- Evite "consultas de corredor". Agende um horário para consultar alguém e compareça à consulta sabendo que você será o paciente, e não o médico.
- Lembre-se de que você pode pedir mais informações sobre sua doença e sobre o que acontecerá depois. Não significa que você necessariamente seja um especialista nessa condição em particular apenas por ter treinamento médico, e você também pode não estar pensando com a mesma clareza como normalmente faria.
- Não organize seus próprios cuidados, programando exames ou consultas. Este é o trabalho do médico, e não do paciente.
- Ouça o que o profissional de saúde está dizendo, particularmente se ele o está aconselhando a tirar uma licença. **Você não precisa ser um herói.** Você pode achar que está decepcionando seus pacientes e colegas ao se afastar, mas você irá se recuperar e voltar ao trabalho como um médico saudável e efetivo muito **mais rapidamente** se seguir os conselhos dados.
- Certifique-se de ter uma boa estrutura ao seu redor. Pense em quem deve saber sobre a sua situação (família, amigos, chefe) e que nível de detalhamento eles precisam conhecer. Os médicos costumam alardear ou se isolar e esconder quando não estão bem – particularmente se estão afastados.
- **Pense sobre *por que* você está doente** – existe algo em seu trabalho ou vida diária que deve/pode ser mudado? A Saúde Ocupacional pode ser realmente útil aqui para ajudar a negociar quaisquer mudanças.

PRINCIPAIS DICAS PARA MÉDICOS QUE TÊM COLEGAS COMO PACIENTES

- Reconheça que o médico doente à sua frente, antes de mais nada, é um paciente – o seu paciente. Ele pode ter algum conhecimento médico, mas não presuma que ele esteja em posição de usar esse conhecimento para ajudar a si mesmo.
- Volte aos princípios básicos – pergunte ao seu paciente quais são as suas preocupações, ideias e expectativas. Explore sua queixa principal.
- Compreenda que o paciente-médico pode estar em sofrimento emocional. Ele pode não ter percebido quão doente está ou, de modo alternativo, pode estar exagerando sobre a gravidade de sua doença (ter conhecimento pode ser algo perigoso).
- É importante reconhecer que ele pode ser especialista em sua doença (é surpreendente o número de médicos que desenvolvem doenças de sua própria especialidade), mas lembre-se de que você é o médico e ele é o paciente. Ouça-o, responda a perguntas, dê informações, mas seja claro sobre qual deve ser o melhor tratamento ou plano de cuidados.
- Uma boa comunicação é vital. Certifique-se de que o paciente-médico compreende o que está sendo dito, repetindo se houver necessidade. Não presuma

que há um nível de conhecimento que ele não tem (mesmo que isso signifique explicar sobre os efeitos colaterais dos antidepressivos para um psiquiatra ou sobre os danos do álcool para um hepatologista).

- Mantenha bons registros, faça as receitas e solicite os exames você mesmo. Não espere que o paciente-médico faça isso por si.
- O paciente-médico costuma estar preocupado com a confidencialidade de suas consultas e registros. Pense sobre quem deve ter acesso ao prontuário clínico e o que pode ser feito para preservar a confidencialidade. Por exemplo, os registros eletrônicos ou em papel podem ser armazenados de modo a não serem acidentalmente acessíveis a todos os administradores e colegas do paciente-médico? Você pode colocar um alerta nos registros de computador ou restringir o acesso a eles?
- O paciente-médico pode precisar de suporte para a tomada de decisões, particularmente quando isso envolve tirar uma licença para se recuperar. Lembre-se de que o paciente-médico que está afastado do trabalho pode se sentir culpado por decepcionar os pacientes e colegas; eles podem ficar isolados e sua condição pode piorar. Certifique-se de que tenham suporte em casa, considere sua rede de apoio e tenha certeza de que serão acompanhados.
- Não progrida na questão de o paciente-médico poder ou não trabalhar **sem discutir isso com ele**. Pode haver situações em que, na sua opinião, o médico não deveria estar trabalhando – lembre-o de que ir contra esse conselho não seria adequado e poderia colocar seu registro médico em risco. Porém, também é importante que ele saiba que, na maioria dos casos, os reguladores não estão interessados em se envolver na questão da saúde se o paciente-médico estiver buscando e seguindo o aconselhamento médico. A autorrevelação de um problema de saúde é sempre preferível a um paciente-médico ser "delatado", e você pode dar o apoio necessário para ele fazer isso.
- Não compartilhe informações sobre seu paciente-médico fora do consultório **a menos que seja absolutamente necessário** (e isso deve significar apenas as situações em que há risco para si e para os outros). Apenas porque esse paciente é um orientador médico ou trabalha no mesmo hospital NÃO significa que você deva informar a todos. Você pode aconselhar o médico sobre falar com o setor de Saúde Ocupacional ou seu diretor clínico, mas você não pode decidir isso por ele sem um consentimento informado explícito.
- Lembre-se que as diretrizes do General Medical Council (GMC) dizem que:

> Se, com o suporte adequado, você for capaz de manejar um problema de saúde de modo que o cuidado oferecido a seus pacientes não seja afetado, então sua capacidade de praticar a medicina não será afetada. Logo, não haverá necessidade de estarmos envolvidos nem de conhecermos o caso.[1]

- Por fim, considere se você está bem. Ser o médico de um médico pode ser difícil e tem seus próprios estressores. Considere se você precisa de algum suporte ou se precisa falar sobre como o impacto do cuidado de um colega pode tê-lo afetado.

PRINCIPAIS DICAS PARA FAMILIARES E AMIGOS DE UM PACIENTE-MÉDICO

- Encorajar seu amigo ou familiar a ser um paciente, a escutar e a levar a sério os conselhos dados.
- Manter a mente aberta em relação ao nível de conhecimento que ele pode ou não ter em relação à sua condição. Lembre-se de que ele pode não ser capaz de aplicar seu próprio aprendizado e conhecimento nessa hora.
- Não o critique nem julgue por não reconhecer sua própria doença – os médicos são notoriamente ruins para perceber que estão doentes ou para buscar ajuda em tempo hábil.
- Mantenha contato, particularmente se ele estiver afastado do trabalho – ele pode se sentir isolado ou solitário.
- Estimule-o a comparecer às consultas e a se afastar do trabalho, se for necessário.
- Seja um amigo crítico. Se oponha a ele quando estiver recuando em relação ao conselho médico dado ou se recusando a sair de licença. Você pode ter algum conhecimento médico próprio, mas **use-o com sabedoria** – não caia na armadilha de se tornar um segundo médico para ele.
- Assegure-se de que há um suporte em volta dele. Encoraje-o a participar de um grupo de apoio ou a encontrar outras pessoas em situação parecida. Lembre-se, porém, de que pode ser difícil para os médicos terem acesso a grupos de apoio com membros do público. Isso não ocorre apenas por questões de confidencialidade, mas porque os membros do grupo podem estar criticando seus próprios médicos e cuidados, o que pode aumentar o sofrimento do paciente-médico.
- Pense no impacto da doença sobre ele. Ele pode ter medo do futuro (treinamentos ou empregos); pode haver preocupação com dinheiro se ele não estiver trabalhando atualmente; além de preocupações com outros problemas que esteja enfrentando. Pergunte sobre isso e ajude a identificar o suporte necessário.
- **Seja gentil** – os médicos são notoriamente duros consigo mesmos quando adoecem, de maneira que ter você ao lado dele terá um valor inestimável.

PARAR E RETORNAR AO TRABALHO

Muitos do grupo passaram longos períodos sem trabalhar – seja devido a uma restrição em seu local de trabalho imposta pelo empregador, pelo GMC ou pela doença. Felizmente, um grande número retornou ao trabalho, e estes são os conselhos que eles dão sobre como manejar ambos os processos (desemprego e retorno ao trabalho).

Tempo afastado do trabalho e licença médica

O que fazer e o que não fazer:

- Certifique-se de ficar sob os cuidados de um clínico geral (GP, do inglês *general practitioner*).
- Mantenha uma cópia dos registros de sua doença quando apresentá-los.
- Certifique-se de que os administradores sejam notificados se você for se afastar de casa ou ficar inacessível por mais do que alguns dias para evitar que perca *e-mails* ou consultas. Se você estiver de licença médica remunerada, mesmo assim pode tirar um período de recesso e ser pago por isso.

Se você estiver comparecendo ao local de trabalho para uma revisão, tente marcar a consulta para logo depois, em vez de imediatamente antes, de uma consulta de Saúde Ocupacional, dando tempo para que qualquer correspondência seja enviada e vista. A maioria dos relatórios de saúde ocupacional não entra em detalhes clínicos, restringindo-se a questões relacionadas com estar em condições de trabalhar, ajustes que podem ser necessários e uma estimativa de prazo para o retorno ao trabalho. Você não tem obrigação de discutir detalhes de sua doença com colegas e administradores. Se necessário, busque orientação em seu sindicato se houver questões relacionadas ao seu contrato ou quando o empregador estiver dificultando o seu retorno ao trabalho.

O contato regular com seu diretor clínico ou administrador é fundamental, pois permite que os relatórios de progresso geral sejam dados a uma única pessoa em vez de todos saberem sobre seus problemas pessoais. Isso facilita o planejamento do retorno (ou do não retorno) ao trabalho e permite uma abordagem coordenada de seu caso. Uma conexão com os colegas e o local de trabalho é mantida, o que ajuda a evitar a sensação de isolamento e a não ficar totalmente alienado do trabalho. Quaisquer restrições ou condições de trabalho podem ser acomodadas e integradas no plano de retorno ao trabalho. É importante observar que quaisquer possíveis mudanças no padrão de trabalho no retorno podem ser planejadas com muita antecedência.

Se o local de trabalho e seus estresses forem um fator significativo em sua doença, isso pode ser discutido para minimizar recorrências da doença. As revisões continuadas após o retorno devem permitir que quaisquer novas dificuldades sejam discutidas. Você não precisa estar 100% bem para voltar ao trabalho (na verdade, ninguém está 100% bem física e mentalmente), mas lembre-se de que é difícil sair novamente em licença após retornar ao trabalho, de modo que não deve se sentir pressionado a retornar cedo demais.

Coisas para fazer antes de retornar ao trabalho

- Ensaie o retorno ao trabalho – isso é especialmente importante se você ficou um tempo maior afastado. Pratique o despertar cedo por pelo menos 1 semana antes e faça o trajeto até o trabalho durante o horário de pico alguns dias antes.

- Tente encontrar um colega que lhe permita ficar por perto por alguns dias antes de retornar ao trabalho.
- Informe-se no caso de ter havido alguma mudança no local de trabalho ou se estiver começando em um novo ambiente.
- Um período prolongado longe do trabalho pode resultar no acúmulo de férias anuais. A licença médica por mais de 6 meses resultará em meio salário, mas tirar as férias anuais após ser desligado por licença médica e antes de retornar ao trabalho dá direito a salário integral. Isso pode ser visto de maneira negativa por alguns colegas, mas 2 semanas de férias e repouso são muito diferentes de uma licença médica.
- Cada empregador terá suas regras referentes às férias anuais não tiradas no ano anterior, frequentemente 5 dias. Isso deve ser confirmado por acordo adequado e documentado com o administrador. Algumas vezes, se pode negociar mais do que isso.
- É importante que seu diretor clínico e o gerenciador das escalas saibam de quaisquer condições ou recomendações voluntárias do GMC, pois isso deve ser considerado no plano de retorno; por exemplo, exigências relacionadas a supervisão, plantões e não trabalhar sozinho.
- Se você tem uma doença depressiva associada, os medicamentos noturnos podem inicialmente causar sonolência matinal, sendo importante que você esteja estável nesses tratamentos. Por exemplo, isso pode exigir a postergação do início das atividades noturnas no trabalho. Da mesma forma, se você não puder dirigir após uma infração de trânsito por estar sob efeito de álcool, pode haver necessidade de ajustes.

Retorno ao trabalho

Deve ser estabelecida uma data para o retorno ao trabalho após uma discussão com a equipe relevante. Não tente acelerar nem postergar a data – os especialistas que cuidam de você sabem qual é o período razoável **muito melhor do que você pode perceber**. Nada se ganha ao fazer o que parece melhor para o departamento – você pode estar emocionalmente vulnerável por um tempo. Costuma haver uma sensação de estar sendo "testado" e sob críticas de colegas. É importante mencionar quaisquer problemas durante o retorno planejado e talvez aceitar que seus horários prévios exigem alguma alteração. Ao retornar pela primeira vez ao departamento, **não tente agradar a todos aceitando um excesso de trabalho**. Você pode se sentir isolado inicialmente e achar que os colegas estão meio desconfiados de você.

Lembre-se de que os colegas provavelmente tiveram que cobrir suas faltas e suportar algumas dificuldades de comportamento antes de você sair de licença; alguns ainda podem estar ressentidos, de modo que a confiança deve ser lentamente reconstruída. Controle-se para não contar tudo a todos. A participação em sessões de aconselhamento e encontros de grupos o encoraja a ser honesto e envolve o compartilhamento de algumas informações profundamente pessoais. Isso é adequado em um local seguro, mas aqueles não familiarizados com esses programas de recuperação em grupo costumam considerar essa honestidade um pouco ameaçadora e não esperam isso, além de não saberem como reagir. As pessoas falarão de você, pois isso é da natureza humana, mas isso não costuma prolongar-se muito. Todos estão ocupados e preocupados com suas próprias vidas. Mesmo se o seu caso tiver aparecido nos noticiários locais ou nacionais, isso será logo esquecido, as pessoas ficarão entediadas e procurarão outras coisas para ocupar-se.

Nas primeiras semanas de volta ao trabalho:

- Vá dormir cedo.
- Não fique surpreso com a impressão de um choque cultural – **realmente é!**
- Não se preocupe se, por um tempo, tudo que você fizer for levantar, ir trabalhar e ter uma boa noite de sono.
- Não se sinta obrigado a organizar ou aceitar novos riscos – é fácil se sentir um pouco culpado após ficar algum tempo afastado e tentar compensar se voluntariando para coisas novas. Seu bem-estar pessoal deve vir em primeiro lugar nessa fase.
- Tente ser positivo e adequadamente animado, mas não faça as coisas por obrigação.
- Certifique-se de que quaisquer consultas ambulatoriais e outros seguimentos sejam permitidos em seu plano de trabalho inicial.

O retorno ao trabalho pode ser assustador após um período de licença médica, mas você deve ficar tranquilo, pois não é difícil, e muitos conseguem fazer essa transição com muita segurança.

REFERÊNCIA

1. General Medical Council. Your health matters Practical tips and sources of support [Internet]. 2014. Disponível em: www.gmc-uk.org/-/media/documents/dc7210---your--health-matters-1215_pdf-56661104.pdf.

CAPÍTULO 20

SERVIÇOS PARA MÉDICOS COM DOENÇA MENTAL

Clare Gerada

Jô se sentia terrível. Ele havia tentado ligar para o telefone de ajuda no cartão deixado ao final de uma aula sobre burnout *no mês anterior. Cada vez que ele tentava ligar, recolocava o fone no gancho antes de ser atendido. Todos os dias ele queria morrer e já tinha começado a sonhar com a morte. Ele tinha começado a estocar remédios que comprava em farmácias diferentes. Sentia-se como se usasse óculos escuros o tempo todo, pois sua vida parecia muito cinza e vazia. O trabalho era sua única distração e o álcool anestesiava seus pensamentos ao final do dia. Ele estava deprimido. Isso tinha sido desencadeado pela morte de um bebê por sepse alguns meses atrás. Ele sabia que a culpa não era sua, mas, em algum lugar bem no fundo, ele achava que era. Se ele fosse mais experiente, as coisas poderiam ter sido diferentes. Agora ele verificava duas vezes cada coisa que fazia. Ele estava até mesmo começando a ir para o trabalho nos dias de folga apenas para verificar suas decisões. Sentia-se inútil como médico. Todo o seu treinamento não salvou aquele bebê. Não conseguia tirar da cabeça o olhar angustiado da mãe do bebê. Ele ficava horrorizado com a ideia de buscar ajuda. E se "eles" o encaminhassem ao regulador? Ele não queria dar todos os detalhes no caso de "eles" contarem a alguém. Ele nem mesmo tinha certeza sobre quem eram "eles". Ele tentou ligar mais uma vez. Dessa vez esperou tocar, e, após quatro toques, uma voz amigável do outro lado respondeu "Alô, aqui é a Nádia, como posso ajudá-lo?". Jô começou a chorar e contou à Nádia que estava desesperado e precisava de ajuda. Em poucos minutos, foi marcada uma consulta para a semana seguinte.*

Os problemas de saúde dos médicos não são exclusivos, nem é único o ambiente em que trabalham. Jô não tem uma doença especial; ele tem depressão. Ele também não precisa de medicamentos e intervenções diferentes de outros pacientes. As doenças mentais dos médicos respondem da mesma maneira – ou, em algumas condições, até melhor – que os pacientes não médicos. O que difere os médicos é a forma como buscam ajuda e como aqueles que os tratam fazem isso (ver Capítulos 15 e 16). Ainda fico surpresa com o quanto os médicos com doenças mentais demoram para buscar cuidados. Talvez eu também seja culpada por isso.

Este capítulo discute quais são os serviços disponíveis, como eles diferem pelo mundo todo e o que faz um bom serviço (bom em relação a melhorar o acesso aos cuidados).

SERVIÇOS DE SAÚDE PARA MÉDICOS

As vantagens de serviços específicos para médicos incluem:

- Eles encorajam a busca precoce dos cuidados.
- Eles oferecem manejo especializado para médicos com problemas mentais.
- Eles ajudam os médicos em diferentes áreas inter-relacionadas, incluindo o enfrentamento da doença mental, das queixas, do retorno ao trabalho e de suporte em ações disciplinares.
- Eles podem responder e iniciar o tratamento rapidamente.
- Eles têm bom custo-benefício.
- Eles asseguram uma melhor proteção para o público ao manter os médicos potencialmente incapacitados sob tratamento.

Os primeiros programas específicos para os médicos foram estabelecidos na América do Norte com o objetivo de prevenir a má prática, principalmente com relação ao abuso de drogas e álcool. Outros programas foram depois estabelecidos no mundo todo. Alguns deles são do tipo liberdade condicional (monitoramento, supervisão e coordenação), enquanto outros são mais parecidos com os serviços de tratamento de saúde mental da comunidade. Há algumas características gerais que melhoram as chances de os médicos utilizarem os serviços de saúde para médicos.

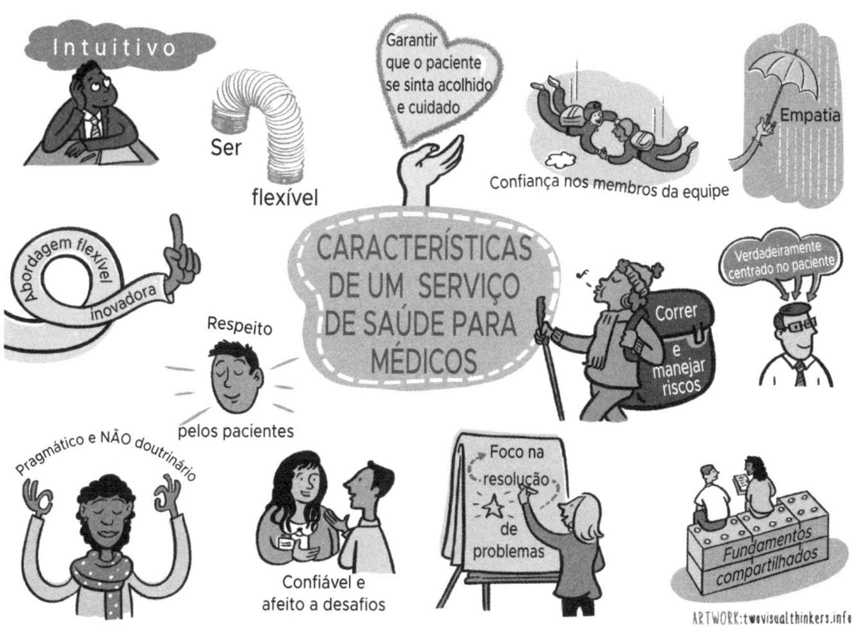
CARACTERÍSTICAS DE UM SERVIÇO DE SAÚDE PARA MÉDICOS
Intuitivo
Ser flexível
Garantir que o paciente se sinta acolhido e cuidado
Confiança nos membros da equipe
Empatia
Abordagem flexível inovadora
Respeito pelos pacientes
Correr e manejar riscos
Verdadeiramente centrado no paciente
Pragmático e NÃO doutrinário
Confiável e afeito a desafios
Foco na resolução de problemas
Fundamentos compartilhados
ARTWORK:twovisualthinkers.info

Avaliação

Jô foi atendido para uma primeira avaliação. Ele sentou-se na cadeira e encarou o médico. O médico já tinha dito a ele que tudo que fosse dito ali seria confidencial, a menos que houvesse preocupação grave consigo ou com seus pacientes. Ele ficou mais tranquilo. Ele nunca tinha consultado por doença mental, mas ali estava ele. Apesar da ansiedade por estar ali, começou a contar sua história. Ele falou da culpa após a morte do bebê. O médico fez algumas perguntas. Ele não as esperava, mas elas o fizeram pensar. Ele foi questionado sobre os motivos de escolher estudar medicina. Ele hesitou. Isso soava como clichê – mas a razão era ter sido inspirado por um clínico geral (GP, de general practitioner*) local quando era mais jovem. Ele tinha sido uma criança bastante doente, tendo consultado seu GP em muitas ocasiões. O homem era sempre muito gentil e lhe dava doces em todas as consultas. Ele queria fazer o mesmo que seu GP e "não deixar as crianças morrerem". O médico perguntou a ele sobre outros problemas e o ajudou a pensar em outras coisas que poderiam estar por trás dessa resposta catastrófica à morte da criança. O simples fato de conversar sobre seu humor já o ajudou. Ao final da consulta, ele não conseguia entender por que tinha tanto medo de buscar ajuda.*

Os médicos que tratam seus colegas devem, como em outras interações entre médico e paciente, conseguir coletar uma anamnese adequada. Esta pode ser a primeira vez que o médico consegue contar sua história, sendo importante ouvir com compaixão, mas também fazer perguntas pertinentes ao longo do relato, como o porquê de escolher a medicina, quem influenciou essa decisão e os motivos de escolher aquela faculdade ou especialidade em particular. Isso dá uma ideia de quão segura está sua identidade médica e as influências por trás de sua decisão de estudar medicina. Perguntamos sobre queixas e dificuldades no trabalho ou falhas no serviço. Para alguns pacientes, é importante buscar, com seu consentimento, a corroboração de uma terceira parte, como um familiar ou colega próximo, especialmente no manejo da adição, de pacientes com transtorno bipolar ou com outros problemas mentais complexos.

A avaliação pode incluir um exame físico e, quando necessário, exames de sangue de rotina ou testagem para drogas e/ou álcool (urina, sangue ou cabelo).

Nossa avaliação engloba:

- Anamnese pessoal e familiar (incluindo outros médicos na família).
- História médica e psiquiátrica pregressa, incluindo quaisquer comportamentos de adição.
- História relacionada a escola, faculdade, pós-graduação, treinamento e trabalho.
- Pausas no treinamento ou serviço e por que elas ocorreram.
- Trabalho atual (incluindo consultório privado, trabalho acadêmico).
- Conquistas acadêmicas, incluindo premiações, distinções, fracassos ou adiamentos.

- Envolvimento com reclamações, eventos significativos, encaminhamento ao regulador.
- Qualquer problema financeiro.

A anamnese ajuda a formular o problema do médico. Acredito que o modelo dos 5 Ps ajuda a desenvolver uma formulação.[1]

Predisposição – por exemplo, eventos traumáticos prévios, história familiar de doença mental, traumas na infância, incapacidades.
Precipitação – gatilhos que levam alguém a pedir ajuda exatamente agora.
Problemas de apresentação – a pessoa descreve-os como os problemas para os quais querem ajuda e o porquê de eles terem surgido.
Perpetuação – comportamentos e pensamentos prejudiciais que estão mantendo o problema ou outros problemas consequentes, como questões financeiras e de saúde.
Proteção – estratégias de enfrentamento saudáveis, redes de apoio e emprego agradável.

Equipes multidisciplinares

Os serviços de saúde para médicos que funcionam de maneira multidisciplinar trazem benefícios adicionais para o paciente pela experiência diferente que cada profissional traz ao grupo. Isso também permite que decisões e riscos sejam compartilhados, o que é importante ao cuidar de pacientes que também trabalham em um ambiente de alto risco e dificuldade.

Em meu serviço, nos encontramos semanalmente, e todos os pacientes novos e casos problemáticos são discutidos. Os casos costumam ser simples, mas algumas vezes temos que tomar decisões como quem mais deve ser envolvido, se é seguro que continuem trabalhando ou se precisam parar e quais outros fatores de risco podem estar presentes.

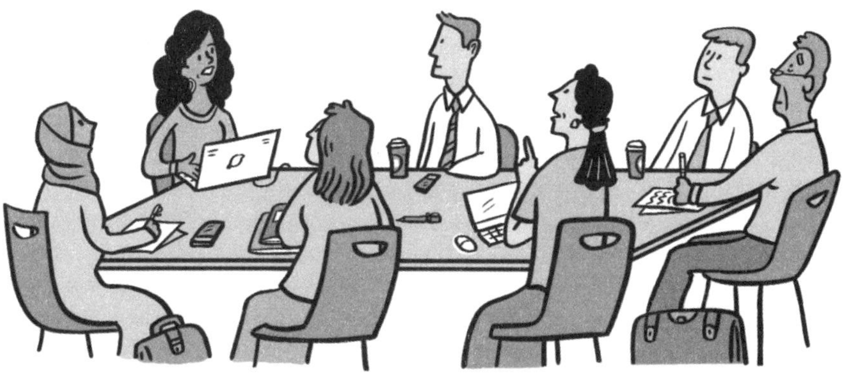

Avaliação de risco

A maioria dos serviços de saúde para médicos tem meios de avaliar, abordar e minimizar os riscos. Isso é importante ao cuidar de médicos com doença mental, pois temos de lembrar que há dois conjuntos de pacientes na mistura: o paciente à nossa frente (o médico) que pode representar um risco para si (incluindo a automutilação do profissional) e, secundariamente, os pacientes manejados por esses médicos e que podem sofrer danos se o médico não estiver em boas condições para o trabalho. Também existe o potencial para o dano que um médico doente pode causar à sua organização. Em nosso serviço, realizamos uma avaliação de risco em todos os pacientes.

Dependendo do problema e de sua gravidade, os pacientes são classificados quanto ao risco, como verde (menor risco), amarelo ou vermelho (maior risco). A categoria de risco determina a frequência com que o paciente é atendido e quão proativos seremos em seu acompanhamento. Por exemplo, a cor verde significa que o paciente consulta apenas quando houver necessidade. A cor vermelha significa que estamos muito preocupados com o paciente e gostaríamos de revisar o caso em consulta presencial ou por telefone pelo menos semanalmente. O processo de atribuição da condição de risco aos pacientes garante que analisaremos com profundidade os seus problemas e como podem impactar em seu comportamento (p. ex., risco de suicídio ou de surtar no trabalho). Um aspecto importante de qualquer avaliação é certificar-se de que o médico, mesmo estando doente, possa seguir trabalhando com segurança.

Arif morava em uma acomodação do hospital. Ele tinha começado a trabalhar como substituto há pouco tempo. Sua família vive na Líbia, e ele veio trabalhar na Inglaterra há alguns anos. Agora é difícil para ele retornar. Arif foi recentemente suspenso após uma queixa de uma paciente que disse que ele tinha sido rude e gritado com ela. Ele nega isso, dizendo que tinha ficado incomodado quando a paciente foi racista com ele, dizendo que não queria consultar com um médico estrangeiro. Mesmo antes disso, ele tinha notado o quanto andava irritado e tinha perdido o interesse na maioria das coisas. Tudo o que ele parecia fazer era trabalhar. Ele não tinha amigos nem familiares na Inglaterra, e não tinha uma rede social de verdade. Ele começou a chorar e disse que seria melhor já estar morto.

Arif foi classificado como de risco mais alto: vermelho. Ele vive sozinho em uma acomodação do hospital e é socialmente isolado. Ele se formou em medicina em outro país, o que significa que tem outros problemas culturais, profissionais e sociais para lidar. Ele está deprimido, sofreu uma reclamação e está suspenso do trabalho. Gostaríamos de nos certificarmos de manter contato próximo com ele (pelo menos semanalmente) e oferecer tratamento, mais provavelmente incluindo antidepressivos, terapia interpessoal e uma vaga em nosso grupo para médicos excluídos do trabalho.

Também ofereceríamos suporte em relação à reclamação recebida, tentando despersonalizar o problema e ajudá-lo a ver a questão sob outra perspectiva.

Classificação de risco	Exemplos
Risco verde Revisado quando necessário	Sintomas leves a moderados Boa rede social e/ou familiar Outros fatores (p. ex., sem grandes problemas financeiros, parceiro que dá suporte) Colegas de trabalho envolvidos e que dão suporte
Risco amarelo Revisado mensalmente	Transtorno bipolar, em contato com outros serviços, mas ainda agudamente enfermo Doença mental com outros problemas que podem causar complicações (p. ex., aguardar o resultado de uma determinação regulatória) Pouco suporte social Problemas financeiros, mas ainda consegue pagar as contas
Risco vermelho Revisado pelo menos semanalmente	Transtorno bipolar e sem contato com outros serviços Humor severamente deprimido Índice de massa corporal (IMC) <16 Uso de drogas intravenosas Anestesista que usa quaisquer drogas Anestesista com depressão Reclamação grave ou encaminhamento para o regulador Mora sozinho, especialmente se mora em acomodação do hospital Tentativa de suicídio prévia Formação médica em outros países

Confidencialidade

CONFIDENCIALIDADE

Uma característica que pode parecer óbvia é que a equipe entenda o modelo regulatório em que os médicos trabalham. É fundamental que os médicos que administram o tratamento tenham competência para reconhecer quando e em que extensão é adequado manter a confidencialidade do paciente. Essa linha divisória pode ser muito fina, sendo mais bem decidida no contexto do trabalho em equipe em que os problemas são discutidos, os riscos, avaliados e um plano terapêutico, formulado. Aqueles não familiarizados com o tratamento de médicos com doença mental podem achar que precisam aumentar os problemas desnecessariamente. Lembro de um paciente que buscou ajuda para depressão e que descobriu que, sem o seu conhecimento, seu psiquiatra tinha feito um encaminhamento para o regulador; infelizmente, esse psiquiatra supôs, erroneamente, que todas as doenças mentais precisam ser reveladas.

Os médicos precisam confiar no serviço onde consultam e realmente acreditar que serão tratados com confidencialidade. O medo de vazamentos na confidencialidade é provavelmente a razão mais comum dada pelos médicos para não buscarem cuidado para problemas mentais.

Nosso serviço tem uma série de medidas para garantir a confidencialidade, incluindo:

- Toda a correspondência eletrônica utiliza um único número confidencial.
- Evitamos correspondências de papel sempre que possível.
- Os médicos podem se registrar usando um pseudônimo.
- Toda a equipe, incluindo os contratantes, devem aderir às nossas políticas de confidencialidade.
- O paciente tem o direito de impedir que algum médico veja seus registros ou que seja pré-enviado para discussões sobre eles.
- Mantemos claros, e fazemos anotações sobre, os pontos onde podemos ter membros da mesma família ou de amigos/colegas próximos também consultando no serviço (o que comumente acontece).
- Não mostramos os registros médicos para terceiros, exceto quando a lei exige.
- Trabalhamos com base no princípio de que não há "nada sobre mim sem mim". Isso significa que, exceto em circunstâncias excepcionais, o que é dito no serviço permanece no serviço, e a confidencialidade do médico é de suma importância.

Mesmo considerando todos esses cuidados, há situações em que, inevitavelmente, a confidencialidade precisa ser quebrada. Isso também acontece com nossos pacientes, independentemente de seu grupo profissional. Por exemplo, no Reino Unido somos obrigados a notificar determinadas doenças infecciosas, certos comportamentos criminosos e questões relacionadas à proteção de crianças e adultos. Para os médicos, considerando nosso papel adicional com os pacientes, há vezes em que um médico assistente tem o dever de revelar o problema ao regulador (ou o médico tem que se autorrevelar). Isso acontece quando o médico pode estar colocando os pacientes em risco ou continua a se envolver em atividades criminosas.

Serviços auxiliares

Bons serviços para médicos oferecem um pós-cuidado estruturado, incluindo opções em grupo e individualizadas. Eles também oferecem uma gama de outros serviços, como o acesso a tratamentos de reabilitação, a prescrição e o suporte para o retorno ao trabalho.

EXEMPLOS DE SERVIÇOS DE SAÚDE PARA MÉDICOS

Physician Health Programmes da América do Norte (PHPs dos Estados Unidos)

Os serviços de saúde para médicos na América do Norte existem há mais de 50 anos.[2] Eles foram estabelecidos como resposta a um elevado número de suicídios e de taxas crescentes de adição entre médicos, visando substituir as ações disciplinares com uma abordagem terapêutica mais empática. Desde então, eles se tornaram uma indústria de bilhões de dólares que oferece suporte e monitoramento para os médicos em quase todos os Estados. Esses serviços evoluíram sob a autoridade dos órgãos de controle das licenças médicas com o apoio da American Medical Association. Eles têm o duplo papel de ajudar os médicos adictos a manter a sobriedade e ao mesmo tempo tranquilizar os colegas, as seguradoras, os órgãos reguladores e o público geral de que esses médicos podem trabalhar de maneira segura.[3] Eles são essencialmente serviços de liberdade vigiada, embora tenham outras funções em relação a atividades educativas, de treinamento e de prevenção. A suposição subjacente é de que a detecção precoce e o manejo ativo do abuso de substâncias protegem os pacientes e o público e podem ajudar a evitar problemas legais, regulatórios e trabalhistas para o médico, de modo que sua carreira e sua vida estejam protegidas.

Os PHPs oferecem monitoramento e supervisão de médicos que assinaram contratos formais para a participação (que geralmente se estendem por 5 anos). Os órgãos reguladores do Estado costumam aceitar os cuidados dos PHPs em lugar de impor ações disciplinares, desde que qualquer falha em seguir as recomendações e/ou retornar ao uso de álcool ou outras drogas seja relatado a eles. Em geral, os contratos estipulam o comparecimento a provedores de tratamento acreditados, testagem aleatória regular para drogas (na maioria dos casos, em 5 de 7 dias por pelo menos 5 anos), além de visitas não agendadas ao trabalho por períodos prolongados. Embora os PHPs norte-americanos não ofereçam tratamento direto, eles recomendam os caminhos terapêuticos que os médicos devem seguir. Na maioria dos casos, isso inclui cuidados residenciais orientados para a abstinência com um tratamento ambulatorial orientado para os 12 passos, como os princípios dos Alcoólicos Anônimos, Narcóticos Anônimos e outros desses programas. O médico é responsável pelo custo do tratamento, pelo monitoramento das drogas e pelo custo das consultas com terapeuta ou psiquiatra.

Os médicos que participam e seguem o tratamento, fornecendo testes negativos, recebem suporte e defesa dos PHPs em relação aos órgãos reguladores e outros processos. Por outro lado, aqueles que recusam os termos do contrato e/ou continuam usando substâncias arriscam ser delatados aos seus órgãos reguladores, o que pode resultar na perda de sua licença médica.

Os PHPs norte-americanos afirmam não ter uma natureza disciplinar. Por exemplo, eles não têm poder para intimar, exigir a participação, impor sanções ou tomar ações punitivas ou disciplinares. Porém, como parte de um contrato de monitoramento assinado pelos participantes, a maioria exige a notificação de não adesão ou recaídas, além de outras situações especificadas, incluindo a notificação pelo médico aprovado para o tratamento do paciente-médico. Assim, embora não tenham autoridade direta para restringir ou remover a licença de trabalho do médico, eles têm considerável poder indireto para fazer isso por meio desses mecanismos de notificação. Dessa forma, mesmo oferecendo “confidencialidade estrita”, na verdade eles não têm uma relação médico-paciente tradicional. Dito isso, os PHPs ajudam os médicos a evitar queixas formais e quaisquer medidas punitivas que poderiam ser impostas pelos órgãos médicos reguladores. Eles criam estrutura e prestação de contas, além de oferecer suporte, monitoramento e manejo de longo prazo, defesa e outras assistências para os médicos. Ao longo dos anos, essas intervenções levaram a muito sucesso em termos de abstinência, taxas de retorno ao trabalho e vidas de médicos salvas. Para aqueles que se envolvem com o programa, os desfechos são excelentes, com taxas de abstinência em 5 anos de 81% no caso de uso de substâncias, 86% de retorno ao trabalho e pouca ou nenhuma evidência de risco grave ou danos aos pacientes.[3]

Porém, apesar do sucesso, há críticas, especialmente em relação a conflitos de interesse dos serviços para ganhar dinheiro, podendo levar alguns médicos a serem coagidos a participar de programas terapêuticos desnecessários que causam dívidas significativas.[4] Os custos podem ser de várias centenas de milhares de dólares ao longo do tratamento. Têm havido acusações de que alguns PHPs contribuem para o suicídio de médicos.[5] Alguns programas são acusados de ser punitivos e não monitorados, privando os médicos de seus direitos e impedindo-os de questionar os diagnósticos com os quais não concordam.[6] Tratamentos e intervenções são quase sempre financiados pelo próprio médico, de modo que aqueles com prognósticos menos favoráveis ou com problemas financeiros podem não se envolver no programa desde o princípio, não sendo incluídos nos números que retratam os resultados.

General Medical Council (GMC)

O GMC é o regulador médico do Reino Unido. Como ocorre com os PHPs da América do Norte, o GMC não trata os médicos; em vez disso, oferece o manejo do caso por meio de solicitações (“promessas”) ou condições (exigências) impostas para que o médico possa trabalhar.[7,8] Entre as exigências, estariam:

- Comparecer a encontros regulares de recuperação (12 passos).
- Comparecer à terapia.
- Concordar em permanecer sob os cuidados de um psiquiatra.
- Permitir o compartilhamento de informações entre os envolvidos no cuidado/manejo do médico.
- Limitar o número de horas trabalhadas.
- Concordar com a testagem (se houver preocupação com abuso de álcool ou substâncias).

Para aqueles com outros problemas de saúde mental, as exigências poderiam incluir a busca de ajuda e a adesão ao tratamento sugerido pelo psiquiatra assistente, o monitoramento no local de trabalho e a restrição de tempo ou espaços para o trabalho. Como no caso dos PHPs norte-americanos, espera-se que os médicos compareçam para tratamento e adotem as recomendações de seu médico assistente. Será também alocado a eles um supervisor médico aprovado pelo GMC (um psiquiatra), que irá supervisionar o progresso e fornecer relatórios para o administrador do caso no GMC com base nas informações dos supervisores do local de trabalho do médico e de outros profissionais.

Practitioner Health (PH [anteriormente PHP]) do National Health Service (NHS)

O serviço que administro exemplifica o truísmo "se você construir algo, eles virão". Nossas portas foram abertas em 2008, e lembro de estar muito ansiosa imaginando se algum médico procuraria o serviço em busca de cuidados. Nem precisei me preocupar. Nosso primeiro paciente fez contato minutos depois, e, uma década mais tarde, milhares já se registraram. O serviço foi o primeiro de seu tipo no Reino Unido (financiado pelo governo e gratuito) e já se tornou um dos maiores serviços de saúde para médicos no mundo. Os médicos não podem ser forçados a comparecer como parte de um processo disciplinar ou relacionado ao desempenho médico – embora alguns sejam encorajados a comparecer por seus supervisores e empregadores. Desde outubro de 2019, ele está disponível para todos os médicos e dentistas com registro em toda a Inglaterra.

Oferecemos intervenções que normalmente seriam encontradas em um departamento ambulatorial padrão de saúde mental, com a adição de tratamentos institucionalizados para casos de adição. Quando necessário, prescrevemos medicamentos e diversas intervenções psicológicas, incluindo terapia de grupo, remota, presencial e baseada na internet. Se um médico precisar de monitoramento como parte de uma exigência disciplinar ou regulatória, isso não será realizado por nós, mas por outras partes, como o GMC, o empregador ou o departamento de Saúde Ocupacional. Essa foi uma ação deliberada para garantir que mantivéssemos nossa função principal como um serviço terapêutico, em vez de um serviço de liberdade condicional.

O serviço oferece as seguintes intervenções:

- Aconselhamento por telefone.
- Avaliação, formulação e planejamento do tratamento no primeiro contato com uma abordagem multiprofissional para os cuidados.
- Intervenção breve, terapia cognitivo-comportamental (TCC), prevenção de recaídas, psicoterapia breve, manejo de casos.
- Prescrição para problemas de saúde mental.
- Desintoxicação baseada na comunidade e acesso à desintoxicação e à reabilitação institucional para drogas e álcool.

- Medicações para adição que substituam os opioides.
- Testagem terapêutica em sangue, urina e cabelo como parte do tratamento.
- Produção de relatórios.
- Comparecimento a tribunais trabalhistas e outras audiências relacionadas ao trabalho.
- Intervenções específicas, como terapia comportamental para fracassos repetidos em exames.
- Contato direto com organizações/advogados de defesa.
- Contato com supervisores educacionais/diretores de programas de treinamento, quando necessário.
- Grupos terapêuticos.
- Ajuda especializada para médicos afastados do trabalho por longos períodos (p. ex., devido a doenças ou exclusão do trabalho).
- Discussões com pacientes especialistas em suas condições.

Durante os primeiros 10 anos, mais de 6.200 pacientes procuraram nosso serviço em busca de ajuda.[9] Cerca de 80% dos pacientes que nos procuraram sofriam de doenças mentais, 10% tinham problema com abuso de substâncias, e o restante tinha uma mistura de outros diagnósticos. Entre aqueles com doenças mentais, cerca de 80% tinham problemas de ansiedade, depressão, transtorno obsessivo-compulsivo ou transtornos de adaptação; os 20% restantes tinham problemas mentais graves, principalmente transtornos alimentares ou transtorno bipolar, com alguns poucos apresentando transtorno de personalidade ou psicose. No caso do transtorno de abuso de substâncias, cerca de 75% estão relacionados ao abuso predominante de álcool, 10%, ao uso de drogas e o restante, a adições comportamentais ou abuso misto de drogas e álcool. Ao longo desses 10 anos, os problemas apresentados pelos médicos permaneceram mais ou menos os mesmos: ansiedade, depressão, transtorno obsessivo-compulsivo e adição a álcool e drogas. O que mudou foi a proporção de cada um deles. Durante o primeiro ano, mais de um terço de todos os médicos (36%) apresentavam problemas relacionados ao abuso de drogas ou álcool (principalmente álcool). Esse número caiu durante o período de 10 anos (2008 a 2018) para 10,1%; no período de 2017 a 2018, apenas cerca de 7% chegaram com problemas de adição.

Em números reais, e entre todas as especialidades, GPs têm a maior probabilidade de apresentar problemas relacionados à adição (35% do total), mas isso está relacionado ao fato de os GPs serem proporcionalmente a maior especialidade. Porém, quando ponderados conforme o número que chega de cada especialidade, anestesistas, emergencistas e dentistas têm as maiores porcentagens de problemas relacionados com adição. Outra mudança ao longo dos anos foi uma queda significativa no número de médicos envolvidos com o regulador: de 33% (2008 a 2009) para 5,1% (2017 a 2018). De 2008 a 2018, a média é de 11%. Ao longo desses 10 anos, os pacientes ficaram mais jovens, e há maior representação de mulheres. No início, chegavam mais homens que mulheres (homens, 53%, vs. mulheres, 47%); mas, ao final da primeira década, as mulheres ultrapassaram os homens (homens, 32,5%, vs. mulheres, 67,5%). A média de idade caiu de 51,6 anos (2008 a 2009) para 38,9 anos (2017 a 2018); ao longo desse período de 10 anos, a média de idade foi de 41 anos (com uma variação de 24 anos até o início da oitava década de vida). Consultores e GPs têm mais chance de apresentar doenças mentais complexas. A adição é uma característica de todas as idades.

CONCLUSÃO

> *Jô foi encaminhado para a TCC, a qual ele escolheu fazer de modo misto entre consultas presenciais e* on-line *com o terapeuta. Quando chegou para sua consulta de revisão com o psiquiatra, ele estava se sentindo muito melhor. Após se sentir melhor, ele achou que seria útil para sua saúde mental, no futuro, participar de um grupo de suporte à prática reflexiva com pares, o que ele acabou fazendo.*

Com o apoio adequado, os médicos não apenas se tornam bons pacientes, mas pacientes excelentes, sendo capazes de retornar com segurança ao trabalho. Eles seguem os conselhos e respondem ao tratamento. Eles se comprometem com a recuperação, e muitos milhares de médicos que consultam em meu serviço e em outros do tipo no mundo todo melhoram. Todos esses fatores ilustram a importância de ter um serviço acessível e confidencial disponível para os médicos, com uma equipe que compreenda as necessidades especiais desse grupo difícil de alcançar.

REFERÊNCIAS

1. Friendly Formulation – Psychology Tools [Internet]. Psychology Tools. 2020 [citado em 23 de janeiro de 2020]. Disponível em: www.psychologytools.com/resource/friendly-formulation.
2. Federation of State Health Physician Programs [Internet]. Fsphp.org. 2018 [citado em 28 de setembro de 2019]. Disponível em: www.fsphp.org/state-programs.
3. McLellan A, Skipper G, Campbell M, DuPont R. Five-year outcomes in a cohort study of physicians treated for substance use disorders in the United States. *BMJ* 2008;**337**(1):a2038.
4. Tjia J, Givens J, Shea J. Factors associated with undertreatment of medical student depression. *J Am Coll Health* 2005;**53**(5):219–24.
5. Lenzer J. Physician health programs under fire. *BMJ* 2016;**353**:i3568.
6. Anderson P. Physician Health Programs: More Harm Than Good? [Internet]. Medscape. 2015 [citado em 28 de setembro de 2019]. Disponível em: www.medscape. com/viewarticle/849772#vp_5 and https://disruptedphysician.blog/2015/09/12/physician-health-programs-more-harm-than-good-state-based-programs- under-fire-pauline-anderson.
7. General Medical Council. How we work with doctors with health concerns [Internet]. Improving medical education and practice across the UK. 2017 [citado em 23

de janeiro de 2020]. Disponível em: https://gmcuk.wordpress.com/2017/09/12/how-we-work-with-doctors-with-health-concerns.

8. General Medical Council. Your health matters. Practical tips and sources of support [Internet]. Disponível em: www.gmc-uk.org/-/media/documents/dc7210---your-health--matters-1215_pdf-56661104.pdf.
9. Gerada C, Ashworth M, Warner L, Willis J, Keen J. Mental health outcomes for doctors treated at UK Practitioner Health Service: a pilot study. *Res Adv Psychiatry* 2019;**6**(1):7–14.

CAPÍTULO 21

O MÉDICO IMIGRANTE

Clare Gerada

Há evidências claras de que os médicos cuja qualificação médica primária não tenha sido obtida no país onde trabalham sofrem dificuldades adicionais e discriminação. Em comparação com os médicos que não se formaram em outros países, esses médicos têm:[1]

- Mais chances de experimentar problemas como *bullying* e assédio.
- Mais chances de se sentirem menos incluídos em seu ambiente de trabalho.
- Quase o dobro de chance de dizer que não se sentiriam confiantes em questionar os cuidados dos pacientes.
- Mais chances de dizer que temem ser culpados ou sofrer consequências adversas.

Há um círculo vicioso em que as desigualdades impactam na saúde mental, o que acaba afetando o desempenho clínico e levando a dificuldades no trabalho e a mais sofrimento psicológico. Os problemas dos médicos imigrantes aumentam por precisarem se adaptar a um novo país, a um ambiente organizacional e a culturas profissionais diferentes, além de lidar com as realidades práticas de mudar para um novo país: obter acomodação, abrir conta em banco e assim por diante. Esses médicos são sub-representados em serviços terapêuticos e sobrerrepresentados em processos disciplinares.

INTERNATIONAL MEDICAL GRADUATES E DOENÇA MENTAL

Alguns médicos com problemas mentais são mais invisíveis que outros. Apenas 15% da população de pacientes de meu serviço são médicos formados no exterior (IMGs, do inglês *international medical graduates*), apesar de eles representarem cerca de 40% dos médicos registrados no Reino Unido, tendo aumentado para 25% durante a pandemia da doença pelo coronavírus 2019 (covid-19, do inglês *coronavirus disease 2019*).[2] Essa sub-representação pode ocorrer porque os IMGs têm taxas menores de doença mental que aqueles treinados no Reino Unido. Não acho que este seja o caso; em vez disso, acho que eles têm mais dificuldade para buscar os cuidados. Há evidências de que a saúde de pessoas forçadas a migrar tende a ser melhor do que a saúde da população geral, tanto no país de origem quanto de destino. Esse efeito do "imigrante saudável" reflete o fato de que as pessoas que atravessam continentes têm de passar por várias provações até chegar ao país de destino, e apenas os mais aptos sobrevivem. Porém, os médicos tendem a sair de um grupo altamente móvel, educado e privilegiado, independentemente do país onde fizeram sua formação médica primária, não parecendo haver razão pela qual a saúde de quem escolhe partir seja diferente daqueles que ficam para trás. Até que seja conduzida uma pesquisa detalhada e sistemática nessa área, isso não passa de conjecturas. Os IMGs atendidos em nosso serviço em geral passaram por dificuldades por não saber onde buscar ajuda, chegando em um estado de labilidade emocional. Devido a dificuldades de língua e cultura, eles têm mais chances de ter a sua doença mental diagnosticada erroneamente como um problema de desempenho, e, em vez de serem encaminhados para a Saúde Ocupacional ou para seu clínico geral (GP, do inglês *general practitioner*), eles acabam envolvidos em processos disciplinares. Esses médicos procuram o serviço após ficarem deprimidos, em função de reclamações no trabalho, em geral por serem acusados de "não trabalharem em equipe" ou de serem agressivos com a equipe. Conheci médicos que vieram de regiões do mundo devastadas pela guerra e tinham transtorno de estresse pós-traumático, o qual foi "erroneamente diagnosticado" como problemas de comunicação.

Pode haver barreiras adicionais para a busca de ajuda, mesmo para simplesmente aceitar que o problema possa ser psicológico. Os médicos podem vir de culturas em que a doença mental não é reconhecida, sendo em vez disso "disfarçada" ou sublimada na forma de um distúrbio da saúde física (somática). Também não é incomum que esses médicos tenham medo de sua licença médica ser retirada se admitirem ter uma doença mental ou, ainda pior, que eles e seus dependentes possam ter de enfrentar a deportação. Esse medo é exacerbado quando os familiares, no mesmo país ou fora dele, dependem de que o IMG esteja trabalhando.

PROBLEMAS ESPECÍFICOS ENFRENTADOS PELOS IMGs

Os IMGs enfrentam pressões adicionais que não se aplicam a médicos nascidos no Reino Unido. Abandonar o país de origem é difícil para qualquer pessoa, não apenas para médicos. Os imigrantes enfrentam o isolamento e a solidão, têm que lidar com perdas e muitas vezes enfrentam a discriminação de várias formas. Meu pai, que se formou em outro país, veio de Malta para a Inglaterra em meados da década de 1960. Para garantir um trabalho, ele tinha que aceitar qualquer emprego. Assim, ele trabalhou como médico substituto em vários lugares da Inglaterra, levando com ele a mulher e quatro crianças pequenas, que logo seriam cinco. Por fim, instalamo-nos no leste da Inglaterra, onde ele aceitou um consultório vago de clínica geral em uma região pobre de Peterborough. Embora tenha tido sucesso em sua carreira, ele nunca pertenceu à comunidade estabelecida de GPs no local e, durante toda a vida, sentiu-se como um forasteiro em relação ao Royal College of General Practitioners (RCGP), que tinha surgido há pouco tempo. Pergunto-me o que ele teria feito ao saber que sua filha acabaria liderando o College, papel que tive a honra de desempenhar, sendo a segunda mulher em seus 50 anos de história a ocupar esse posto. A história de meu pai não é única. A década de 1960 viu a chegada de um número enorme de médicos do Sudeste Asiático recrutados para ocupar vagas em comunidades carentes ou em áreas clínicas difíceis de preencher. As razões para a dificuldade de recrutar médicos para essas áreas são as mesmas de hoje: áreas remotas e rurais (como o norte do País de Gales); áreas com alto número de imigrantes (região central e nordeste da Inglaterra); e especialidades como psiquiatria, clínica geral e medicina de emergência. Muitas vezes, esses indivíduos não conseguiam continuar em suas especialidades originais e alguns acabaram presos em posições secundárias pelo restante de suas carreiras. Como no caso de meu pai, eles fizeram contribuições inestimáveis para o National Health Service (NHS) e suas comunidades. O ex-presidente do RCGP, Mayur Lakhani, em uma celebração para médicos do sul da Ásia, comentou que:

> A clínica geral no Reino Unido não seria o que é hoje sem o trabalho duro, a inovação e a coragem de nossos predecessores, além de sua dedicação à oferta de cuidados de alta qualidade para os pacientes. Na verdade, sem eles, nossa profissão e o NHS não poderiam nem mesmo existir.[3]

Apesar de sua contribuição, esses médicos e todos os médicos imigrantes desde então enfrentam problemas que aumentam seu risco de doença mental.

Mudar-se para outro país significa afastar-se do suporte social, cultural, financeiro e de outros tipos. A partir do momento em que decidem sair de casa, os médicos imigrantes enfrentam dificuldades logísticas: exigências estritas para vistos, processos complexos para o registro médico e exames de língua estrangeira. Os desafios continuam quando chegam a seu novo país, pois têm de trabalhar com exigências complexas de emprego e treinamento.[4] Mesmo quando são fluentes na língua do novo país, ainda têm que dominar dialetos, sutilezas linguísticas e sotaques, isso sem falar nos aspectos não verbais da comunicação. Eles precisam aprender a maneira como notar e compreender expressões faciais, gestos, posturas, tons de voz e movimentos corporais – quando chegar mais perto para aumentar a intimidade na consulta ao dar más notícias, por exemplo. Também podem surgir dificuldades quando os pacientes interpretam erroneamente a sua comunicação não verbal; ou, quando o médico não reconhece os sinais dos pacientes, ele pode ser visto como antipático ou até mesmo rude.[5]

Mudar-se para outro país significa afastar-se do suporte social, cultural, financeiro e de outros tipos.

A insegurança financeira é uma preocupação comum entre médicos imigrantes. Mesmo após superar as dificuldades administrativas preliminares (o que pode demorar meses ou anos), encontrar um ponto de apoio no trabalho é difícil. Invariavelmente, os médicos formados em outros países têm de aceitar funções clínicas não remuneradas antes de poder solicitar um emprego remunerado, o que tem mais chances de ser uma posição secundária, uma série de contratos temporários (substitutos ou de curto prazo) ou em grau intermediário.[6] Assim, não surpreende que os médicos brancos treinados no Reino Unido dominem as posições mais altas, com os grupos minoritários de negros, asiáticos e de minorias étnicas (BAME, do inglês *Black, Asian and Minority Ethnic*), especialmente os IMGs, tendo uma maior representação em postos menos distintos (como o de SAS [do inglês *staff and associate specialist*], que é um médico que trabalha em um papel de subconsultor ou em posição de não treinamento).[7]

As pessoas têm uma necessidade fundamental de formar conexões sociais com outros. Isso é o que nos sustenta em momentos difíceis. Essas conexões são mais difíceis para aqueles em constante estado de transição, que se mudam para diferentes postos substitutos ou que trabalham em áreas onde a força de trabalho está constantemente mudando (como em cuidados de urgência e plantões). Essas são as áreas da medicina em que médicos imigrantes têm mais chances de trabalhar. Esta perspectiva pessoal escrita por um médico imigrante descreve essa sensação de não pertencimento:

> Há 2 anos, cheguei na Grã-Bretanha por meio do esquema de treinamento em psiquiatria para médicos de outros países. Essa foi minha primeira viagem para um país estrangeiro. Cheguei com pouco dinheiro e sem amigos nem parentes na Grã-Bretanha. Para alguém que sempre tenha sido um de nós, é impossível imaginar o sentimento de ser o outro que toma conta de você logo ao chegar em um novo país. O silêncio ensurdecedor da área rural; o desconforto palpável ao cruzar o olhar com um estranho; o espanto com as tentativas das pessoas de se esconderem atrás do jornal no metrô de Londres; a incapacidade de reagir ao sorriso de um estranho que nunca é recebido; e a percepção precoce dos estereótipos raciais são experiências desconcertantes. Você fica entre a necessidade de fazer contato humano e uma necessidade ainda maior de se esconder. Para a maioria das pessoas, a soma de todas essas experiências distintas se cristaliza na forma de um sentimento de alteridade.[8]

Um relato muito conhecido dos acadêmicos Doyin Atewologun e Roger Kline, intitulado *Fair to refer? Reducing disproportionality in fitness to practise concerns reported to the GMC*, mostrou que os médicos formados em outros países enfrentavam forte viés de exclusão, sendo vistos como "burros de carga", "trabalhadores invisíveis", "cidadãos de segunda classe" e "sem nome nem rosto".[9] Eles descreveram como a dinâmica de pertencentes e não pertencentes ao grupo no meio médico se relaciona com processos sociais mais amplos com os quais muitos podem estar familiarizados desde a infância. Isso ditaria o acesso a privilégios e estaria ligado à posição dos médicos de diferentes grupos étnicos, culturais e de trabalho em uma hierarquia. Em geral, os IMGs são vistos como a parte mais baixa dessa hierarquia e como tendo "*qualificações médicas não tão boas*"; os médicos substitutos são considerados pelos administradores como "*não um de nossos empregados*", e os médicos SAS percebem que seus pares os veem como "*não bons o suficiente para serem chefes*". Além disso, durante a pesquisa para o relato, os autores ouviram de médicos sobre diferentes "tribos" que eles testemunharam nos serviços de saúde. Essas tribos eram principalmente demarcadas pela cor da pele: os não brancos educados fora da Grã-Bretanha (vistos como "não pertencentes") *versus* os brancos educados na Grã-Bretanha (os "pertencentes"). A interação entre as duas tribos é extremamente difícil, pois ambos os grupos, por razões diferentes, ficam entrincheirados em suas crenças, expectativas, padrões de trabalho e redes sociais. O grupo pertencente se caracteriza por equipes de trabalho fortemente coesas e não diversas, apoiando e ajudando uns aos outros durante as dificuldades.

Talvez o maior (e menos comentado) problema que os IMGs enfrentam seja a discriminação. Isso pode vir de pacientes, colegas, administradores ou de membros do público. Três quartos dos GPs de grupos BAME (muitos deles formados no exterior) já enfrentaram discriminação racial de pacientes.[10] O racismo experimentado por uma médica escocesa, Punam Krishan, e por um chefe de cirurgia no noroeste da Inglaterra, Radhakrishna Shanbhag, trouxe à tona a forma como a discriminação afeta os médicos que são vítimas desses comportamentos.[11,12] Ambos os exemplos envolvem médicos do Reino Unido com descendência indiana. Punam, uma GP de Glasgow, ouviu que um paciente não queria consultar com uma médica "asiática". Quando o recepcionista respondeu que "*Ela é escocesa*", a paciente disse que "*Ela não parece escocesa*", ao que o recepcionista respondeu: "*Como são as pessoas escocesas?*". Radhakrishna Shanbhag foi reduzido às lágrimas e sentiu-se desvalorizado ao saber que um paciente tinha exigido ser atendido por um médico branco.

Punam e Radhakrishna tiveram a coragem de contar seus casos; muitos não o fazem. Dois médicos bem-sucedidos e treinados em outros países, Kailash Chand e JS Bamrah, também contaram suas histórias. Eles descrevem como experimentaram discriminação em provas, entrevistas e seleção para empregos. Eles comentam que, embora ambos tenham tido sucesso em suas respectivas carreiras (um é chefe da psiquiatria e outro é líder dos GPs), a situação nunca foi fácil para eles. Eles descreveram como "colegas aparentemente bem-intencionados fizeram comentários que seriam considerados discriminatórios atualmente. O estresse causado por isso, além de todas as outras coisas, é inimaginável".[13]

Eles descrevem como experimentaram discriminação em provas, entrevistas e seleção para empregos.

Quando eu era chefe do RCGP, tive que enfrentar uma Revisão Judicial por alegação de discriminação de médicos de minorias étnicas com respeito ao exame profissional do College (MRCGP), o exame profissional compulsório para todos os GPs no Reino Unido. Para a maioria dos exames, seja realizado em computador, escrito, simulado ou oral, há rendimentos diferentes conforme os distintos grupos demográficos na mesma avaliação. Isso se deve a uma complexa gama de fatores pessoais, culturais, institucionais e estruturais que impactam a igualdade. O hiato no rendimento entre diferentes grupos demográficos realizando a mesma avaliação se aplica a todas as especialidades e a todos os grupos não brancos, com a chance de fracasso dos médicos BAME sendo 2,5 vezes maior que a dos médicos brancos.[14] No caso do exame MRCGP, os BAME formados no Reino Unido tinham quase 4 vezes mais chances de fracasso no exame em sua primeira tentativa em comparação com os médicos brancos do Reino Unido, com os IMGs BAME tendo quase 15 vezes mais chances de fracassar.[15,16] Esse padrão de rendimento é o mesmo em diferentes exames de especialidades.[17] O desafio para o exame do College foi uma época muito difícil durante minha liderança. Por implicação, senti-me acusada de discriminação contra médicos BAME e IMG ao negar a eles o direito de se tornarem GPs. Considerando meu passado como filha de imigrante, parecia irônico que essa acusação me fosse feita. O problema legal acabou sendo resolvido, mas isso levou a uma avaliação profunda em outros Royal Colleges, não apenas no meu, sobre o porquê de haver uma diferença dessas na taxa de aprovação entre os grupos e o porquê de nossos colegas trabalhadores estarem sendo abandonados pelo sistema que criamos. O relato do General Medical Council (GMC) sugere que a disparidade na taxa de aprovação reflete estilos de aprendizagem em vez de capacitação acadêmica ou o próprio exame.[8] A aprendizagem é uma atividade social e, como tal, não surpreende que na medicina um forte apoio de pares e redes de aprendizagem afetem o desempenho de maneira significativa. Considerando o que eu disse sobre as "tribos", é provável que os médicos não brancos sejam excluídos dos grupos de aprendizagem e revisão que podem ajudá-los na preparação, perdendo a vantagem de conhecer exemplos de respostas daqueles que já passaram pelo exame no Reino Unido. Existe a sugestão de que os orientadores também podem ter dificuldade para trabalhar com pessoas de origem diferente, o que significa que hábitos ruins ou práticas problemáticas podem não ser facilmente corrigidos. Porém, o que não se pode negar é que os exames são estabelecidos de acordo com as normas socioculturais do país hospedeiro, e, assim, no Reino Unido eles provavelmente priorizam a cultura branca dominante em detrimento de outras formas de aprendizado e testagem, o que explicaria a maior taxa de fracasso de médicos BAME nascidos no Reino Unido.

Há outras áreas em que os médicos não brancos e não treinados no Reino Unido são sobrerrepresentados além do fracasso em exames. Esses médicos têm muito mais chances de receber reclamações contra si e de estar sujeitos a ações disciplinares, recebendo sanções mais duras que os médicos não IMGs. Entre 2012 e 2016, quase 25% dos GPs IMG BAME tinham recebido reclamações, em comparação com 17% dos médicos BAME do Reino Unido. Os IMGs têm uma taxa 2,5 vezes maior de estarem sujeitos a ações disciplinares graves e serem encaminhados para o GMC em comparação com os médicos formados no Reino Unido.[9] Há razões para isso, incluindo vieses arraigados no sistema e que afetam de forma injusta os IMGs. Também é provável que os IMGs (como meu pai) tenham que trabalhar em áreas mais pobres e com menos recursos em termos de mão de obra e dinheiro, sofrendo mais pressões no trabalho devido a exigências regulatórias e uma maior carga de doenças dos pacientes. Os médicos formados em outros países também tratam desproporcionalmente de imigrantes e de minorias com os quais podem não compartilhar a mesma linguagem.[18]

Os indivíduos que foram afastados de sua família e redes terão menos suporte financeiro, prático e emocional, e tudo isso é vital para a manutenção do bem-estar. Bamrah e Chand escrevem que a carga emocional da imigração é o principal contribuidor para os problemas de saúde de médicos imigrantes:

> As autoridades que empregam os médicos, bem como as organizações reguladoras, poderiam se esforçar mais para garantir que esses fatores fossem enfrentados com seriedade. Não fazer isso teria um preço considerável não apenas para o NHS, mas para o médico individual e sua família, pois as consequências de estresse e depressão são substanciais, pela perda de renda, problemas de recolocação, restrição de vistos, estigma de doença mental e, no pior dos casos, suicídio do médico acometido.[13]

CONCLUSÃO

No caso dos IMGs, ter de navegar pelo complexo sistema regulatório e de saúde é, para dizer o mínimo, difícil. Acrescentem-se a isso as dificuldades adicionais que os imigrantes enfrentam – incluindo aprender as nuanças da língua; ajustar-se a normas culturais; e encontrar um caminho nas estritas hierarquias da prática médica –, e não surpreende que, para os IMGs, o caminho para uma carreira bem-sucedida tem muitos desafios adicionais que os colocam em risco aumentado para doenças mentais.

A experiência de Mohammad ilustra os complexos problemas enfrentados pelos IMGs:

> *Mohammad chegou para a primeira consulta 2 horas e 2 minutos mais cedo. Não é incomum que médicos cheguem cedo para sua primeira consulta, mas 2 horas e 2 minutos pode ser um recorde. Mesmo antes de sua primeira consulta, Mohammad já tinha ficado conhecido em nosso serviço. Ele tinha ligado na semana anterior pedindo ajuda e dizendo que era urgente – "Você tem que me ajudar!", ele gritou ao telefone, e continuou "Se você não me ajudar, eu perderei meu emprego". Seu sotaque e a fala rápida dificultaram a sua compreensão correta, mas a urgência de seu sofrimento era evidente e ele recebeu o primeiro horário disponível para consulta (às 17h15min, 4 dias depois), sendo enviado um* e-mail *de confirmação. Ele ligou no dia seguinte para confirmar o horário, local e quem o atenderia. Ele ligou na véspera da consulta para confirmá-la e ligou no próprio dia para dizer que estava a caminho, mas poderia se atrasar um pouco porque o trânsito estava ruim. Ele chegou para a consulta às 15h17min, confundindo os números em sua ansiedade.*

Mohammad contou sua história. Ele tinha se formado no Egito e havia ido para a Inglaterra quando suas crenças políticas ficaram conhecidas pelas autoridades. Ele chegou primeiramente em busca de asilo. Ele tinha deixado um cargo de chefe da cirurgia, mas teve que iniciar de novo como aprendiz ao chegar ao Reino Unido. Ele contou que, no Egito, tinha excelentes notas e excelentes empregos, "não como aqui", ele disse, "onde eles tratam você como lixo e lhe dão os piores empregos". Ele tinha vindo sozinho, deixando a mulher e dois filhos pequenos com seus pais; ele enviava dinheiro a eles mensalmente. Ele tinha esperança de que a família pudesse se juntar a ele após as coisas ficarem melhores, mas isso nunca aconteceu, e eles nunca se juntaram a ele. Ele raramente via seus dois filhos, que agora eram adultos, mas ainda enviava dinheiro para sua esposa.

Após ser aprovado nos exames de língua estrangeira necessários, ele teve que encontrar um cargo não remunerado e depois trabalhou em intermináveis postos substitutos, até obter uma colocação em uma emergência (ele tentou seguir na cirurgia, mas nunca foi nomeado). Nos últimos meses, ele trabalhava como substituto em qualquer lugar que encontrasse. Em um período de 3 meses, ele trabalhou em 10 hospitais diferentes por toda a Inglaterra e País de Gales, desde o extremo norte até o extremo sul. Quando não recebia acomodação, ele ficava em algum hotel barato, quando necessário, mas geralmente dormia em seu carro no estacionamento do hospital; afinal, isso era muito mais barato que gastar dinheiro para poucas horas de uma cama de hotel.

Ele notou que tinha perdido o apetite e estava começando a perder peso. Embora não notasse na época, ele percebeu que estava ficando cada vez mais cansado e desmoralizado. Ele contou sobre como se sentia triste o tempo todo e tinha seguidamente pensamentos momentâneos sobre se matar. Após mais um plantão noturno, uma enfermeira reclamou de seu cuidado com um paciente. Ele discordou da visão dela. Ele aceitou que talvez por estar cansado e enraivecido seu tom de voz possa ter se elevado um pouco. Nos dias seguintes, ele ficou preocupado achando que a enfermeira o estava observando, ou até mesmo gravando-o durante seus plantões. Ele a observou na sala de enfermeiros e teve certeza de que ela estava rindo dele. Alguns dias depois, ele foi chamado para conversar com o Diretor Clínico. Foi dito a ele que seus serviços não eram mais necessários e que devia ir embora. Ele ficou desesperado e pensou em se matar. Em vez disso, fez contato com nosso serviço após ver um folheto em um dos hospitais onde trabalhava.

Mohammad ilustra os múltiplos problemas que os médicos formados em outros países enfrentam. Esse médico está claramente deprimido – com hipervigilância, ideação paranoide, sentimentos de desvalia e desesperança. Ele não conseguia dormir, o que não surpreende considerando a sua condição. Como os outros, ele enfrentou barreiras para a busca de cuidados, e isso foi exacerbado por seu isolamento. Ele tinha medo de revelar sua doença mental e correr o risco (assim ele pensava) de ser deportado. Em geral, ele também não tinha vocabulário e linguagem emocional suficientes para descrever seus sentimentos. Meu serviço o ajudou a formular os problemas que enfrentava. Agimos como seus defensores, fornecendo relatórios aos seus locais de trabalho e tratamento para ele. Isso incluiu antidepressivos, um curso breve de terapia cognitivo-comportamental, além de inscrevê-lo em um grupo de terapia apenas para médicos, onde ele podia compartilhar com segurança suas experiências.

Ele tinha medo de revelar sua doença mental e correr o risco (assim ele pensava) de ser deportado.

Em momentos de estresse, pessoas mais fracas e vulneráveis estão sob maior risco. Muitos de nossos IMGs que vieram ajudar nosso combalido sistema de saúde estão nessa categoria. É importante reconhecer as dificuldades que esses médicos enfrentam e seu risco aumentado de doenças mentais. Esses médicos são vitais para o NHS. Eles fazem o trabalho que muitos médicos treinados no Reino Unido não querem fazer, incluindo longos e cansativos plantões. Sem esses médicos, nosso sistema de saúde entraria em colapso. Precisamos garantir que eles sejam cuidados, da mesma maneira como eles cuidam de nós.

REFERÊNCIAS

1. Harris S. Are BAME doctors treated unfairly? Disponível em: www.medscape. com/viewarticle/924049?nlid=133703_5170&src=WNL_ukmdpls_200129_ mscpedit_gen&uac=288666AV&impID=2260058&faf=1.
2. The medical register [Internet]. Gmc-uk.org. [cited 18 January 2020]. Disponível em: www.gmc-uk.org/registration-and-licensing/the-medical-register.
3. RCGP. Migrants who made the NHS. Disponível em: www.rcgp.org.uk/about- us/news/2018/april/migrants-who-made-the-nhs-college-pays-tribute-to- gps.aspx.
4. Ratcliff C. Integrating international medical graduates. *Future Healthc J* 2019. DOI: https://doi.org/10.7861/futurehosp.6-1-s176.
5. Coelho K, Galan C. Physician cross-cultural nonverbal communication skills, patient satisfaction and health outcomes in the physician-patient relationship. *Int J Fam Med* 2012;376907.
6. Fazel S, Ebmeier K. Specialty choice in UK junior doctors: is psychiatry the least popular specialty for UK and international medical graduates? *BMC Med Edu* 2009;**9**(1):77.
7. GMC. Survey of specialty and associate specialist (SAS) and locally employed (LE) doctors. Disponível em: www.gmc-uk.org/education/standards-guidance- and-curricula/projects/survey-of-specialty-and-associate-specialist-and- locally-employed-DOCTORS.
8. Singh S. Cultural adjustment and the overseas trainee. *BMJ* 1994;**308** (6937):1169.
9. Doyin Atewologyn D, Kline R. *Failure to Refer; Reducing Disproportionality in Fitness to Practise Concerns Reported to the GMC 2019*. Disponível em: www.gmc-uk.org/news/news-archive/fair-to-refer.
10. Mahase E. Quarter of BME GPs experience patient discrimination at least once a month [Internet]. *Pulse Today*. 2018 [cited 18 January 2020]. Disponível em: www.pulsetoday.

co.uk/news/quarter-of-bme-gps-experience-patient- discrimination-at-least-once-a-month/20036640.article.

11. Johnson S. My patient made racist remarks about me. I decided to do some- thing about it [Internet]. *The Guardian.* 2019 [cited 18 January 2020]. Disponível em: www.theguardian.com/society/2019/jan/22/patient-racist-remarks-nhs.
12. 'Can I have a white doctor for the operation?': Racist abuse against NHS staff almost triples, ITV News finds [Internet]. ITV News. 2019 [citado em 18 de janeiro de 2020]. Disponível em: www.itv.com/news/2019-10-31/can-i-have-a-white- doctor-for-the-operation-racist-abuse-against-nhs-staff-almost-triples-itv- news-finds.
13. Bamrah JS, Chand K. Medics, migration and mental illness. *Sushruta* 2020;**13**(1). Disponível em: www.sushruta.net/March-2020.
14. Shah R, Ahluwalia S. The challenges of understanding differential attainment in postgraduate medical education. *Br J Gen Pract* 2019;**69**(686):426427. DOI: https://doi.org/10.3399/bjgp19X705161.
15. GMC. Relationship between general practice selection scores and MRCGP examination performance. Disponível em: www.gmc-uk.org/about/what-we- do-and-why/data-and-research/research-and-insight-archive/relationship- between- general- practice- selection- scores- and- mrcgp- examination- performance.
16. Patterson F, Tiffin P, Lopes S, Zibarras L. Unpacking the dark variance of differential attainment on examinations in overseas graduates. *Med Educ* 2018;**52**(7):736–46.
17. Regan de Bere S, Nunn S, Nasser M, Plymouth University Peninsula Schools of Medicine and Dentistry. Understanding differential attainment across med- ical training pathways: a rapid review of the literature Final report prepared for The General Medical Council [Internet]. Disponível em: www.gmc-uk.org/-/media/documents/GMC_Understanding_Differential_Attainment.pdf_63533431.pdf.
18. Atri A, Matorin A, Ruiz P. Integration of international medical graduates in US psychiatry: the role of acculturation and social support. *Acad Psychiatry* 2011;**35**(1):21–6.

CAPÍTULO 22

ESTUDANTES DE MEDICINA

Clare Gerada

Ainda me lembro do dia, logo após o Natal de 1977, quando recebi a carta avisando que tinha sido aceita na faculdade de medicina. Até aquele momento, era o dia mais feliz da minha vida.

Finalmente eu começava a trilhar o caminho que desejava desde que era só uma menina. Nas semanas antes de começar, meu pai me levou à livraria Lewis, na esquina da Gower Street, bem ao lado do University College Hospital, em Londres, na Inglaterra, a **minha** faculdade de medicina. Ele me comprou o *Gray's anatomy* e o *Price's textbook of medicine*, os quais ainda guardo como tesouros. Fiz minhas melhores amizades ao redor da mesa de dissecção (passamos muitas horas proveitosas ali). Aprendi a amar o teatro, a boa comida e Londres. É claro que houve momentos difíceis. Passei os primeiros meses lutando contra a solidão, pois fazer amigos é algo que demora; a percepção de que teria que adquirir um vasto conhecimento e a ansiedade que decorria disso; e os altos e baixos das relações desfeitas. Afinal, o que se pode esperar de alguém que chega à faculdade logo após a adolescência? Ao longo de 5 anos, aprendi não apenas as falas necessárias para me tornar uma médica, mas também como me posicionar no cenário médico.

Pergunto-me se os jovens que estão começando hoje, como eu fiz há quase 50 anos, têm ideia do que os espera. Embora todos tenham um conceito do que representa ser um "médico" (seja por conhecer algum ou pelos relatos fictícios da televisão), nem mesmo eu (que passei minha infância rodeada pelas coisas da medicina) poderia ter imaginado a profundidade, a amplitude e o volume de informações que precisei acumular – muito disso aprendido em um dia e esquecido no outro (ainda não entendo a razão de ter que memorizar o ciclo de Krebs).

A cada ano de treinamento, aumenta o hiato entre a pessoa leiga que inicia a faculdade de medicina e o profissional que termina como médico alguns anos depois. Durante o intervalo entre comprometer-se a estudar medicina e o produto final do "médico", temos que avançar por ritos de passagem que facilitam a transição e que foram introduzidos por mim no Capítulo 1. A primeira visão de um cadáver no primeiro ano, o momento em que coloquei minhas mãos em um paciente real (vivo) no segundo ano pré-clínico, quando orgulhosamente vesti o avental branco curto no terceiro ano, quando coletei sangue no quarto ano, e quando carreguei o bipe como estudante do último ano, são todas etapas memoráveis. Talvez o momento mais memorável tenha sido quando liguei para meu pai logo após receber os resultados de meus exames finais e disse "Oi, pai! Aqui é a Dra. Gerada". Mesmo hoje, fico muito orgulhosa ao lembrar dessa experiência. Como resultado de nosso treinamento, aprendemos a pensar e a falar sobre pacientes e doenças de maneira diferente, a olhar para a morte e a incapacidade não com horror como poderia fazer uma pessoa leiga, mas com compaixão e distanciamento suficientes. Ao longo do caminho, aprendemos a conter nosso idealismo (esperançosamente), mas acrescentamos uma boa dose de realismo. O idealismo é agora moldado pelo conhecimento (esta poderia ser a definição de ceticismo). Olhando para trás, se me perguntassem sabendo o que sei hoje, eu certamente escolheria a medicina de novo. Espero que isso também aconteça com os jovens que estão começando essa jornada hoje.

Este capítulo explora a doença mental em estudantes de medicina e o impacto que isso tem nas pessoas ao longo do treinamento. Como ocorre com muitos estudos que envolvem a profissão médica, são poucos aqueles que fazem comparações em diferentes anos, sendo ainda incerto se a taxa de doença mental está aumentando.

SAÚDE MENTAL DE ESTUDANTES

A saúde mental de estudantes de medicina tem sido tópico de pesquisas há muitas décadas. Foram escritos livros acompanhando-os ao longo dos anos de treinamento – examinando, como se fossem animais na natureza, seus hábitos, relações e desenvolvimento.[1] Meu favorito é o livro de Simon Sinclair, *Making doctors: an institutional apprenticeship*.[2] Simon Wessely, ex-presidente do Royal College of Psychiatrists (e meu marido), foi citado como tendo dito que todos os médicos deveriam ler este livro.[3] Concordo com ele. Sinclair se formou em psiquiatria e depois como antropólogo médico. Seu livro é uma análise antropológica dos estudantes de medicina (desde o primeiro ano pré-clínico até o ano de formatura). Ele passou um ano inteiro na University College Hospital Medical School (onde eu estudei) observando os estudantes como parte de seu "trabalho de campo" enquanto eles trabalhavam, descansavam e se divertiam. Ele os estudou na sala de dissecção, em aula, nas rondas da enfermaria, na sala comum dos estudantes, no clube de rúgbi e, é claro, no bar. Ele chamava isso de "bastidores do treinamento", a forma como os estudantes adquiriam o que ele chamava de "disposições" (ou categorias cognitivas). Essas são maneiras de conhecer as coisas diferentemente daquela forma puramente baseada em conhecimento factual. As disposições, em áreas como conhecimento, experiência, *status*, economia e responsabilidade, são silenciosamente absorvidas durante o treinamento médico e, embora não sejam verbalizadas, determinam o comportamento dos estudantes enquanto avançam por sua transformação em médicos. Durante seu treinamento, os estudantes progridem desde "as aulas, passando por uma fase combinada de audiência e atuação nas rondas da enfermaria, até serem internos do hospital" e, ao fazerem isso, aprendem a olhar o mundo através de uma lente diferente, como descreve Simon, "primeiro cientificizando e depois patologizando". A maioria dos estudantes faz essa transição, mas, ao longo do caminho, tem que se adaptar às mudanças em seus hábitos, com alguns ficando desiludidos, cínicos e mentalmente perturbados.

A acadêmica Jenny Firth-Cozens estudou a saúde mental de estudantes de medicina desde a década de 1980. Todos os estudantes enfrentam pressões devido às exigências acadêmicas e ajustamentos sociais. Os estudantes de medicina, em particular, têm dificuldades adicionais devido ao longo treinamento, à grande carga de trabalho, ao número de avaliações e ao aprendizado para lidar com o ambiente clínico. Firth-Cozens tentou avaliar o impacto desses fatores sobre a saúde mental dos estudantes. Sempre me interessei por seus estudos, não apenas por sua experiência acadêmica, mas porque sua pesquisa se ajustou exatamente à evolução de minha carreira. O primeiro estudo foi feito com estudantes do segundo ano em 1980 (eu também era estudante de segundo ano em 1980). Ela mostrou que a prevalência de "distúrbio emocional" era de 31% em comparação com 10% nos homens jovens desempregados, sem diferença entre homens e mulheres.[4] Não houve evidência de que essas altas taxas estivessem associadas a números semelhantes desses estudantes acabando por se tornar pacientes. A maioria nem buscou ajuda – em vez disso, "lidaram" sozinhos com o problema (um padrão que continuaria após a formatura). Quando solicitados a avaliar as causas de seu sofrimento, as razões mais frequentes foram "não ser valorizado" e "sentir-se inútil". O segundo estudo foi feito 2 anos depois, sendo aparentemente inspirado pelo suicídio de dois internos.[5] Os estudantes, agora residentes no primeiro ano após a formatura, foram testados da mesma maneira com a inclusão de uma medida para depressão. A taxa de distúrbio emocional foi de 50% (em comparação com servidores públicos, entre os quais ela era de 36%), e a de depressão – 28% – foi suficientemente intensa para precisar de tratamento. Essa taxa de depressão é alta e mesmo hoje me impressiona esse número, o qual aparecia em uma época em que doenças mentais não eram discutidas, muito menos abordadas. A taxa de doença mental era alta, em um momento em que os jovens estavam apenas engatinhando na profissão. Dessa vez, a razão mais comumente citada pelos indivíduos para seu sofrimento era o "*excesso de trabalho*". Na época, o número médio de horas trabalhadas pelos residentes estava ao redor de 80 horas semanais, mas não era incomum que isso aumentasse para 120 horas semanais, por exemplo, quando se ficava de plantão durante um final de semana inteiro. Porém, o que surpreende é que, embora os residentes autorrelatassem excesso de trabalho como a principal causa de sofrimento, quando se consideravam os escores de depressão, não havia correlação entre as duas variáveis. Na verdade, o oposto foi encontrado em seu estudo posterior[6] e foi repetido por outros pesquisadores[7] – que os médicos que melhor enfrentavam a situação trabalhavam por períodos maiores.

A taxa de doença mental era alta, em um momento em que os jovens estavam apenas engatinhando na profissão.

DOENÇA MENTAL HOJE

Desde os estudos de Jenny Firth-Cozens (e há outros anteriores realizados na América do Norte), foram realizados centenas de outros envolvendo estudantes de medicina do mundo todo. A grande maioria encontra taxas de doença mental entre os médicos pelo menos tão altas ou maiores que nas populações de base pareadas pela idade. Também houve várias revisões sistemáticas. Por exemplo, uma publicada em 2016 envolveu estudos de 43 países diferentes;[8] a prevalência geral de depressão ou sintomas depressivos foi de 27%, variando desde 9 até 56%. A ideação suicida variou de 5 a 36%.[9,10] Nos estudos que avaliaram sintomas depressivos antes e durante a faculdade de medicina, o aumento nos sintomas foi de 14% (variação de 0,6 a 35,3%). Como no estudo inicial de Firth-Cozens, os estudantes preferiram "enfrentar sozinhos", e apenas 16% daqueles com triagem positiva para depressão buscaram tratamento psiquiátrico.

Os acadêmicos Valerie Hope e Max Henderson realizaram uma revisão sistemática das publicações que observaram a doença mental em estudantes de medicina. Todos os artigos foram publicados no Reino Unido, na Europa e em países de língua inglesa fora da América do Norte entre 1948 e 2013.[11] A prevalência geral foi de 8 a 66% para ansiedade, de 6 a 67% para depressão e de 12 a 97% para sofrimento psicológico. A maioria dos estudos mostrou que depressão, ansiedade e sofrimento psicológico diminuíam à medida que o estudante se aproximava da conclusão do curso, talvez por haver uma "luz no fim do túnel". Esse foi o achado de um estudo envolvendo estudantes de medicina portugueses.[12] A prevalência de depressão mudou de 22 para 13% ao longo de 2 anos (contra uma taxa geral de depressão em Portugal variando de 6 a 22%). Embora os escores de depressão diminuíssem à medida que eles progrediam pelo treinamento, para um quinto dos estudantes eles eram sustentados em níveis elevados durante todo o tempo. Outros estudos mostraram que a saúde mental se deteriora durante a faculdade de medicina e segue piorando quando o indivíduo começa a trabalhar.[13]

A extrema variação na taxa de prevalência reflete a qualidade variável dos estudos, com aqueles de melhor qualidade tendendo a encontrar taxas de prevalência menores. Como nos estudos sobre doença mental em médicos, as diferenças nas taxas refletem a robustez do estudo, o tamanho da amostra, os instrumentos usados, os pontos de corte e assim por diante. Os estudantes não estavam cegados para o propósito do estudo, logo eles sabiam que o estudo era delineado para medir o sofrimento mental e, assim, podem ter inflado artificialmente suas taxas. A maioria dos estudos utiliza instrumentos de autorrelato sem validação independente do estado de humor ou da capacidade de funcionar.

Como ocorre com os médicos formados, o sofrimento psicológico tem impacto sobre o indivíduo e também afeta sua interação com os pacientes, a capacidade de desenvolver empatia,[14] além de causar uma queda no desempenho acadêmico[15] e prejudicar o profissionalismo.[16]

Um relato pessoal de depressão da estudante de medicina Karyn Joss ilustra os fatores que podem causar doença mental:

> Iniciei recentemente meu segundo semestre e percebi que tudo tinha começado a ficar um pouco mais sombrio (na verdade, bem mais sombrio). A correria da faculdade de medicina, a busca da excelência, as apostas incrivelmente altas e a intensa competição podem, previsivelmente, transformar o bem-estar da pessoa em uma perfeita tempestade.[17]

A faculdade de medicina é o ambiente "perfeito" para criar o sofrimento que vemos. Pegamos os indivíduos que tiveram sucesso na vida acadêmica, que alcançaram escores fantásticos em todas as áreas de sua vida pessoal e acadêmica, e os colocamos em um ambiente onde, por definição, metade ficará abaixo da média. Considerando que sua identidade já está ligada ao sucesso acadêmico, eles trabalham duro para obter mais e ficar "acima da média". Nós, então, damos a eles a oportunidade de tentar "superar a si mesmos". Nós os bombardeamos com imensos volumes de trabalho, um escrutínio intenso, avaliações e a necessidade de competir constantemente com seus pares. Nós também os colocamos em um ambiente onde a falha não é permitida e qualquer transgressão acadêmica ou pessoal é punida. Acrescente a isso que a cultura acerca da doença mental é de que ela representa "uma fraqueza" ou falha de caráter, e isso significa que aqueles que podem ter doença mental acabam com medo de buscar ajuda. Fazendo eco às palavras de Karyn, para o estudante de medicina com depressão, nós criamos a tempestade perfeita.

Considerando que sua identidade já está ligada ao sucesso acadêmico, eles trabalham duro para obter mais e ficar "acima da média".

COMO ABORDAR A DOENÇA MENTAL EM ESTUDANTES

Apesar de as doenças mentais em estudantes de medicina serem objeto de estudo há quase 70 anos, pouco parece ter sido feito para reduzir seus níveis elevados além de talvez colocá-los em "treinamentos para resiliência", o que tem pouca eficácia (conforme discutido no Capítulo 6). Intervenções como aconselhar o autocuidado, participar em atividades de *mindfulness*, esportes, ioga e outras intervenções de autoajuda ou a participação em trabalho de grupo fazem pouco para abordar a causa sistêmica subjacente – a carga do que é esperado dos estudantes, a competição intensa, as avaliações, as pressões financeiras e o *bullying*. Isso e mais a cultura de que o treinamento deve ser exigente para "endurecer" os estudantes e remover os que não conseguem aguentar – em essência, a "sobrevivência dos mais adaptados" – não mudou de forma significativa desde que comecei meu treinamento há quase 50 anos. A medicina é uma empreitada ampla, e precisamos de todo tipo de gente para trabalhar nela, e não apenas daqueles que parecem os "mais fortes".

É a própria cultura do treinamento médico que deve ser mudada, e um estudo conduzido na faculdade de medicina de Saint Louis tentou fazer isso. Ela adaptou o currículo pré-clínico em uma tentativa deliberada de reduzir os níveis de depressão e ansiedade entre os estudantes de medicina.[18] Ao longo de 4 anos, as mudanças incluíram a introdução de um sistema de graduação do tipo passar/reprovar em vez dos escores, uma redução de 10% no tempo curricular, esforços para reduzir a quantidade de detalhes ensinados, disciplinas eletivas mais longas, aprendizado na comunidade baseado em temas e espaços para a reflexão em grupo com seus pares. Além de todas essas mudanças, eles implementaram uma opção confidencial para rastrear depressão e ansiedade. Os estudantes com testagem de triagem positiva eram contatados por um profissional da área de saúde mental e o tratamento era oferecido. Os efeitos dessas intervenções eram diferentes à medida que os estudantes progrediam em seu treinamento. O impacto das mudanças era maior nos estudantes de primeiro ano. Objetivamente (em comparação com um questionário administrado a todos os estudantes de medicina dos Estados Unidos) e subjetivamente (em comentários de textos livres), esses indivíduos tinham menores taxas de doença mental e uma maior "satisfação" com seu treinamento. Porém, à medida que progrediam na faculdade de medicina, as intervenções pareciam ter menos impacto, ficando mais difícil de controlar os efeitos negativos de estressores externos, como a primeira parte do exame nacional das faculdades de medicina. Após os estudantes entrarem na fase de treinamento clínico, o impacto das intervenções, incluindo o suporte em grupo com os pares, não gerava qualquer efeito. Os autores atribuíram essa incapacidade de reduzir as taxas de doença mental como derivando de **quatro fatores principais**:

1. O ambiente de aprendizagem envolvia múltiplos postos, dificultando muito a oferta de um suporte consistente.
2. A saúde mental ruim preexistente dos residentes e médicos que os estudantes encontravam pode ter contagiado sua saúde mental.
3. A competição por postos de residência no futuro, o que atuava como fonte significativa de estresse.
4. Apesar dos esforços para oferecer treinamentos de "resiliência", isso não foi muito útil para combater as condições psicologicamente estressantes às quais os estudantes eram expostos em seus postos clínicos.

A maioria das pessoas que comentam o assunto e grande parte dos estudos que revisei para este livro apontam para a mesma direção, que é a **educação médica** que deve mudar, com um maior esforço e mais recursos dirigidos ao estudo de diferentes métodos de ensino ou de novos conteúdos. Ainda assim, quase sem exceção, as intervenções focam apenas na abordagem do bem-estar dos estudantes. Embora o aconselhamento dos estudantes e, talvez, o financiamento de intervenções para aumentar sua resiliência possam fazer os educadores se sentirem e, possivelmente, parecerem melhores, isso meramente desvia o foco do problema para o indivíduo em vez de onde devia estar: seu ambiente de aprendizagem. Até que se encontre uma maneira de reduzir esses estressores psicológicos, continuará havendo essas altas taxas de doença mental em estudantes. A saída para o problema não pode ser o treinamento da resiliência. A solução exige que as faculdades de medicina se comprometam em abordar seus processos e implementar mudanças no treinamento de seus estudantes. Não se trata de superproteger os estudantes; trata-se de remover a dor causada por um regime de treinamento já difícil e garantir que tenham espaço, tempo e energia para fazer, com sucesso, a transição entre estudante e médico.

CONCLUSÃO

Não há necessidade de dizer que a faculdade de medicina é estressante. A carga de trabalho é intensa, os exames são frequentes, exige-se uma excelência individual e o estudante está rodeado de pessoas muito capacitadas que competem com ele. Esta é uma das regras secretas da medicina e que muitos já conhecem ao entrar na profissão. Apesar de saberem disso, a maneira como as pessoas reagem e se adaptam aos desafios e estressores que encontram só é conhecida quando chegam na faculdade de medicina, a maioria deles ainda adolescentes com suas notas máximas na escola. A literatura incluída neste capítulo dá uma ideia do sofrimento psicológico, do distúrbio emocional e da depressão. Sob uma perspectiva pessoal, as taxas de incidência e prevalência de doença mental citadas são quase inacreditáveis. É claro que muitos estudantes de medicina não estão enfrentando ou se saindo tão bem como gostariam. Este capítulo salienta as dificuldades enfrentadas pelos estudantes de medicina ao longo de seu treinamento. Um ponto crítico a ser reforçado é a dificuldade que os estudantes encontram ao se perceberem como "medianos" após 13 anos de excelência acadêmica. Essa falsa sensação de mediocridade pode ser uma força poderosa para levar o estudante a trabalhar mais, envolver-se mais, alcançar mais e buscar a excelência. A intensa competição apenas alimenta essa mentalidade; amigos e pares estão envolvidos em uma batalha silenciosa para publicar artigos, comparecer a conferências, realizar trabalho voluntário e assim por diante, a fim de melhorar suas credenciais e encher seu currículo com as evidências de suas realizações. Embora essa busca pelo perfeccionismo seja admirável, ela pode criar um círculo vicioso de estresse e sobrecarga de trabalho, erodindo a determinação da pessoa e deixando-a suscetível a doenças mentais. No caso da geração atual de estudantes de medicina, a conscientização sobre os problemas de saúde mental nunca foi tão grande. Os estudantes estão falando, compartilhando e diretamente abordando o problema que enfrentam, em vez de reprimir e guardar suas emoções por medo e vergonha. Apesar dos desafios, estresses, tentativas e tribulações, a resposta é que a maioria dos estudantes não desejaria estar em qualquer outro lugar que não a faculdade de medicina.

Contribuição de Michael Owen, um estudante do primeiro ano de medicina.

REFERÊNCIAS

1. Becker H, Geer B, Hughes EC, Strauss A. *Boys in White. Student Culture in Medical School.* New Brunswick (USA) and London (UK): Transaction Publishers, 2007.
2. Sinclair S. *Making Doctors. An Institutional Apprenticeship.* Oxford: Berg, 1997, p. 297.
3. Wessely S. Making doctors: an institutional apprenticeship. *BMJ Clin Res* 1998;**316**(7132).
4. Firth J. Levels and sources of stress in medical students. *BMJ* 1986;**310**:1177–80.
5. Firth-Cozens J. Emotional distress in junior house offices. *BMJ* 1987;**295**:533–5.
6. Firth-Cozens J. The role of early family experiences in the perception of organizational stress; fusing clinical and organisational perspectives. *J Occup Organ Psychol* 1992;**65**:61–75.
7. Hale R, Hudson L. The Tavistock study of young doctors: report of the pilot phase. *Br J Hosp Med* 1992;**47**:452–64.
8. Rotenstein LS, Marco BA, Ramos A, *et al.* Prevalence of depression, depres- sive symptoms, and suicidal ideation among medical students: a system- atic review and meta--analysis. *JAMA* 2016;**316**(21):2214–36. doi:10.1001/jama.2016.17324.
9. Wan YH, Gao R, Tao XY, Tao FB, Hu CL. Relationship between deliberate self-harm and suicidal behaviors in college students [in Chinese, Abstract in English]. *Zhonghua Liu Xing Bing Xue Za Zhi* 2012;**33**(5):474–7.
10. Osama M, Islam MY, Hussain SA, *et al.* Suicidal ideation among medical students of Pakistan: a cross-sectional study. *J Forensic Leg Med* 2014;**27**:65–8.
11. Hope V, Henderson M. Medical student depression, anxiety and distress out- side North America: a systematic review. *Med Educ* 2014;**48**:963–79.
12. Silva V, Costa P, Pereira I, *et al.* Depression in medical students: insights from a longitudinal study. *BMC Med Educ* 2017;**17**:184. PMCID: PMC5633876. Published online 2017 Oct 10. doi: 10.1186/s12909-017-1006-0 PMID: 29017594.
13. Dyrbye LN, Thomas MR, Shanafelt TD. Medical student distress: causes, consequences, and proposed solutions. *Mayo Clin Proc* 2005;**80**(12):1613–22.
14. Thomas MR, Dyrbye LN, Huntington JL, *et al.* How do distress and well-being relate to medical student empathy? A multicenter study. *J Gen Intern Med* 2007;***22***:177–83.
15. Dyrbye L, Shanafelt T. A narrative review on burnout experienced by medical students and residents. *Med Educ* 2016;**50**:132–49.
16. Dyrbye LN, Thomas MR, Shanafelt TD. Systematic review of depression, anx- iety, and other indicators of psychological distress among US and Canadian medical students. *Acad Med* 2006;**81**(4):354–73.
17. BMA. Darkness or blankness, a medical student's experience of depression. Disponível em: www.bma.org.uk/connecting-doctors/b/work/posts/darkness-or-blankness-a-medical-student-s-experience-of-depression.
18. Slavin SJ, Schindler DL, Chibnall JT. Medical student mental health 3.0: Improving student wellness through curricular changes. *Acad Med* 2014;**89**:573–7.

CAPÍTULO 23

DIFERENTES ESPECIALIDADES E RISCO DE DOENÇA MENTAL

Clare Gerada

PROBLEMAS GERAIS

A escolha da especialidade é a segunda decisão mais importante que um médico toma em sua carreira – a primeira é a decisão de estudar medicina. Alguns têm uma ideia preexistente do que querem ser. Por exemplo, eu sabia que queria ser clínica geral (GP, do inglês *general practitioner*) e alcancei meu objetivo por meio da clínica geral e da psiquiatria, pois achava que seria fácil demais ser "como meu pai" e queria me distanciar (temporal e geograficamente) dele. Porém, estava claro que meu coração era generalista. A cada estágio eu gostava mais, e o que mais me atraía era a variedade de cuidados desde o berço até o túmulo, seja na saúde ou na doença. No final, os outros empregos eram apenas um meio para meu objetivo de me tornar GP. Para outras pessoas, este é um processo mais gradual à medida que são expostas à variedade que a medicina pode oferecer, ou um processo de eliminação quando a pessoa não consegue obter a carreira que desejava e tem que escolher entre a segunda, terceira ou até mesmo as outras opções. Por fim, para algumas pessoas, trata-se de sorte, como foi o meu caso quando tive 10 meses de "descanso" após o nascimento de meu primeiro filho e trabalhei na área de abuso de substâncias, sem saber que passaria o restante da carreira trabalhando na interface entre a adição e a clínica geral.

A questão sobre se uma determinada especialidade cria mais ou menos risco em termos de doença mental está relacionada ao caráter do médico e à área da medicina, além de outros fatores que são independentes da especialidade e do indivíduo. É muito difícil fazer comparações entre as diferentes áreas, e há poucos estudos nos quais se basear.

Manchetes de meu serviço
GPs são sobrerrepresentados no serviço
Anestesistas têm mais chances de apresentar adição
Anestesistas têm as taxas mais elevadas de morte por suicídio
Cirurgiões são um grupo oculto
Pediatras têm a menor taxa de adição (menos de 1%), mas são sobrerrepresentados no serviço

CLÍNICOS GERAIS

A título de compreensão, os GPs no Reino Unido têm o treinamento mais curto entre todas as especialidades médicas, sendo de apenas 3 anos. Um deles é gasto na clínica geral, e outros dois são gastos na prática hospitalar. Após a qualificação, os GPs podem trabalhar como GPs parceiros/principais (tendo total responsabilidade por seu consultório sem limite da carga de trabalho e com a exigência de seguir o contrato estabelecido com o National Health Service [NHS] da Inglaterra; isso inclui o número de pacientes atendidos *versus* o tamanho da lista). Os GPs também podem trabalhar como médicos assalariados (pagos conforme o trabalho realizado e contratados pelos consultórios parceiros). Diferentemente dos GPs qualificados, os GPs especializados em clínica geral têm algumas das condições de trabalho mais protegidas, com suas horas de trabalho sendo estritamente limitadas, consultas mais longas, responsabilidades limitadas e, geralmente, uma relação individualizada com o orientador para o tempo gasto no consultório, além de meio dia livre para educação e treinamento com seus pares. A maioria dos GPs não tem um GP estagiário (e, mesmo para aqueles que têm, é improvável haver mais do que um ou dois estagiários), diferentemente dos hospitais, onde esses médicos formam a espinha dorsal da força de trabalho.

Os GPs estão provavelmente suportando uma carga de trabalho desproporcional, com recursos cada vez menores.

Considerando a sua posição na linha de frente do sistema de saúde, os GPs estão provavelmente suportando uma carga de trabalho desproporcional, com recursos cada vez menores. A carga de trabalho aumentou 16% nos últimos anos sem um aumento correspondente na força de trabalho.[1-3] Assim, não surpreende que os GPs geralmente estejam no topo da lista de sofrimento mental e *burnout* na profissão médica.[4-7] Isso se traduz em níveis crescentes de insatisfação, ansiedade, estresse crônico, depressão e pensamentos suicidas,[8] não apenas no Reino Unido, pois os GPs europeus e norte-americanos também enfrentam taxas elevadas de *burnout*.[9,10]

Trabalho no mesmo consultório há 30 anos; a mesma sala, a mesma comunidade de pacientes e o mesmo horário de início (8 da manhã). Ao longo desses anos, vi melhorias no uso da tecnologia – por exemplo, abandonamos os prontuários de papel há mais de 15 anos –; oferecemos um cuidado de maior qualidade e uma melhor mistura de habilidades, pois agora contamos com um exército de profissionais de saúde aliados para nos auxiliar no trabalho. Ainda assim, mesmo considerando tudo isso, meu trabalho diário ficou imensamente mais difícil. Há 30 anos eu terminava o consultório da manhã por volta das 11 horas, fazia algumas visitas até o meio-dia, pegava meus filhos na creche, alimentava-os e ficava algum tempo com eles. Eu invariavelmente tinha algum compromisso após o almoço, retornava para as consultas da tarde às 4 horas e chegava em casa por volta das 6 e meia da tarde. A menos que estivesse de plantão – o que acontecia uma vez a cada cinco noites

–, o dia de trabalho estava terminado. Em uma geração anterior à minha, meu pai, que foi, durante muitos anos, o único GP disponível (depois ajudado por outro GP), começava seu dia às 8 horas, retornava para um bom almoço geralmente com uma taça de vinho, tirava uma sesta após o almoço (as ligações eram atendidas por uma recepcionista no consultório) e acordava a tempo de fazer algumas ligações antes de retornar para as consultas da tarde às 4 horas e chegar em casa às 7 da noite. Ele ficava de plantão a cada duas noites e, embora fosse invariavelmente chamado (como eu era) pelo menos uma vez por noite, isso ainda era manejável. Atualmente, um GP mal consegue finalizar o consultório da manhã antes de iniciar as consultas da tarde. Dias de trabalho de 11 horas sem pausas são a norma atualmente, e, embora poucos GPs ainda façam plantões, não é incomum que tarefas e trabalhos burocráticos não terminados no consultório sejam finalizados em casa, com o GP facilmente trabalhando até a noite. No início de minha carreira, os consultórios costumavam estar cheios de pacientes com problemas pequenos e autolimitados, prescrições a serem repetidas, atestados de saúde ou mulheres para cuidado pré-natal ou anticoncepção. Agora, tudo isso foi removido de meu consultório e fiquei com as coisas complexas: pacientes com cinco ou seis problemas, regimes medicamentosos complicados para avaliar, graves problemas de saúde mental e pacientes que até não muito tempo estariam sendo tratados em hospitais. Minha experiência é apoiada pela literatura.[11]

Manchetes
Apenas 27% dos estagiários pretendem trabalhar em tempo integral na clínica geral 1 ano após a qualificação, e apenas 5% após 10 anos; a intensidade do dia de trabalho ainda é o principal fator pelo qual os GPs estagiários não querem o trabalho integral como GP, com 69% dos respondedores afirmando isso. Muitos citaram o risco para sua própria saúde.[12]
O volume e a intensidade da carga de trabalho dos GPs estão levando muitos deles a reduzir seu horário ou abandonar a profissão. Embora mais GPs do que nunca estejam sendo treinados, os números atuais mostram que a quantidade de GPs continua a diminuir, com uma queda de 2% no número de GPs permanentes em tempo integral e um número 6,9% menor em setembro de 2019 em comparação com 2015.[13]
Quatro a cada 10 GPs planejam abandonar a clínica geral nos próximos 5 anos devido a crescentes pressões na carga de trabalho.[14] Quase 90% dos GPs parceiros estão sob risco alto ou muito alto de *burnout*, 30% dos GPs parceiros e 40% dos GPs auxiliares já receberam um diagnóstico formal de saúde mental em algum momento da carreira.[15]

PSIQUIATRAS

Está relatado que os psiquiatras têm taxas de doença mental mais elevadas que a maioria dos outros médicos, com altos níveis de estresse, insatisfação com o trabalho, depressão e *burnout*.[16,17] Os psiquiatras podem estar sob risco aumentado por uma série de razões. Eles, mais do que a maioria dos médicos, utilizam a si próprios como ferramenta de trabalho, pois escutam, interpretam e respondem aos pacientes. As corajosas ações dos psiquiatras são, em grande parte, invisíveis. Deve-se fazer um enorme esforço mental para permanecer focado ao ter que escutar a dor psíquica dos pacientes dia após dia. Essa relação médico-paciente intensa é difícil e imprevisível. Os pacientes evocam emoções como a necessidade de resgatá-los, além de uma sensação de fracasso e frustração quando a doença não responde ao tratamento.[18] Isso faz parte do trabalho emocional com o qual todos os médicos têm que se confrontar (discutido no Capítulo 3). Porém, no caso dos psiquiatras, a cronicidade e a natureza flutuante das doenças de seus pacientes podem ser particularmente desafiadoras. Tom Main, um psicanalista que durante muitos anos esteve encarregado da comunidade terapêutica The Cassel, em Londres, na Inglaterra, descreveu essas dificuldades. Quando um paciente melhora, trata-se de

> um dos eventos mais tranquilizadores para seu médico ou enfermeiro... pacientes curados ajudam muito a seus profissionais. Porém, o sofredor que frustra seu astuto terapeuta ao não melhorar está sempre em perigo de encontrar comportamentos humanos primitivos disfarçados de tratamento.[19]

Outros fatores, como a violência dos pacientes,[20] enfermarias superlotadas e a crescente cultura da culpa, aumentam o risco de *burnout*.[21] Embora a culpa pareça ser inerente a todo o sistema de saúde, para os psiquiatras isso é particularmente forte, pois eles são considerados responsáveis quando um paciente com doença mental tira sua própria vida ou mata ou agride outros. Os psiquiatras têm a difícil, se não impossível, tarefa de definir a condição de risco de um paciente antes da alta, de essencialmente predizer seu comportamento futuro. A maioria dos psiquiatras experimenta a morte de um paciente por suicídio pelo menos uma vez durante a carreira,[22] e isso pode ter efeitos profundos e duradouros em sua vida pessoal, psicológica e profissional.[23]

Pode ser que aqueles que escolhem o campo da saúde mental (conselheiros, psiquiatras, psicoterapeutas) tenham mais chance de apresentar, eles mesmos, problemas de doença mental, entrando nesse campo como um desejo indireto de compreender suas próprias dificuldades ou na esperança de reparar traumas passados. Falei disso no Capítulo 3, ao analisar o conceito de curador ferido. Uma pesquisa de 2015 com psiquiatras canadenses mostrou que, entre os 487 psiquiatras que responderam ao questionário, quase um terço deles já tinham experimentado alguma doença mental.[24] Isso sugere que aqueles que entram no campo da psiquiatria podem ser influenciados por sua própria história de doença mental.

Há evidências de que, apesar das maiores taxas de doença mental, os psiquiatras sejam mais relutantes em buscar tratamento, mesmo quando esses serviços oferecem cuidado confidencial.[25] O estigma da doença mental não é uma questão abstrata para esse grupo. Eles veem seus próprios pacientes expostos a ele diariamente. Quando eles mesmos apresentam doença mental, eles ficam na extremidade receptora, o que leva a uma profunda vergonha e culpa.[26] A autoestigmatização não é incomum. Também é muito difícil para um psiquiatra receber ajuda confidencial; como no caso dos GPs, se eles trabalham e vivem na mesma área, não é incomum que eles conheçam aqueles que trabalham nos serviços de doenças mentais, pessoal ou profissionalmente.

Os psiquiatras encontram muito propósito e significado em seu trabalho, além de altos níveis de realização pessoal e satisfação com o trabalho. Eles também são especialistas no uso de várias estratégias de enfrentamento, o que inclui grupos de apoio, aconselhamento confidencial e sessões de sensibilização com a equipe.[27]

CIRURGIÕES

Uma aura de autoridade circunda os cirurgiões, e isso costuma não ser questionado. Eles confrontam situações agudas de vida e morte mais comumente que qualquer outro grupo de médicos, sendo vistos como indivíduos mais confiáveis. Pode ser por isso que, em comparação com o número de clínicos, os cirurgiões sejam sub-representados em serviços de tratamento,[28] incluindo meu próprio serviço. Ao longo da década, atendemos cerca de 150 cirurgiões; 90% deles tinham problemas mentais e 9% apresentavam problemas de adição (o que é menos que a média entre todas as especialidades).

As baixas taxas de apresentação dos cirurgiões podem ocorrer devido a eles terem mais fatores de proteção (p. ex., maior resiliência para lidar com o estresse ocupacional). Pode haver alguma verdade nisso, pois aqueles que não conseguem lidar com a pressão e a competitividade de uma carreira cirúrgica podem ficar pelo caminho, o que deixaria apenas os mais adaptados para a sobrevivência. Os cirurgiões podem ser protegidos por suas relações de trabalho próximas com os outros, permitindo o compartilhamento de sofrimentos, sucessos e suporte geral.

Então, talvez os cirurgiões realmente tenham uma menor taxa de doença mental que outros médicos. Porém, uma explicação alternativa é que eles formam um grupo oculto, com ainda mais relutância em buscar ajuda. Há algumas evidências disso. Diferentes pesquisas mostram altos níveis de ideação suicida (especialmente em cirurgiões mais velhos) e níveis significativos de sofrimento, ansiedade e/ou *burnout*.[29,30] Uma revisão sistemática de 2017 analisou o *burnout* entre cirurgiões norte-americanos.[31] Com base na revisão, os níveis de cirurgiões que preenchem os critérios para *burnout* variavam entre 32 e 40%, dependendo da subespecialidade cirúrgica. Em 2009, Shanafelt e colaboradores[32] realizaram um dos primeiros e maiores estudos sobre *burnout* em cirurgiões norte-americanos. Esses autores analisaram quase 25 mil membros do American College of Surgeons; 40% preenchiam critérios para *burnout* e 30% apresentaram resultado positivo na triagem para depressão.

Um estudo analisou *burnout* e alcoolismo em cirurgiões empregados em uma mesma instituição ao longo de 25 anos.[33] Surpreendentemente, 97% de todos os atuais e ex-empregados acabaram incluídos no estudo (100 homens e 14 mulheres).

Houve 2 mortes (1 por acidente e 1 por suicídio). Quatro médicos não estavam mais trabalhando devido à dependência de álcool/substâncias. A taxa de divórcios foi de 21,4%. Em geral, ocorreram problemas de saúde importantes em 32%, chegando a 50% naqueles com mais de 50 anos. Entre os 110 cirurgiões disponíveis para as entrevistas, 8 foram registrados como tendo história de dependência significativa; 6 eram primariamente relacionadas ao álcool, e as outras 2 apresentavam dependência de opioides. Isso gera uma taxa de 7,3%, em linha com as taxas estimadas de dependência de álcool relatadas na literatura e menores que na população geral.

Não deve surpreender o fato de os cirurgiões sofrerem de doença mental, considerando-se as longas e imprevisíveis horas de trabalho e o elevado estresse de seu trabalho. Todos os médicos têm suas próprias normas de grupo não escritas, desenvolvidas ao longo de gerações. No caso dos cirurgiões, isso inclui longas horas de trabalho (algumas vezes, sem nem mesmo estarem escalados para isso); múltiplos prazos; raras queixas; e manter emoções ou problemas pessoais longe do ambiente de trabalho. Eles também têm alguns dos treinamentos mais longos na medicina, fazendo sacrifícios pessoais substanciais para alcançar a profissão escolhida. Os cirurgiões devem ter um bom desempenho, sempre e sob o olhar dos outros (no mínimo, de enfermeiros e anestesistas). Eles também devem parecer competentes independentemente de seus demônios internos. Na sala de cirurgia, quando as coisas ficam difíceis, é o cirurgião que deve tomar o controle e resgatar a situação. Mesmo quando não estão de serviço, os cirurgiões podem ruminar sobre as cirurgias difíceis ou se preocupar com os pacientes na unidade de terapia intensiva.

Há outros fatores que contribuem para o desenvolvimento de doença mental entre os cirurgiões. Os pacientes estão em seu momento mais vulnerável quando chegam até o cirurgião, seja inconscientemente na mesa de cirurgia ou deitados no leito do hospital à espera de uma tranquilização antes ou depois da cirurgia. Os pacientes confiam nos cirurgiões totalmente. Eles transferem toda a autoridade e poder para eles. Eles ficam desamparados. O trabalho do cirurgião exige que eles constantemente tenham que aplacar o medo da morte em outros. Isso representa um grande peso para o médico individual. As expectativas colocadas no cirurgião podem dificultar para que eles aceitem a vulnerabilidade e busquem cuidados em caso de necessidade; em vez disso, eles devem projetar a imagem de ser durões e resilientes.

O trabalho do cirurgião exige que eles constantemente tenham que aplacar o medo da morte em outros.

Em relação ao abuso de substâncias, a baixa taxa de dependência é evidente. Relações de trabalho próximas, com cada movimento sendo monitorado, além das longas e imprevisíveis horas de trabalho, plantões frequentes e trabalho fora de hora, dificultariam disfarçar um problema com álcool ou drogas.

Em minha experiência, os cirurgiões geralmente têm mais dificuldade que os outros médicos para se ver como pacientes. Eles acham difícil aceitar que podem estar doentes ou, quando o fazem, procuram uma solução rápida. Quase todos os cirurgiões que nos procuram falam do medo de outros colegas descobrirem seus problemas de saúde mental. Eles relatam que os colegas não "acreditam" em doenças mentais e temem ser excluídos por seus pares se a sua doença for descoberta.

ANESTESISTAS

O fácil acesso a formas intravenosas de opioides, opiáceos e agentes anestésicos, incluindo os gases inalatórios, coloca os anestesistas em risco particular de adição e morte devido a *overdose* de drogas. É difícil estimar a real prevalência do abuso de substâncias, pois, mesmo em pesquisas que prometem confidencialidade, há uma relutância em admitir o problema que poderia resultar em sanções criminais e profissionais. Nos estudos realizados, o risco para os anestesistas é 2,7 vezes maior que para os outros médicos.[34] Em meu serviço, os anestesistas nos procuram com transtorno de abuso de substâncias com frequência cerca de 2 vezes maior que os outros médicos.

Um estudo retrospectivo de anestesistas norte-americanos em treinamento realizado entre 1975 e 2009 mostrou que a incidência geral era de 2,16 a cada 1.000 residentes-anos para homens e de 0,65 a cada 1.000 residentes-anos para mulheres.[35] As substâncias mais comuns eram os opioides intravenosos, seguidos pelo álcool. O tempo entre o início do treinamento e o primeiro uso era de cerca de 30 meses, e do primeiro uso até a detecção era de 4 meses. Entre esses médicos, 28 morreram durante a residência, todos como resultado de seu uso de drogas. As taxas estimadas de recaída ao longo de uma carreira de 30 anos eram superiores a 40%; menos de 50% alcançavam a certificação de especialistas. Esses resultados são muito ruins. Não está claro, a partir desse estudo, se esses médicos foram inscritos em Physician Health Programmes (PHPs) ou em serviços terapêuticos. Estudos mais recentes de médicos com adição em PHP mostram resultados muito mais favoráveis: 95% daqueles que permaneciam envolvidos com o monitoramento e supervisão do PHP ainda mantinham sua licença de trabalho, e menos de 1% tinha morrido após 5 anos. Por outro lado, entre aqueles que não permaneciam envolvidos, apenas 21% ainda tinham a licença e 17% tinham morrido.[36] Não foi observado nenhum dano aos pacientes.[37]

Infelizmente, a primeira indicação de que um anestesista tem problema pode ser a morte por *overdose* acidental ou deliberada. O suicídio é relatado como causa de morte em cerca de 6 a 10% dos anestesistas,[38] e o risco de morte relacionada a drogas é 3 vezes maior que na população geral de médicos.[39] A análise de uma coorte pareada mostrou que os anestesistas com transtorno por abuso de substâncias tinham taxa de mortalidade de 14,1% *versus* 1,3% nos controles pareados.[35]

Quase 40% dos anestesistas que trabalham no Reino Unido e na Irlanda já tiveram uma experiência pessoal com um colega anestesista que morreu por suas próprias mãos (acidental ou deliberadamente).[38] Isso mostra o impacto e alcance que uma morte tem sobre aqueles da mesma especialidade. A maioria dessas mortes envolvia agentes anestésicos.

Em relação aos níveis gerais de doença mental, uma amostra de anestesistas australianos recebeu um questionário sobre sua saúde mental e uso de serviços. Cerca de 25% deles já tinham consultado seu GP ou profissional de saúde por um problema relacionado à saúde mental. Entre todos os que responderam, 13% relataram ter sido diagnosticados com doença mental. Em geral, 25% já tinham feito autoprescrições de ansiolíticos, antidepressivos ou sedativos; 17% admitiram ter usado álcool para lidar com estresse, ansiedade ou depressão; 3% relataram já ter usado drogas como maconha, cocaína, opioides ou anfetaminas para lidar com estresse ou depressão, em vez de uma atividade puramente recreacional; e 16% dos respondedores relataram pensamentos suicidas sustentados, embora menos de 1% relatasse já ter tentado o suicídio.[40]

GINECOLOGISTAS E OBSTETRAS

Como ocorre em outras especialidades, está relatado que os médicos ginecologistas e obstetras (G&O) têm altos níveis de *burnout*, depressão e outras formas de doença mental.[41] Isso pode estar relacionado com a natureza arriscada de seu trabalho e a alta propensão para problemas médico-legais quando as coisas não saem bem. Porém, há menores níveis de comparecimento ao meu serviço, e isso pode ser devido a fatores de proteção específicos. Estes incluem os seguintes:[42]

- É uma especialidade que permite uma mistura de habilidades clínicas (incluindo a atenção primária), psicológicas e cirúrgicas.
- É uma atividade em equipe em que os médicos trabalham lado a lado com outros profissionais de diferentes especialidades.
- Talvez mais do que em qualquer especialidade, os médicos realmente mudam a vida de seus pacientes e estão ao seu lado nos momentos mais significativos da vida da mulher, em todas as idades.
- É uma especialidade que tem "vitórias" garantidas – o parto de bebês saudáveis. Isso oferece um reforço positivo constante.

Porém, esses médicos parecem estar sob maior risco para o transtorno de estresse pós-traumático (TEPT). Um estudo publicado em 2020 analisou o problema do estresse pós-traumático em ginecologistas e obstetras.[43] Os principais achados foram de que dois terços relataram a exposição a eventos traumáticos relacionados ao trabalho. Entre estes, 18% dos médicos relataram sintomas clinicamente significativos de TEPT. Profissionais negros ou de minorias étnicas estavam sob risco aumentado de TEPT. Os sintomas clinicamente significativos de TEPT estavam associados com menor satisfação no trabalho, exaustão emocional e despersonalização. A cultura em G&O foi identificada como uma barreira para o suporte ao trauma.

PEDIATRAS

Os pediatras adoram seu trabalho, ainda que uma quantidade cada vez maior chegue ao meu serviço com doença mental (eles atualmente representam 6% de nossa população de pacientes). Neonatologistas e intensivistas formam um subgrupo significativo desse grupo. Quase todos os pediatras que nos procuram têm doença mental, e não adição. Salvaguardas à parte (quando o desejo dos pais pode não estar alinhado ao das crianças e dos médicos), os pediatras têm tido, tradicionalmente, uma relação de trabalho próxima com crianças e familiares, e isso tem sido um fator de reforço positivo para quem trabalha na área. Outro fator tem sido o ato quase transformador de melhorar rapidamente a saúde das crianças. Mesmo estando gravemente enfermas, temos a imagem romântica da pintura icônica de Luke Fildes (1891, Royal Academy of Arts), em que um médico aparece sentado ao lado de uma criança no chalé de um camponês, observado pelos pais. O médico observa pensativamente a criança que pede para sobreviver. A pintura se baseia na experiência de Fildes após a morte de seu primeiro filho. O médico idealizado e imortalizado na tela é o arquétipo do pediatra. Porém, avanços tecnológicos e da medicina significam que isso está mudando. À medida que mais crianças estão sobrevivendo com problemas médicos complexos, as enfermarias de pediatria não estão mais cheias de pacientes que recuperam a saúde em 24 horas; em vez disso, os leitos são ocupados por crianças com múltiplas necessidades de saúde, incapacitadas e/ou com doenças que limitarão seu tempo de vida. A fragmentação da saúde, da educação e dos sistemas de cuidado social não costuma ter sucesso em servir bem a essas crianças e famílias. Recursos inadequados, dificuldade no manejo das complexidades e incertezas, além de um desacordo entre as expectativas e o que pode ser ofertado, pioram essa incapacidade de ofertar os melhores cuidados. Como resultado, os pais costumam estar estressados, frustrados e exaustos. Os pediatras relatam altos níveis de estresse ao fazer simples rondas na enfermaria devido a essa tensão. No Capítulo 3, também discuto a forma como todos os médicos têm de lidar com o medo que os pacientes têm da morte. Até agora, é evidente, as crianças raramente tinham doenças crônicas. Atualmente isso está se tornando a norma, e são os pediatras que têm de se acostumar a aplacar esses medos dos problemas de saúde crônicos e a ansiedade que eles causam.

OUTRAS ESPECIALIDADES

O espaço – mas de forma ainda mais importante, a ausência de evidências – me impede de discutir todas as outras áreas da medicina. Contudo, é importante dizer que, para onde quer que olhemos, as pesquisas mostram o sofrimento de diferentes grupos. Por exemplo, os médicos que trabalham em terapia intensiva,[44] cuidados paliativos, oncologia clínica[45] e emergência[46] são relatados como tendo elevadas taxas de depressão, ansiedade e *burnout*. Em algumas áreas, a especialidade é importante – por exemplo, o abuso de substâncias em anestesistas e o *burnout* em GPs –, mas em geral não é a área de trabalho que faz a diferença, mas o ambiente onde o médico trabalha.

REFERÊNCIAS

1. Hobbs F, Bankhead C, Mukhtar T, *et al.* Clinical workload in UK primary care: a retrospective analysis of 100 million consultations in England, 2007–14. *Lancet* 2016;**387**(10035):2323–30.
2. British Medical Association. Quarterly tracker survey: Current views from across the medical profession Quarter 2, June 2017. BMA 2017. Disponível em: www.bma.org.uk/collective-voice/policy-and-research/education-training- and-workforce/quarterly-survey.
3. Gibson J, Checkland K, Coleman A, *et al.* Eighth National GP Worklife Survey. 2015. Disponível em: www.research.manchester.ac.uk/portal/files/39031810/FULL_TEXT.PDF (accessed 16 April 2019).
4. McCain R, McKinley N, Dempster M, Campbell W, Kirk S. A study of the relationship between resilience, burnout and coping strategies in doctors. *Postgrad Med J* 2017;**94**(1107):43–7.
5. Imo U. Burnout and psychiatric morbidity among doctors in the UK: a systematic literature review of prevalence and associated factors. *BJPsych Bull* 2017;**41**(4):197–204.
6. Halliday L, Walker A, Vig S, Hines J, Brecknell J. Grit and burnout in UK doctors: a cross-sectional study across specialties and stages of training. *Postgrad Med J* 2016;**93**(1101):389–94.
7. Orton P, Orton C, Pereira Gray D. Depersonalised doctors: a cross-sectional study of 564 doctors, 760 consultations and 1876 patient reports in UK gen- eral practice. *BMJ Open* 2012;**2**(1):e000274.
8. Spiers J, Buszewicz M, Chew-Graham C, *et al.* Barriers, facilitators, and survival strategies for GPs seeking treatment for distress: a qualitative study. *Br J Gen Pract* 2017;**67**(663):e700–8.
9. Soler JK, Yaman H, Esteva M, *et al.* Burnout in European family doctors: the EGPRN study. *Fam Pract* 2008;**25**(4):245–65.
10. Peckham C. Medscape Lifestyle Report 2017: race and ethnicity, bias and burnout. Disponível em: www.medscape.com/features/slideshow/lifestyle/2017/overview. Acesso em 15 de dezembro de 2018.
11. Baird B, Charles A, Honeyman M, Maguire D, Das P. Understanding pressures in general practice [Internet]. The King's Fund; 2016. Disponível em: www.kingsfund.org.uk/sites/default/files/field/field_publication_file/Understanding-GesPs-uprer s-Kings-Fund--May-2016.pdf.
12. The King's Fund. Through the eyes of GP trainees: workforce of the future. 2018. Disponível em: www.kingsfund.org.uk/blog/2018/08/gp-trainees- workforce-future.
13. The King's Fund. Comments on new GP workforce figures and NHS vacancy data. www.kingsfund.org.uk/press/press-releases/gp-workforce-figures-nhs- vacancy-data.
14. Iacobucci G. Two fifths of GPs want to quit in the next five years, poll finds. *BMJ* 2019;**364**:l960. https://doi.org/10.1136/bmj.l960.

15. British Medical Journal. Mental health and wellbeing in the medical profession. 21 November 2019. Disponível em: www.bma.org.uk/collective-voice/policy-and-research/education-training-and-workforce/supporting-the-mental-health-of-doctors-in-the-workforce.
16. Kumar S. Burnout in psychiatrists. *World Psychiatry* 2007;**6**(3):186–9.
17. Howard R, Kirkley C, Baylis N. Personal resilience in psychiatrists: systematic review. *BJPsych Bull* 2019;**43**:2009–15.
18. Meier D. The inner life of physicians and care of the seriously ill. *JAMA* 2001;**286**(23):3007.
19. Main T. The ailment. *Br J Med Psychol* 1957;**30**:129–45. [Republicado em *The Ailment and Other Psychoanalytic Essays*. London: Free Association Books, 1989, p. 129.]
20. Rathod S, Roy L, Ramsay M, Das M, Birtwistle J, Kingdon D. A survey of stress in psychiatrists working in the Wessex Region. *Psychiatr Bull* 2000;**24**(4):133–6.
21. Deahl M, Turner T. General psychiatry in no-man's land. *Br J Psychiatry* 1997;**171**(1):6–8.
22. Alexander D. Suicide by patients: questionnaire study of its effect on con- sultant psychiatrists. *BMJ* 2000;**320**(7249):1571–4.
23. Guthrie E, Tattan T, Williams E, Black D, Bacliocotti H. Sources of stress, psychological distress and burnout in psychiatrists. *Psychiatr Bull* 1999;**23**(4):207–12.
24. Hassan TM, Sikander S, Mazhar N, Munshi T, Galbraith N, Groll D. Canadian psychiatrists' attitudes to becoming mentally ill. *BJMP* 2013;**6**(3):a619.
25. Bel M, Lusilla P, Valero S, *et al*. Psychiatrists admitted to a physicians' health programme. *Occup Med* 2015;**65**(6):499–501.
26. Tagore A. Personal experience: coming out – the psychotic psychiatrist – an account of the stigmatising experience of psychiatric illness. *Psychiatr Bull* 2014;**38**(4):185–8.
27. Fothergill A, Edwards D, Burnard P. Stress, burnout, coping and stress man- agement in psychiatrists: findings from a systematic review. *Int J Soc Psychiatry* 2004;**50**(1):54–65. http://dx.doi.org/10.1177/0020764004040953.
28. Balch C, Freischlag J, Shanafelt T. Stress and burnout among surgeons. *Arch Surgery* 2009;**144**(4):371.
29. Benson S, Truskett P, Findlay B. The relationship between burnout and emo- tional intelligence in Australian surgeons and surgical trainees. *ANZ J Surgery* 2007;**77**(s1):A79.
30. Sharma A, Sharp D, Walker L, Monson J. Stress and burnout in colorectal and vascular surgical consultants working in the UK National Health Service. *Psycho-Oncology* 2008;**17**(6):570–6.
31. Dimou F, Eckelbarger D, Riall T. Surgeon burnout: a systematic review. *J Am Coll Surg* 2016;**222**(6):1230–9.
32. Shanafelt TD, Balch CM, Bechamps GJ, *et al*. Burnout and career satisfaction among American surgeons. *Ann Surg* 2009;**250**(3):463–71.
33. Harms B, Heise C, Gould J, Starling J. A 25-year single institution analysis of health, practice, and fate of general surgeons. *Ann Surg* 2005;**242**(4):520–9.
34. Lefebvre LG, Kaufmann M. The identification and management of substance use disorders in anesthesiologists. *Can J Anesth/J Can Anesth* 2017;**64**:211– 18. DOI 10.1007/s12630-016-0775-y.
35. Warner D, Berge K, Sun H, Harman A, Hanson A, Schroeder D. Substance use disorder among anesthesiology residents, 1975–2009. *JAMA* 2013;**310**(21):2289–96. Disponível em: https://jamanetwork.com/journals/jama/fullarticle/1787405.

36. McLellan AT, Skipper GS, Campbell M, DuPont RL. Five-year outcomes in a cohort study of physicians treated for substance use disorders in the United States. *BMJ* 2008;**337**:a2038.
37. Skipper GE, DuPont RL. Anesthesiologists returning to work after substance abuse treatment. *Anesthesiology* 2009;**110**:1422–3; author reply 1426–8.
38. Yentis S, Shinde S, Plunkett E, Mortimore A. Suicide amongst anaesthetists – an Association of Anaesthetists survey. *Anaesthesia* 2019;**74**(11):1365–73.
39. Alexander BH, Checkoway H, Nagahama SI, Domino KB. Cause-specific mor- tality risks of anesthesiologists. *Anesthesiology* 2000;**93**:922–30.
40. McDonnell N, Kaye R, Hood S, Shrivaslava P, Khursandi D. Mental health and welfare in Australian anaesthetists. *Anaesth Intens Care* 2013;**41**(5):641–7. Disponível em: www.ncbi.nlm.nih.gov/pubmed/23977916.
41. Smith R. Burnout in obstetricians and gynecologists. *Obstet Gynecol Clin N Am* 2017;**44**(2):297–310.
42. Gibson H. Why Obs and Gynae? [Internet]. Royal College of Obstetricians & Gynaecologists. 2018 [citado em 22 de setembro de 2019]. Disponível em: www. rcog.org.uk/en/careers-training/considering-a-career-in-og/why-choose-og/harry-gibson.
43. Slade P, Balling K, Sheen K, *et al.* Work-related posttraumatic stress symptoms in obstetricians and gynaecologists: findings from INDIGO a mixed methods study with a cross-sectional survey and in-depth interviews. *BJOG* 2020. Disponível em: https://doi.org/10.1111/1471-0528.16076.
44. Coomber S, Todd C, Park G, Baxter P, Firth-Cozens J, Shore S. Stress in UK intensive care unit doctors. *Br J Anaesthesia* 2002;**89**(6):873–81.
45. Berman R, Campbell M, Makin W, Todd C. Occupational stress in palliative medicine, medical oncology and clinical oncology specialist registrars. *Clin Med* 2007;**7**(3):235–42.
46. Burbeck R. Occupational stress in consultants in accident and emergency medicine: a national survey of levels of stress at work. *Emerg Med J* 2002;**19**(3):234–8.

CAPÍTULO 24

CONVERSAR AJUDA

Clare Gerada, Caroline Walker e Richard Jones

Os médicos respondem bem a terapias que envolvem a conversa. Isso não é nenhuma surpresa, já que eles usam a fala e a escuta tão extensivamente em seu próprio trabalho com os pacientes. A forma mais comum de tratamento baseado na conversação, a terapia cognitivo-comportamental (TCC), envolve a correção de pensamentos e comportamentos desadaptativos. Outras terapias, como a psicanálise, examinam os processos psicológicos ligados ao desenvolvimento do paciente e seu modo de apego com os pais para a obtenção de mudanças duradouras. Tipos diferentes de tratamento são efetivos, dependendo do problema de apresentação.

Este capítulo explora as terapias utilizadas e quais são mais efetivas para diferentes condições.

PROCESSOS DE PENSAMENTO DESADAPTATIVOS EM MÉDICOS

Em nosso serviço, vemos algumas maneiras problemáticas específicas de pensar (*distorções cognitivas*) que os médicos desenvolvem. Elas podem ficar arraigadas e levar a doenças mentais.

Preocupação

Não é incomum que os médicos tenham pensamentos negativos automáticos e ruminações centradas em ser maus médicos. Eles duvidam de seu trabalho, sentem-se culpados por algo que fizeram (ou não fizeram) e costumam se responsabilizar demais por coisas que estão fora de seu controle. Eles são autocríticos e, paradoxalmente, isso lhes dá uma ilusão de controle – por exemplo, "Se a culpa é minha, então posso fazer algo a respeito". Porém, isso apenas aumenta a ansiedade e a dúvida sobre si mesmo, levando a um medo constante de fracassar. Se isso não for abordado, pode levar à ansiedade, à depressão e a outras doenças mentais.

Fátima tinha recém-começado seu terceiro ano após a formatura. Ela estava trabalhando em um emprego muito atribulado. Um dia, seu consultor disse que ela tinha deixado de mencionar um resultado anormal em exame de sangue na alta hospitalar para o clínico geral (GP, do inglês general practitioner*). Isso retardou o tratamento pelo médico de família da paciente. Fátima ficou* *devastada por ter cometido esse erro e começou a checar repetidamente suas notas de alta. Ela começou verificando todas elas duas vezes, mas logo estava checando cada alta 10 a 20 vezes. Ela começou a trabalhar até mais tarde para enfrentar a carga de trabalho. Seu namorado estava ficando tão frustrado por nunca vê-la que já estava falando algo sobre se separarem. Ela parou de ir à academia e de ver os amigos, tendo cada vez mais dificuldade para dormir, preocupada com a possibilidade de cometer outros erros. Ela se convenceu de que era uma má médica, alguém que não era confiável e que deveria abandonar completamente a medicina.*

O pensamento de Fátima foi desencadeado por uma reclamação menor. Então, ela entrou em um ciclo de preocupação obsessiva, uma espiral negativa em que a preocupação se torna excessiva, improdutiva e difícil de controlar. Quanto mais tempo a pessoa fica se preocupando, mais difícil se torna cessar os pensamentos de preocupação.

Na terapia, Fátima começou a compreender o pensamento catastrófico que causava seu ciclo de ansiedade e preocupação. Ela conseguiu mudar esses pensamentos do tipo "pior cenário possível" e quebrar o círculo vicioso de verificação e busca por tranquilização. Fátima entendeu que esses comportamentos pioravam a ansiedade, em vez de melhorá-la. Ela conseguiu reduzi-los a tempo, acabando por checar suas notas de alta apenas uma vez logo antes de assiná-las. Ela foi encorajada a se envolver novamente com o hábito da corrida e a sair com os amigos pelo menos 1 vez por semana.

Os médicos podem acreditar que são os únicos que se preocupam, que seus pares são mais competentes e "sempre sabem o que fazer". A realidade é que todos os médicos têm dúvidas sobre sua competência e maestria no trabalho. A ausência de espaços confidenciais seguros para falar sobre essa ansiedade significa que essas preocupações nunca são compartilhadas nem normalizadas.

A realidade é que todos os médicos têm dúvidas sobre sua competência e maestria no trabalho.

O mito da certeza

Há um mito de que a medicina moderna pode oferecer respostas claras e certas. Os médicos têm que descobrir muito cedo, em sua carreira, que isso não é verdade. Lidar com as incertezas é algo que gera ansiedade, mas é uma habilidade fundamental para o médico.

Em nossa experiência, o segundo ano após a formatura (o que no Reino Unido é chamado de Foundation Year 2 [FY2]) é o momento em que a maioria dos médicos recém-formados tem de aceitar a responsabilidade por suas decisões e ações. Até este momento, o trabalho se resume a seguir instruções, manter padrões, garantir que um paciente esteja pronto para a cirurgia ou exames, preparar resumos de alta e receitas. Ao entrar no FY2, começa uma maior responsabilidade, e, então, os médicos começam a experimentar ansiedade à medida que devem aprender a aceitar não apenas as incertezas, mas também sua falibilidade. Para alguns, essa ansiedade pode ser avassaladora e levar a um constante comportamento de verificação.

Como no caso de Fátima, os médicos podem solicitar tranquilizações repetidas de colegas mais experientes sobre seus planos terapêuticos e retornar ao hospital para revisar os pacientes mesmo estando de folga – não confiando em suas próprias instruções para os outros. Pode passar um tempo considerável em que o médico fica em estado de ansiedade, negligenciando outras áreas de sua vida e suas relações, abandonando *hobbies* e vendo seu autocuidado deteriorar. Nesse estado, há uma tendência de superestimar o problema e subestimar as estratégias de enfrentamento pessoais.

A medicina é cheia de situações em que se pode duvidar das decisões tomadas. Na terapia, os médicos que têm dificuldade para aceitar as incertezas (e todos os médicos devem aceitar isso se quiserem sobreviver em uma carreira médica) são encorajados a reformular seus temores. Por exemplo:

> Hugh estava terminando seu consultório de emergências de sexta-feira. Ele atendeu Jane, uma menina de 3 anos com febre baixa, erupção cutânea e estado geral comprometido. Ele examinou a criança, tranquilizou os pais e aconselhou a usarem paracetamol e manterem a criança bem-hidratada.

Esta é uma consulta comum, repetida milhares de vezes todos os dias por GPs no país todo. Hugh teve que enfrentar seus medos sobre "e se?" (o "se" sendo uma doença grave, como a meningite) com base em sua experiência, conhecimento e habilidades. Se Hugh não for capaz de aceitar a incerteza (e supondo que ele não possa encaminhar todos os pacientes para o hospital apenas "por via das dúvidas"), então ele pode afligir-se e desenvolver comportamentos e pensamentos prejudiciais. Em vez disso, seu treinamento deveria tê-lo ensinado a usar vários processos cognitivos e comportamentais, como perguntar-se "Qual é a probabilidade de essa criança ter meningite?" ou "Se houver uma pequena chance, posso viver com isso?". Por fim, ele poderia perguntar-se "O que fiz para me tranquilizar de que manejei bem este caso?". Estes são exemplos de **reestruturações cognitivas**. Isso é discutido em detalhes no Capítulo 5, em que analisamos as estratégias de enfrentamento específicas que o médico pode considerar úteis.

"Síndrome do impostor"

Não importa quantos elogios um médico receba ou as posições de autoridade que ele mantenha, ele ainda pode sentir que não está à altura e que mais cedo ou mais tarde alguém descobrirá seu "verdadeiro eu" – alguém não tão bom, um fracasso e um indivíduo que só chegou até ali por ter sorte em vez de merecimento. A "síndrome do impostor" foi descrita pela primeira vez em 1974 para definir mulheres poderosas que tinham medo de não ser tão boas quanto seus pares. Ela é comum entre os médicos que buscam tratamento em nosso serviço, especialmente entre as mulheres médicas. Os sintomas clínicos mais frequentemente relatados são ansiedade generalizada, falta de autoconfiança, depressão e frustração relacionada com a incapacidade de satisfazer a padrões de conquistas autoimpostos. O fenômeno do impostor é difícil de superar, pois há muitos fatores que reforçam a síndrome – especialmente a diligência e o trabalho duro. O trabalho duro e o estudo resultam em excelente desempenho e aprovação das autoridades. Porém, em vez de trazer uma cessação do medo de não ser suficientemente bom, isso pode levar a pessoa a trabalhar ainda mais duro para obter melhores notas, conquistas e desempenho. Cada conquista causa entusiasmo, mas isso dura pouco e o ciclo continua. A pessoa desenvolve uma crença secreta e paradoxal de que se ela (e geralmente é uma mulher) achar que terá sucesso, então ela irá falhar. Sua crença vira um ritual mágico, o qual garantirá pelo menos algum sucesso. Porém, o sucesso é vazio, e os sentimentos bons têm curta duração, pois a sensação subjacente de falsidade permanece intocada.

A pessoa desenvolve uma crença secreta e paradoxal de que se ela (e geralmente é uma mulher) achar que terá sucesso, então ela irá falhar.

Ao trabalhar com médicos, desafiamos sua necessidade de obter sucesso. Na terapia, pedimos que eles trabalhem menos, aceitem as falhas ou façam as coisas de uma forma que antes seria considerada como "malfeita". Por exemplo, quando pedimos para um médico deliberadamente escrever algo errado em um papel, ele nos olha como se fôssemos de outro planeta. Porém, se conseguirem aprender a desafiar seus rígidos padrões e tolerar uma forma menos perfeita de trabalhar (é claro que dentro das diretrizes da prática segura), eles geralmente percebem que seu trabalho diário fica mais fácil e mais manejável ao longo do tempo, começando a se aceitar do jeito que são – ambiciosos.

DESENCADEANTES DO PENSAMENTO DESADAPTATIVO

Culpa

A sensação de culpa é comum em médicos.[1] A sensibilidade dos médicos é aumentada como se considerassem a si mesmos como de um padrão de comportamento mais elevado e julgassem a si mesmos de maneira mais rude por não seguirem esse padrão. A culpa é especialmente vista em médicos com *burnout* que se culpam por verem reduzida sua empatia com os pacientes. A culpa também é uma característica comum dos médicos quando precisam se afastar do trabalho por motivo de doença.[2]

Competição

Se você se comparar com outros, poderá ficar vaidoso e amargo; pois sempre haverá pessoas melhores ou piores que você.

De *Desiderata*, de Max Ehrmann

A competição é parte fundamental da vida médica. Desde os primeiros dias, ao tentar uma vaga na faculdade de medicina, até as avaliações e lutas constantes por posições e empregos, ela faz parte do tecido da vida de um médico. A competição, em vez da cooperação, parece ser a regra na medicina (certamente na era moderna). Na escola, os futuros estudantes de medicina são os melhores de suas classes, ainda que na faculdade eles sejam apenas mais um aluno nota 10 entre muitos, já que a excelência é a regra. Obter as melhores posições significa trabalhar mais duro e negligenciar as atividades extracurriculares. Não chegar aos objetivos desejados apesar de enormes esforços (esforços que no passado teriam recebido elogios) pode levar a uma gradual erosão da autoestima. As expectativas são elevadas a um patamar irreal que nunca é atingido ou são reduzidas a níveis que fazem o médico se sentir em dívida e envergonhado.

Fadiga

Os médicos costumam trabalhar por períodos exaustivos e ficam cansados no trabalho devido ao fato de dormirem pouco. A privação de sono pode ser um fator crucial para a vulnerabilidade dos médicos para cometer erros e desenvolver sintomas do tipo estresse pós-traumático.

Mudanças constantes

Os médicos passam por muitas mudanças ao longo do treinamento e, mais tarde, em suas vidas profissionais. As rotações podem ser curtas e envolver deslocamentos entre os locais. As frequentes mudanças de endereço significam uma constante perda dos componentes das redes de suporte – incluindo suportes social, profissional e médico. Embora as mudanças possam ser empolgantes, elas também criam ansiedade e podem aumentar a carga psicológica. Elas também dificultam a formação e a sustentação de parcerias duradouras durante a vida.

Luto e choque

Não é incomum que o médico, em seu primeiro ano de clínica, após trabalhar muito tempo por esse objetivo, perceba que o trabalho está longe de ser o que ele esperava.

Para se ajustarem a seus novos papéis, os jovens médicos costumam passar por um processo parecido com o luto. Eles frequentemente expressam temas de:

- Confusão, desilusão e choque ("Isso não é o que eu esperava", "Como cheguei até aqui?").
- Raiva ("Isso não é justo! Eu nunca vejo a minha família!").
- Negação e racionalização ("É só uma semana ruim, o próximo trabalho será melhor.").
- Barganha ("Se pelo menos eu trabalhasse um pouco mais, a situação melhoraria.").
- Depressão ("De que adianta continuar se é tão difícil?").
- Aceitação ("É difícil, mas estou fazendo o melhor que posso.").

Cada etapa da carreira de um médico envolve abrir mão de um papel para abraçar outro – o que significa começar da parte baixa de uma longa curva de aprendizado. Isso pode criar alegria e excitação, mas também perda e tristeza pelo que ficou para trás. Acrescente a isso a constante ameaça e realidade da perda de pacientes, cortes de leitos e serviços, além de ter de dar adeus aos colegas, e podemos ver que o luto está sempre presente nas experiências diárias dos médicos. Ainda assim, raramente fala-se sobre isso (exceto, talvez, no ambiente dos cuidados paliativos ou entre aqueles suficientemente sortudos a ponto de fazerem parte de um grupo de apoio de pares). Esta é a emoção perdida dentro do ambiente de cuidados de saúde, conspícua pela sua ausência. Sem os suportes externos ou um espaço para ventilar sua carga emocional, as perdas podem ser internalizadas e causar depressão ou ansiedade. As discussões sobre perda e luto são comuns nas salas de terapia de nosso serviço.

TRATAMENTO

A seguir, há uma breve descrição das diferentes modalidades de conversação que podem ajudar os médicos que sofrem de doenças mentais.

Terapia cognitivo-comportamental (TCC)

A TCC se tornou uma das formas mais comuns de terapia falada. Ela se baseia no conceito de que os pensamentos, sentimentos, sensações físicas e ações das pessoas estão interconectados e que pensamentos e sentimentos negativos podem prender o indivíduo em um círculo vicioso de sintomas e comportamentos prejudiciais. Por exemplo, se você interpretar negativamente uma situação, você pode experimentar emoções negativas como resultado disso, e esses sentimentos ruins podem levá-lo a se comportar de uma determinada maneira – como evitar interações sociais. A TCC utiliza uma abordagem focada em problemas que visa reestruturar os pensamentos prejudiciais (distorções cognitivas) e encorajar as reações comportamentais mais úteis.

Há várias distorções cognitivas comumente usadas pelas pessoas, as quais estão descritas no quadro a seguir.

Distorção cognitiva	**O que acontece**	**Exemplo**
Filtro mental	Focar apenas no negativo e excluir o contexto mais amplo	Isso comumente acontece quando um médico recebe *feedback* de múltiplas fontes e se concentra apenas no comentário negativo entre vários comentários positivos
Generalização excessiva	Se aconteceu uma vez, acontecerá novamente	"Errei a dose de um remédio; sempre cometerei o mesmo erro"
Conclusões apressadas	Pensar que pode ler a mente das outras pessoas (leitura mental) e, ao fazer isso, prever o pior cenário possível (prever o futuro)	"Não responderam ao meu *e-mail* sobre querer faltar a uma sessão Eles acham que sou inútil e nem vale a pena responder Vão me forçar a mudar de emprego"
Pensamento polarizado (ou pensamento em preto e branco)	Trata-se do pensamento tipo tudo ou nada	"Se eu rodar em um exame é porque sou inútil; assim, devo desistir da medicina, pois serei um médico terrível"
Catastrofização, maximização, minimização	Esperar pelo desastre certo Más notícias são um desastre; boas notícias não são nada demais	"Recebi uma queixa; vou ser chutado do registro médico" Ou "Ganhei um prêmio... e daí?"
"Devo", "preciso" e "tenho que"	Impor regras a si mesmo; a consequência emocional é a culpa Experimentar emoções negativas como culpa, ansiedade, tristeza e vergonha	"Tenho que passar 'de primeira' nesse exame" Quando uma pessoa dirige afirmações com "devo" a outros, eles costumam sentir raiva, frustração e ressentimento
Personalização	Culpar a si mesmo se acontece algo errado	"O consultório está atrasado; deve ser culpa minha" (e não porque 3 pacientes extras foram encaixados)
Raciocínio emocional	Encarar as emoções como se fossem fatos	"Sinto-me um fracasso, então devo ser um"

Sob o ponto de vista prático, a TCC é uma terapia ideal para médicos por ser relativamente curta (geralmente 6 a 20 sessões) e custo-efetiva e por poder ser adaptada com flexibilidade aos padrões de horários de trabalho (especialmente quando oferecida remotamente). Ela também pode ser realizada em duplas ou grupos. Os médicos respondem bem à TCC, o que permite que eles retornem ao trabalho com um novo conjunto de ferramentas para ajudá-los na prática diária. Trata-se de uma terapia altamente estruturada, e os médicos gostam disso – talvez porque ela espelhe a abordagem estruturada da medicina. A "tarefa de casa" é parte do trabalho. O terapeuta deve reconhecer que o médico pode exagerar na tarefa de casa – devido à sua natureza competitiva, eles querem demonstrar o quanto são bons como pacientes.

Intervenções baseadas em *mindfulness* (IBMs)

Mindfulness (ou atenção plena) é o estado em que a pessoa fica mais consciente de sua condição física, mental e emocional no momento presente, sem julgamentos. Uma pessoa em atenção plena fica mais consciente de suas experiências, como as sensações corporais, os pensamentos e os sentimentos, aprendendo a aceitá-los sem ser influenciada por eles. Parece haver um apetite por intervenções baseadas em *mindfulness* (IBMs) em um nível mais organizacional para evitar que os médicos adoeçam e na manutenção de seu bem-estar após o tratamento.[3,4]

As IBMs incluem uma gama de intervenções baseadas no uso do *mindfulness*, incluindo a redução do estresse baseada em *mindfulness* (REBM) e a terapia cognitivo-comportamental baseada em *mindfulness* (TCCM). A REBM pode ajudar as pessoas a abordar o estresse, a dor, a ansiedade e a depressão. A TCCM combina técnicas de TCC com estratégias de *mindfulness* para ajudar as pessoas a compreender e manejar melhor seus pensamentos e emoções para obter alívio do estresse.

A melhor base de evidências para a TCCM é na prevenção de recaídas em pessoas que sofrem de transtorno depressivo recorrente.[5-7] A terapia costuma ser administrada como grupos semanais ao longo de 8 semanas, e cada sessão dura 2 horas.

Terapia do esquema

A terapia do esquema combina aspectos das terapias cognitivo-comportamental, experiencial, interpessoal e psicanalítica em um modelo unificado. Ela mostra bons resultados para ajudar as pessoas a mudar antigos padrões de pensamento e comportamento negativos e autodestrutivos. Esses esquemas podem incluir "*Sou um fracasso*" ou "*Nunca serei suficientemente bom*". Os esquemas tendem a ser estabelecidos na infância e são reforçados na vida adulta. Trabalhar como médico é um campo fértil para o surgimento de esquemas negativos, considerando os impossíveis altos níveis de perfeccionismo, altruísmo e autossacrifício demandados.

Psicoterapia individual

A psicoterapia ajuda os médicos a compreenderem as experiências inconscientes ligadas ao seu passado e a forma como elas afetam seu comportamento atual. Várias abordagens são descritas sob o nome geral de "psicoterapia individual". Embora possa haver diferenças sutis entre elas, quase todas são terapias de maior prazo, durando 6 meses ou mais, nas quais a agenda para cada sessão é propositalmente deixada em aberto e o cliente/paciente lidera a discussão, com reflexões e orientação discreta do terapeuta. O foco são as experiências do início da vida e como elas podem estar afetando a vida atual, as relações formadas, as situações em que nos envolvemos e os padrões de comportamento comuns nas mesmas situações.

Compaixão e terapia focada na compaixão (TFC)

A terapia focada na compaixão (TFC) é uma forma de psicoterapia desenvolvida pelo psicólogo clínico britânico Paul Gilbert. Ela incorpora técnicas de TCC, psicologia budista e neurociência, visando transformar padrões de pensamento e sentimentos problemáticos relacionados a ansiedade, raiva, vergonha e autocrítica.[8] Considerando o seu foco na vergonha e na autocrítica, ela é particularmente útil para os médicos. A TFC salienta o quão importante é ser "mantido na mente", mesmo que isso seja feito por um cuidador imaginário, como no caso do nutridor perfeito.[1] Ser mantido na mente de outros é um dos mecanismos mais poderosos para a mudança quando os médicos se recuperam juntos em grupos.

Terapia de grupo

Havendo a possibilidade, a maioria dos pacientes, incluindo os médicos, preferiria as terapias individuais em lugar daquelas de grupo. Ainda assim, a terapia de grupo é uma intervenção terapêutica extremamente útil. Ela permite que os pacientes aprendam não apenas com o terapeuta, mas uns com os outros. Os problemas e as maneiras de abordá-los podem ser compartilhados entre os membros do grupo. O aprendizado interpessoal por meio dos modelos de comportamento dos outros pacientes ou dando e recebendo *feedback* em um ambiente seguro pode ter um valor inestimável para ajudar em casos de maneiras mal-adaptativas de pensar ou se comportar. No caso de pacientes que tiveram problemas com seu grupo familiar primário, a terapia de grupo pode ajudá-los a explorar as experiências da infância e aprender a não repetir os comportamentos destrutivos ou prejudiciais.

Em nossa experiência, e independentemente do tipo de grupo (p. ex., médicos suspensos, adição, luto), um tema que sempre aparece é o fato de que os membros do grupo se tranquilizam por saber que não estão sozinhos. O grupo oferece um antídoto para a vergonha – o médico já não é mais um pária no grupo maior da "medicina" e, na verdade, se sente incluído, aceito, "normal" e até mesmo amado. Considerando o lado escuro da medicina, em que projeções vergonhosas são lançadas sobre os médicos doentes, não surpreende que, antes de se juntar ao grupo, os futuros membros expressem ansiedade sobre ser humilhados ou julgados pelos colegas. Esses medos diminuem quando os membros se identificam com as dificuldades dos outros. Os grupos são bem-sucedidos para quebrar o isolamento dos médicos em todos os níveis ou especialidades na medicina, normalizando a necessidade humana mais básica: o suporte.[9]

TRATAMENTO DE PROBLEMAS ESPECÍFICOS EM GRUPOS

Manejo do estresse causado por provas

> *Tenho conseguido passar nos exames – uma grande conquista, após falhar duas vezes, o que foi um dos fatores que contribuíram para a deterioração inicial de minha saúde mental. Estou progredindo bem no trabalho, e minha confiança e autoestima floresceram.*
>
> **Um médico recém-formado**

Uma oficina realizada ao longo dos anos visa manejar o estresse causado pelas provas. Essa oficina visa os médicos que já reprovaram em provas em repetidas ocasiões, introduzindo a forma como suas emoções têm impacto sobre sua capacidade de ser aprovados em exames. Por meio do uso de técnicas cognitivas e comportamentais, as oficinas fornecem aos alunos as habilidades e as estratégias para o manejo do estresse e da ansiedade. O princípio básico dessas oficinas é ajudar o médico a compreender que a prova em si não tem o poder de fazê-los sentir-se ansiosos (ou de sentir qualquer coisa). Em vez disso, é o médico que tem o poder de controlar as emoções que sente em relação à ameaça da prova. Os médicos não são culpados pela ansiedade que sentem, mas, em vez disso, são empoderados a mudar isso para uma resposta emocional mais funcional e adaptativa. O *feedback* desse curso, e o número de pessoas aprovadas em suas provas, é muito bom.

Grupos para médicos com adição a álcool, drogas e outras substâncias

O trabalho de grupo na adição pode ter uma enorme contribuição para a recuperação. Para os médicos adictos, a experiência de serem incluídos em um grupo reduz o isolamento e o estigma. Os membros compartilham suas experiências de recuperação, e aqueles em recuperação estabelecida servem como modelo de sucesso para quem está começando. A maioria dos grupos de terapia para médicos com adição adota uma filosofia como a dos Alcoólicos Anônimos (AA) ou dos Narcóticos Anônimos (NA) e o envolvimento nos 12 passos.

Grupos para médicos que tiveram sua licença suspensa ou que foram eliminados do registro

Os médicos que tiveram sua licença médica suspensa (seja permanente ou temporariamente) provavelmente trazem consigo um grande sentimento de vergonha e são os mais isolados entre todos os médicos com doença mental. Para esses médicos, uma terapia de grupo permite o controle de seu pesar, raiva, ressentimento, vergonha e culpa. O espaço dá aos médicos a oportunidade de se expressar. Os médicos novos podem receber suporte dos médicos que estão retornando, além de permitir o compartilhamento de experiências durante o período em que não podem trabalhar, pensar sobre como melhor manejar os sentimentos indesejados que os acometem e refletir sobre como chegaram à situação atual.

A descrição a seguir é do grupo mantido em nosso serviço para médicos suspensos, excluídos ou eliminados.

> *O grupo de médicos suspensos se encontra uma vez por mês durante 90 minutos. O comparecimento é voluntário, e os médicos recebem apoio dos pares. O ambiente é uma sala à qual o público não tem acesso. Os limites claros de confidencialidade e respeito entre si são exigências importantes no grupo. Os novos membros são convidados a contar brevemente o que os levou até o grupo. Os mais antigos atualizam seu progresso desde a última reunião. O foco é tentar compreender os pensamentos e sentimentos subjacentes às experiências pelas quais estão passando enquanto não podem trabalhar e pensar sobre como manejar melhor os sentimentos indesejados que os afetam. Os sentimentos iniciais de vergonha levam à depressão, pois sua suspensão os faz encarar a realidade de suas ações. É comum que os sentimentos dos médicos se transformem em negatividade contra o "sistema" que eles consideram que os tenha levado até o regulador. Eles falam contra o General Medical Council (GMC) e seus processos longos, desgastantes e punitivos. Isso pode distrair os médicos e impedi-los de olhar mais profundamente para seu papel nos eventos que levaram à suspensão. Uma sensação de desespero rapidamente se instala, levando a um aprofundamento dos sentimentos depressivos; raiva, frustração e ressentimento acabam aumentando. O encontro em grupo ajuda os médicos a recuperar a esperança, enxergando uma luz no fim desse túnel escuro.*

Grupos para aqueles enlutados após a morte por suicídio ou morte acidental súbita de um médico

Um dos autores (CG) tem liderado um grupo para os médicos enlutados após a morte por suicídio ou morte acidental súbita de outro médico. Infelizmente, o lugar comum entre os enlutados é a solidão e o medo de serem julgados pelos outros, e a experiência daqueles que já compareceram a grupos de suporte de não médicos é relatada como mista. Os médicos (GPs e psiquiatras em particular) são frequentemente responsabilizados após um suicídio por não terem evitado a morte de seu paciente. Ao comparecerem aos grupos de suporte para o público geral, essa falha pode ser transmitida de volta para o médico enlutado, o qual pode ser novamente responsabilizado por falhas nos cuidados de seus entes queridos. O enlutado pode também se tornar um depositório da vergonha da profissão médica por não conseguir manter os outros médicos vivos.

O grupo para enlutados permite o luto "saudável" e um espaço onde os muros de silêncio podem ser quebrados; onde a negação e a preocupação inconsolável pela perda do ente querido possam ser transformadas de monólogo a diálogo e, então, em discurso.[10]

CONCLUSÃO

Os médicos respondem muito bem a terapias baseadas na conversação. Eles respondem à oportunidade de reestruturar e normalizar suas emoções. O que consideramos especialmente útil é o trabalho de grupo, algo que inicialmente os médicos acham difícil de contemplar (seu primeiro pensamento é "Como compartilhar com os outros o que sentimos?"), ainda que acabem considerando transformadores o apoio, o aprendizado e as conexões com um grupo.

REFERÊNCIAS

1. Lee DA. (2005). The perfect nurturer: a model to develop a compassionate mind within the context of cognitive therapy. In: *Compassion: Conceptualisations, Research and Use in Psychotherapy*. London: Routledge, 2005.
2. Henderson M, Brooks SK, del Busso L, *et al*. Shame! Self-stigmatisation as an obstacle to sick doctors returning to work: a qualitative study. *BMJ Open* 2012;**2**(5):e001776.
3. Mindfulness All-Party Parliamentary Group (MAPPG). Mindful nation UK report. 2015. Disponível em: www.themindfulnessinitiative.org/mindful-nation- report.
4. Kabit-Zinn J. *Coming to Our Senses: Healing Ourselves and the World Through Mindfulness*. New York: Piatkus, 2005.
5. Segal ZV, Walsh KM. Mindfulness based cognitive therapy for residual depressive symptoms and relapse prophylaxis. *Curr Opin Psychiatry* 2016;**29**(1):7–12.
6. Williams M, Penman D. *Mindfulness: A Practical Guide to Finding Peace in a Frantic World.* London: Piatkus, 2011.

7. Kuyken W, Hayes R, Barrett B, *et al.* (2015). Effectiveness and cost-effectiveness of mindfulness-based cognitive therapy compared with maintenance anti-depressant treatment in the prevention of depressive relapse or recurrence (PREVENT): a randomised controlled trial. *Lancet* 2015;**386**:63–73.
8. Gilbert Paul (2009). Introducing compassion-focused therapy. *Adv Psychiatr Treat* 2009;**15**(3):199–208. doi:10.1192/apt.bp.107.005264.
9. Gerada C. Healing doctors through groups: creating time to reflect together. *Br J Gen Pract* 2016;**66**(651):e776–8. DOI: 10.3399/bjgp16X687469.
10. Gerada C, Griffiths F. Groups for the dead [Internet]. https://doi.org/10.1177/0533316419881609.

4 Quando as coisas dão errado

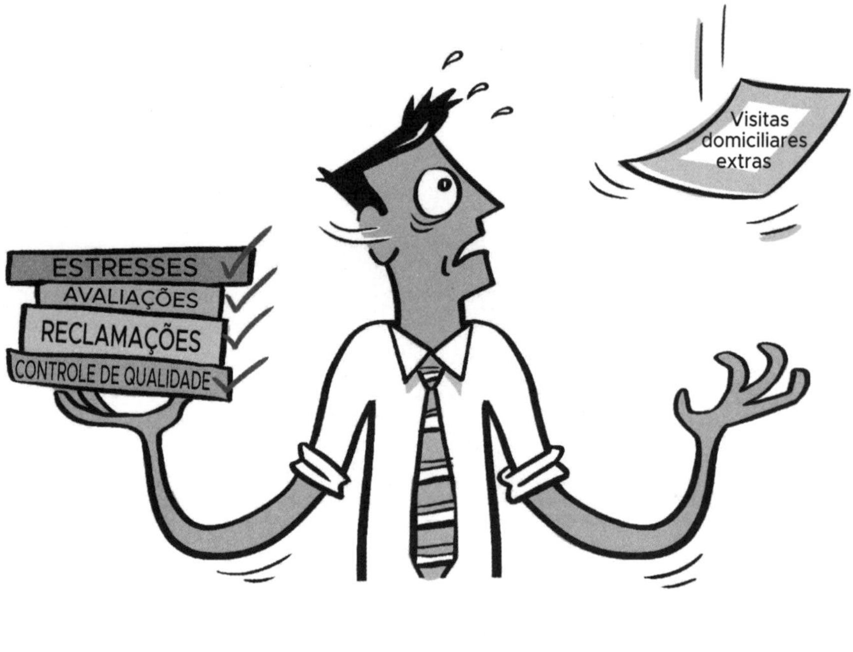
Visitas
domiciliares
extras
ESTRESSES
AVALIAÇÕES
RECLAMAÇÕES
CONTROLE DE QUALIDADE

CAPÍTULO 25

ATENDO-SE ÀS REGRAS: COMPORTAMENTO PROFISSIONAL E COMPORTAMENTO NÃO PROFISSIONAL

Clare Gerada

Quando me formei, em 1983, presumia-se que, ao aceitar meu diploma, eu estava também concordando em aceitar os valores da profissão. Eu entendia que isso incluía um conjunto de comportamentos que refletiam a confiança que os pacientes e o público depositavam em mim. A definição de uma profissão varia, mas geralmente se acredita em um chamado vocacional com distintos códigos de ética. Isso também envolve um treinamento longo e elitista, o conhecimento especializado e a autonomia para colocar aquele conhecimento em prática, além da palavra final sobre se aquele conhecimento é "válido". Profissionalismo geralmente significa autorregulação. O que fiz, e como fiz, foi amplamente determinado pela cultura dominante da comunidade médica, e, com exceção dos comportamentos mais visivelmente incompetentes e negligentes, eu seria livre para trabalhar pelo resto de minha carreira com pouco escrutínio externo. Paguei uma pequena quantidade de dinheiro para o General Medical Council (GMC) para colocar meu nome no registro e, em troca, recebi um pequeno panfleto que continha suas expectativas em relação a mim. Isso se tratava basicamente de ser aberta e honesta, colocando os pacientes em primeiro lugar e não se envolvendo em relações sexuais com eles.

Isso era naquela época.

No Reino Unido, existem hoje cerca de 30 diferentes conjuntos de orientações para médicos em áreas relacionadas à clínica, à administração, à liderança, à atuação médico-legal, à pesquisa, à comunicação e a outras áreas de nossa profissão diária e mesmo de nossas vidas pessoais. Este capítulo discutirá o que é esperado de nós, o nosso profissionalismo e as áreas onde falhamos.

PROFISSIONALISMO

As bases de um código de ética para a medicina foram criadas há mais de 2 mil anos na Grécia pela escola hipocrática, sendo conhecidas como o Juramento de Hipócrates. Isso inclui os princípios da confidencialidade médica e a necessidade de "antes de tudo, não causar dano". Mais tarde, ele foi modernizado na Declaração de Genebra. A versão original dessa Declaração foi concebida logo após a Segunda Guerra Mundial pela World Medical Association (WMA). Considerou-se necessário ter um novo código de ética após um dos períodos mais turbulentos da história moderna, em que os médicos participaram de atrocidades durante o nazismo. A Declaração era essencialmente um substituto moderno para o Juramento de Hipócrates e, desde então, foi modificada. Até recentemente, a primeira linha dizia que "Prometo, solenemente, dedicar a minha vida a serviço da humanidade". A Declaração de Genebra mais recente (outubro de 2017) foi alterada pela World Federation for Medical Education (WFME), de modo a incluir "Cuidarei de minha própria saúde, bem-estar e habilidades para fornecer os cuidados do mais alto padrão".[1] Essa emenda foi acrescentada para refletir o crescente número de médicos que estavam desenvolvendo doença mental. Embora o código de conduta que forma a base do profissionalismo médico ainda exista, ele foi essencialmente substituído por exigências detalhadas pelo regulador.

"Cuidarei de minha própria saúde, bem-estar e habilidades para fornecer os cuidados do mais alto padrão".

GENERAL MEDICAL COUNCIL (GMC)

O GMC regula os médicos no Reino Unido desde o Medical Act de 1858. O Medical Act de 1978 estendeu suas funções, particularmente em relação à educação médica, separando os processos disciplinares daqueles que lidam com médicos cujo desempenho está prejudicado por problemas de saúde. Em 1995, o GMC publicou o *Good Medical Practice* (GMP). O GMP dizia a cada médico, em linguagem simples, exatamente o que se esperava dele, ou seja, suas obrigações profissionais. Este foi o primeiro código de prática profissional para a profissão médica no mundo, embora fosse rapidamente replicado em muitos países. O GMC oferece uma visão geral do que se espera em termos de comportamento profissional.[2] Se violarmos esse código, há uma expectativa legítima de estarmos sujeitos a procedimentos disciplinares formais, incluindo a perda de nossa licença para praticar a medicina. O que se espera de nós atualmente abrange áreas não apenas de nossas vidas profissionais, mas também pessoais, pois se espera que mantenhamos certos padrões desde a sala de estar até a sala de consultas. Isso se estende ao comportamento que não envolve o nosso trabalho como médicos *per se*, por exemplo, nosso comportamento em um programa de televisão ou no uso das redes sociais. Existem até mesmo sugestões para que médicos obesos percam o registro por estabelecerem um mau exemplo para seus pacientes.[3]

As alterações mais importantes na maneira como os médicos são regulados ocorreram após o inquérito público de Dame Janet Smith, o qual foi instituído após as ações de seu clínico geral (GP, do inglês *general practitioner*), Harold Shipman.[4]

Shipman foi o mais prolífico assassino em série dos tempos modernos. Ele assassinava seus pacientes usando injeções letais de morfina e diamorfina. Embora "apenas" 15 casos tenham sido ouvidos no processo (ele foi considerado culpado de assassinato em todos os casos, além de falsificação), estima-se que ele tenha matado entre 200 e 400 de seus pacientes, principalmente mulheres idosas. Como muitos comentaram mais tarde, a característica mais marcante de seus assassinatos era que eles foram executados bem à vista de colegas, da comunidade e do *establishment* profissional médico. Até o momento da descoberta de suas transgressões, ele era considerado, pela maior parte do público, como um "membro respeitável" da comunidade médica, um líder entre os GPs no sindicato médico local, um colega confiável que, apesar de ser considerado arrogante, era gostado e respeitado por seus pares e pacientes. O agente funerário local observou que os pacientes de Shipman pareciam estar morrendo com uma frequência incomumente elevada e exibiam posturas de morte semelhantes: a maioria estava completamente vestida e sentada ou reclinada em uma poltrona. Não demorou muito até que Shipman falsificasse o testamento de um de seus pacientes (o qual ele tinha assassinado) e suas ações nefastas viessem à luz com a subsequente investigação policial descobrindo seus assassinatos em série. Um inquérito público analisou com profundidade os motivos, os métodos, as omissões e as comissões que permitiram a Shipman cometer esses crimes por tanto tempo sem ser descoberto. O inquérito chegou a especular que ele poderia ter uma espécie de "adição a matar" (como tinha à petidina alguns anos antes). As ações de Shipman deixaram em choque a comunidade médica, especialmente minha especialidade, a clínica geral. Ele era "um dos nossos", e, ainda assim, em vez de curar, ele estava matando seus pacientes. Muitos de nós ficaram envergonhados pela associação e assustados de que a morte de um de nossos pacientes a partir de agora pudesse sugerir que também fôssemos assassinos. Suas ações mudaram a forma como os pacientes com doenças terminais eram manejados na comunidade. Ficamos com medo de iniciar opioides fortes, mesmo em casos de dor intensa nos casos de câncer terminal. Isso persiste até hoje. Isso também mudou a forma como o GMC funcionava; o inquérito criticou a instituição,[4] e o relatório final, o qual tem mais de 1.000 páginas, fez 109 recomendações envolvendo procedimentos mais robustos para disciplinar os médicos, revalidação, separação das funções de juiz e jurado no GMC, além de criar o Medical Practitioners Tribunal Service (MPTS). Isso também removeu a divisão que havia entre como eram considerados os médicos com doença mental e aqueles encaminhados por outros problemas. Agora, a saúde é considerada juntamente com o desempenho e a conduta.

Razões para ser encaminhado ao GMC

Antes do Inquérito Smith, não era comum que médicos recebessem sanções do GMC, muito menos que fossem removidos do registro médico. Um estudo conduzido por meio de exame cuidadoso das minutas e dos relatórios do GMC na imprensa médica classificou como, algumas vezes, trágicas, geralmente devastadoras e ocasionalmente baseadas em razões escassamente credíveis as sanções disciplinares de 584 médicos que foram eliminados nos primeiros 133 anos de existência do GMC, entre 1858 e 1991.[5] A razão mais comum para os médicos formados na Inglaterra serem eliminados foi o adultério com pacientes, e, para aqueles formados na Irlanda, a razão comumente estava relacionada ao álcool. Antes de 1970, a busca de um aborto ilegal também era uma razão comum para a eliminação.[5] Durante esse período, a eliminação do registro não necessariamente terminaria uma carreira: 16 médicos foram eliminados 2 vezes, e 2 médicos foram eliminados 3 vezes.

Hoje isso é muito diferente. Cerca de 8 mil médicos são encaminhados anualmente para o GMC, e cerca de 200 recebem uma sanção grave, mais comumente a suspensão, e entre 60 e 80 médicos têm sua licença removida. Como o comportamento humano é, em si, algo complexo, não surpreende que as maneiras pelas quais ele se desvia da norma sejam tão diversas. Entre 119 casos que resultaram em suspensão ou eliminação em 2015, 103 casos estavam relacionados a transgressões envolvendo a vida profissional do médico (mais comumente relacionadas com desonestidade, problemas clínicos ou relações inadequadas com os pacientes) *versus* 16 casos que envolviam sua vida pessoal (direção e bebida, problemas sexuais).[6] Desonestidade e relações sexuais inadequadas responderam por quase um terço dos que receberam essas sanções. A maioria das queixas levando à eliminação ou à suspensão surgiu a partir de empregadores, e não de membros do público. Os casos encaminhados por membros do público tinham mais chance de estar relacionados com problemas clínicos e relações inadequadas com pacientes.

MÉDICOS E COMPORTAMENTO CRIMINOSO

A excelência acadêmica sempre foi um pré-requisito para a admissão na faculdade de medicina, mas uma ficha criminal limpa também é importante, e, assim, são raros os médicos que cometem ou são acusados de crimes. Considerando a competição, até mesmo colocar o pé na faculdade de medicina é muito difícil, se não impossível, para alguém que tenha cometido um crime. Por exemplo, Ahmed tinha 16 anos quando foi condenado por roubo e recebeu pena de serviços na comunidade. Depois disso, ele deu uma virada na vida, estudou muito e obteve notas máximas, realizou trabalhos voluntários e trabalhou em um consultório de GP para ganhar experiência. Então, ele tentou estudar medicina, mas foi rejeitado em Manchester, Cambridge, Leeds, Sheffield e Imperial com base em sua condenação prévia. Ele acabou entrando após apelar (ajudado pela publicidade relacionada a seus fatores de mitigação particulares e às características de sua criação). O caso de Ahmed gerou um debate sobre o quanto é duro para qualquer candidato ser considerado, de alguma maneira, "inadequado".

Após a formatura, códigos de conduta profissional estritos e expectativas públicas significam que a grande maioria dos médicos segue as regras, honra a confiança neles depositada em virtude de seu *status* e nunca infringe a lei em toda a sua carreira.

Porém, ocasionalmente eles fazem transgressões e ficam abaixo desses padrões, alguns tão gravemente a ponto de receberem uma acusação criminal e, em raras ocasiões, a mais dura das sanções – a sentença de prisão. As sanções criminais contra médicos são raras. Os dados do GMC para o período entre 2005 e 2019 mostram que pouco mais de 2 mil médicos no Reino Unido tinham registros criminais (em relação a um total de mais de 200 mil). Mais de 50% dos crimes eram de infrações relacionadas a veículos, como direção perigosa (alta velocidade, direção e bebida) e infrações de trânsito (dirigir sem seguro ou impostos). Embora seja apenas especulação, é provável que muitas dessas infrações estejam relacionadas ao uso de álcool e/ou drogas – isso significa que ocorreram devido a problemas mentais tratáveis se o indivíduo tivesse buscado ajuda antes do incidente.

Há outras infrações (ocorrendo com frequência muito menor), as quais envolvem falsificações, fraudes, posse de imagens indecentes de crianças e crimes sexuais. Felizmente, desde Shipman, nenhum médico foi acusado de assassinato.

O fato de médicos serem surpreendidos por uma infração cometida em algo não relacionado com o trabalho (p. ex., ser considerado culpado de infração contra regulações de saúde e segurança) pode impactar em sua carreira. A maioria dos reguladores espera que a conduta dos médicos tenha um certo padrão, mesmo quando não estejam trabalhando. O regulador do Reino Unido diz que "você deve ter certeza de que sua conduta justifica a confiança que seus pacientes depositam em você e a confiança do público na profissão". Qualquer condenação ou advertência recebida em qualquer lugar do mundo deve ser revelada, e os médicos devem seguir as orientações do GMC a esse respeito.[7]

A existência de uma condenação criminal não impede automaticamente que um médico trabalhe, embora os crimes mais graves, como a posse de imagens indecentes de crianças e os crimes sexuais, quase certamente levem à cassação. Isso parece razoável considerando que a confiança do público é quebrada quando o médico comete uma transgressão grave. Além disso, o preditor mais robusto de infrações graves no futuro (como violência ou agressão sexual) é uma história de infração prévia.[8,9] Para os crimes menos graves, as chances de conseguir voltar ao trabalho são mistas. Muitas, mas não todas, dessas condenações por crimes menores dão motivos para duvidar da honestidade de uma pessoa, a qual é uma exigência vital esperada dos médicos. Trapacear em provas é um dos preditores mais fortes de um comportamento desonesto no futuro.[10] Algumas infrações, porém, como o uso de drogas ilegais ou infrações de trânsito, não necessariamente implicam que uma pessoa é desonesta, embora sugiram que ela pode se envolver em comportamentos ilegais e prejudiciais para ela e para os outros. É evidente que essas infrações levantam sérias questões sobre possíveis riscos para os pacientes, a possibilidade de cometer crimes mais graves ou algum outro comportamento não profissional.[11] Todas essas questões são levadas em conta por um regulador na busca de um equilíbrio individualizado.

Para um médico, receber uma sentença de prisão é algo muito raro. Em meu serviço, cerca de cinco médicos passaram algum tempo na prisão, e cerca de 10 outros tiveram suspensões condicionais da pena. A maioria dos casos era de agressões relacionadas a álcool e drogas. Este médico descreve sua experiência com uma sentença de prisão (mudei seu nome e alguns detalhes, embora ele tenha consentido que seu caso fosse contado):

> *Diyan, um médico emergencista, começou a beber após o rompimento traumático de uma relação. Seu hábito rapidamente piorou, e ele estava tomando duas garrafas de uísque por dia. No trabalho, ele mascarava o cheiro de álcool mascando chicletes com sabor de menta e comendo cebolas. Para reduzir os tremores ao final de um plantão de 12 horas, ele persuadiu seu GP, que também era seu amigo, a prescrever benzodiazepínicos para ele (dizendo ser para ansiedade). Então, ele usava drogas e medicamentos roubados do trabalho para potencializar o efeito. Apesar do cheiro de álcool e de sua aparência cada vez mais desgrenhada, ninguém o desafiava nem sugeria que buscasse ajuda.*

Após uma série de infrações ligadas ao trânsito (incluindo dirigir sem habilitação), Diyan apareceu na corte e, após o julgamento, recebeu uma sentença de prisão (3 anos encarcerado). O juiz disse na sentença:

> Este é o mais trágico dos casos, quando alguém que escolheu a profissão de cuidar dos outros não consegue cuidar de si mesmo e se permite chegar ao estado em que a desonestidade vira rotina.[12]

Diyan descreve sua perplexidade ao ficar de pé e ouvir o juiz ler a sua sentença de prisão. É assim que ele se recorda dos primeiros dias:

> Eu não sabia o que ser mandado para a prisão significava. Pensei que estava indo para um campo de detenção. Pensei que seria como nos campos de refugiados de meu país (ele passou parte da infância em um deles). Acesso aberto, cuidados de saúde, escolas, alimentos servidos em cantinas, dormir em barracas... Após o juiz deixar o tribunal, o guarda da prisão me colocou algemas e me levou para o andar de baixo até uma pequena cela. Tive que tirar meu terno e toda a minha roupa, incluindo a roupa íntima. Fiquei nu naquela sala. Eles examinaram meu reto à procura de drogas. Senti-me intimidado. Não estava acostumado a isso. Sabia que tinha perdido minha liberdade e estava muito triste. Por que aquilo estava acontecendo comigo? Não conseguia acreditar que tinha vindo a esse país para ajudar e agora estava indo para a prisão, mas eu merecia aquilo. Então eles tiraram uma foto minha segurando uma placa de identificação. Eu já estava suspenso pelo GMC, mas até o momento em que me levaram lá para baixo eu ainda era médico. Agora eu não era nada. Senti-me um completo alienígena, um ninguém. Viajei até a prisão com outros prisioneiros

Não conseguia acreditar que tinha vindo a esse país para ajudar e agora estava indo para a prisão, mas eu merecia aquilo.

> – estávamos todos em uma pequena cela individual dentro de uma camionete. Ao chegar à prisão, fui colocado em outra sala pequena sozinho – era muito fedorenta, não tinha cobertores, eu tinha que dormir em um colchão de borracha por ser considerado alguém de risco para suicídio. Eu tinha tomado meu último drinque na manhã anterior à ida ao tribunal, e pelos próximos 5 dias eu tive abstinência alcoólica. Os sintomas eram terríveis, eu achava que estava subindo pelas paredes. Eu estava psicótico. Falei com os oficiais, e eles disseram que não podiam fazer nada por mim. Minha mente estava longe, e eu achava que não iria sobreviver.

Esse médico sobreviveu a seus primeiros dias na prisão e passou 18 meses na cadeia. Ele foi liberado mais cedo por bom comportamento. Na prisão, ele estudou Direito e ensinou leitura e escrita para outros prisioneiros. Agora ele está tentando recuperar seu registro médico. Ele permanece em abstinência. Seu único arrependimento é não ter buscado ajuda mais cedo para sua adição ao álcool.

Este é outro relato de um médico considerado culpado por desonestidade na Suprema Corte e que recebeu uma suspensão condicional da pena. Seu crime estava relacionado com a desonestidade, a qual tinha suas raízes em um problema de saúde mental:

> *Fiquei devastado após a decisão. Ser rotulado de desonesto era a pior coisa que já tinha me acontecido em minha vida profissional, e agora ser um criminoso condenado era catastrófico. Senti-me envergonhado e culpado por decepcionar a mim mesmo, minha família, meus colegas e minha profissão. Ter que contar isso para minha mulher e para os meus filhos foi uma das coisas mais difíceis que já fiz na vida. Um dos efeitos dessa experiência para mim foi reconsiderar o que quero e queria para minha vida. Entrei na medicina porque queria ajudar e tratar as pessoas. Quando meu foco mudou, esqueci o porquê de amar esse trabalho e de me comprometer com ele. Acabei na roda de um* hamster. *Nunca tirei um tempo para parar e refletir sobre onde estava e para onde estava indo. Agora tenho tido tempo para fazer isso com profundidade. Estou, de certa forma, feliz que isso tenha acontecido, pois me permitiu esse espaço para refletir.*

MÉDICOS E COMPORTAMENTO NÃO PROFISSIONAL

Há muitos anos, trabalhei como testemunha especializada em casos de médicos que tinham recebido queixas. A maioria dos casos envolvia transgressões como prescrições inadequadas (geralmente de fármacos controlados) e prescrição para familiares e amigos que moravam em outros países ou médicos acusados de desonestidade no trabalho. Apesar de meu papel, que era fazer uma análise imparcial de como via os fatos, não pude evitar de ser afetada por esses médicos, os quais, por um lapso em seu profissionalismo, arriscavam perder sua licença para trabalhar. Eu queria, mais que qualquer coisa, que alguém conversasse com eles e explicasse, em linguagem bem simples, por que não deveriam ter feito o que fizeram; que isso iria apenas causar dor mental intensa, pesar e a possibilidade de perderem seu modo de vida. Parei de fazer esse trabalho legal (achava muito doloroso ser parte do processo) e, em vez disso, concentrei-me em tentar entender por que esses médicos, que em todos os outros aspectos de sua vida pessoal e profissional eram bons cidadãos, comportaram-se dessa forma. É aqui que surge este capítulo. Observei as determinações do MPTS (que estão disponíveis em seu *site*) e imaginei uma taxonomia que descreve o que suspeito que seja o "estado mental" em que o médico se encontrava quando ultrapassou as fronteiras profissionais. Ao usar esses títulos, não estou, de forma alguma, aceitando o comportamento ou minimizando a gravidade de suas ações, mas simplesmente tentando compreender seu comportamento e, ao fazer isso, ajudando outros médicos a não seguirem pelo mesmo caminho. Não estou sugerindo que os médicos que transgridem estão mentalmente doentes no momento, embora a pressão do trabalho, a ausência de suporte de pares e a falta de supervisão ou orientação possam ter contribuído para levar os médicos para além de seu limite "profissional".

As áreas são

- Foi só uma "mentirinha" (desonestidade, fraude, probidade).
- Que mal pode fazer (desonestidade, violações)?
- Eu só queria ser amigável (violação de fronteiras sexuais).
- Eu esqueci (desonestidade).

Esta é uma pequena amostra das muitas determinações que estão disponíveis para escrutínio.

Foi só uma "mentirinha" (desonestidade, fraude, probidade)

A maioria dos casos que chegam a um tribunal médico tem relação com casos de probidade, fraude e desonestidade, e eles tendem a levar às sanções mais duras. Agir com honestidade e integridade é algo fundamental na profissão médica. O GMP afirma que o médico deve ser *honesto e aberto, agindo com integridade,* e não agir assim é uma transgressão grave. A necessidade de ser honesto é uma exigência para os médicos desde a época de Hipócrates.

Este grupo, "Foi só uma mentirinha", inclui médicos que cometem o que pode ser considerado por eles como pequenos enganos, talvez em uma crença genuinamente percebida de que o que fazem é "quase verdadeiro" e que não fazem nenhum mal. Eles podem até mesmo acreditar que isso seja justificável, considerando o quanto estão ocupados, para tomar um atalho e obter a documentação necessária ou fazer o treinamento exigido. Eles também podem achar que ninguém descobrirá e que não causarão nenhum dano com sua "mentirinha". Isso será descoberto e algum dano será causado. Os exemplos a seguir estão nesta categoria.

DESONESTIDADE EM RELAÇÃO A TER REALIZADO UM DETERMINADO TREINAMENTO

Um médico preparou e enviou o certificado de um curso de Suporte Avançado de Vida, acrescentando-o ao seu portfólio de treinamento. Isso foi descoberto. Quando seu empregador lhe deu a oportunidade de se "explicar", ele tentou encobrir o que tinha feito, culpando outros, incluindo seus familiares, afirmando que eles tinham acesso ao seu computador e tinham inadvertidamente alterado o certificado e o acrescentado ao seu portfólio de treinamento. Ele escapou de ter seu registro cassado, o que foi seriamente considerado pelo painel em suas determinações. No final, eles foram desviados por fatores de mitigação, testemunhos positivos de colegas e um registro prévio imaculado. Em vez disso, ele foi suspenso por 1 mês.

Apesar da sanção relativamente leve, o médico ainda teve que passar por 18 meses de investigação e vergonha. Seu nome e o que havia feito aparecerão no *site* por anos, e ele terá que revelar esse malfeito sempre que se inscrever na seleção para um novo emprego. Para um médico experiente (o que ele era), este é um preço alto a pagar por não fazer um treinamento que dura meio dia.

Um caso semelhante é o de um médico que falsamente afirmou que tinha sido considerado competente em reanimação cardiopulmonar. O médico recebeu uma sanção mais dura, e sua transgressão foi acrescida de ter declarado que tinha comparecido ao treinamento e obtido licença para estudos (na verdade, o treinamento tinha sido cancelado), o que ilustra como uma mentira leva a outras. Ele foi suspenso por 4 meses e teve que refazer seus planos de carreira.

DESONESTIDADE EM RELAÇÃO A REFERÊNCIAS

Ao ler as determinações, fico surpresa por tantos casos envolverem a falsificação de referências ou aspectos do *curriculum vitae*. Não se trata de erros menores (dos quais somos culpados), mas de grandes falsidades, como afirmar ter obtido determinadas qualificações. Esses casos tendem a resultar em sanções duras.

Como parte de um plano de mudar para outro país, um médico colocou duas referências falsas em sua solicitação. Suas ações envolveram a manufatura das referências do início ao fim, incluindo cabeçalhos falsos, representações falsas, personalidades de recursos humanos falsas e assinaturas falsas. As referências foram projetadas para parecer diferentes para evitar suspeitas. O país para onde estava indo realizou as verificações necessárias e descobriu a falsificação. O médico não compareceu ao tribunal nem enviou qualquer declaração em sua defesa, nem nada que pudesse ser considerado uma remediação ou arrependimento. Ele foi eliminado do registro médico, um preço alto a pagar por querer acelerar um processo administrativo.

Esse médico poderia facilmente ter obtido as referências necessárias, não havendo razões para que elas não fossem fornecidas. Em vez disso, na pressa de emigrar, ele as falsificou e perdeu seu sustento.

DESONESTIDADE EM RELAÇÃO A SOLICITAR LICENÇA MÉDICA E SEGUIR TRABALHANDO

Os médicos tendem a não tirar licença médica; por isso, têm mais chances de mostrar um "presenteísmo" (trabalhar mesmo estando doentes) do que de se afastar. Porém, quando se está de licença médica, é importante obedecer às regras, incluindo a de não trabalhar em outro local. Há circunstâncias em que um médico pode trabalhar em uma função para a qual esteja clinicamente apto, mas pode ser considerado inapto para outra função (p. ex., um cirurgião com um braço quebrado não pode operar, mas pode atender consultas ambulatoriais). Isso deve ficar claro tanto no local onde o médico está trabalhando como no local onde está de licença remunerada. Um erro comum ocorre quando um médico trabalha regularmente em dois locais, como um trabalho substancial no National Health Service (NHS) e uma pequena quantidade de horas em uma clínica privada em outro local. Se ele for considerado doente e estiver de licença remunerada, é importante parar com todos os trabalhos, incluindo os de ensino, treinamentos, acadêmicos, médico-legais, clínica privada e assim por diante, **a menos que** tenha sido feito um acordo formal com o empregador responsável pela licença.

DESONESTIDADE PARA PREENCHER O QUADRO DE HORÁRIOS

Considerando as escalas eletrônicas, o uso de cartões eletrônicos para começar e terminar os plantões e os registros computadorizados que marcam qualquer ação, parece estranho que os médicos acreditem que podem falsificar as horas trabalhadas no quadro de horários.

Meu conselho é: não faça isso. Os riscos de algumas horas extras de pagamento podem resultar na perda de renda pela vida toda.

Que mal pode fazer (desonestidade, violações)?

Esta seção está intimamente alinhada com "Foi só uma mentirinha", exceto por não ser o médico individual que se beneficia de suas ações, mas alguém próximo a ele.

DESONESTIDADE EM RELAÇÃO A RECEITAS

Há muitos exemplos de médicos que falham em relação ao seu código profissional ou cometem até mesmo um crime declarado ao tentar ajudar familiares ou amigos. Isso pode tomar a forma de fazer receitas em nome de outras pessoas ou usar prescrições do NHS para pessoas não qualificadas para os cuidados do NHS. Ajudar os familiares é algo tentador; todos já fomos pressionados, por exemplo, por uma mãe idosa que mora em outro país e que pede para enviar a ela os medicamentos que ela não consegue obter por lá, mas esse desejo deve ser evitado, a menos que haja uma relação clínica adequada e, no caso do uso de recursos do NHS, que o indivíduo esteja qualificado para esse cuidado (caso contrário, é considerado roubo).

Um médico fez receitas para pacientes cujos nomes ele tinha escolhido aleatoriamente em um banco de dados do hospital e levou as receitas para o farmacêutico do hospital, o qual notou discrepâncias nas receitas. O médico admitiu ter feito as prescrições para um amigo que morava em outro país. Ele teve seu registro médico cassado.

É incomum ganhar uma sanção assim tão dura, mas isso demonstra o risco.

Eu só queria ser amigável (violação de fronteiras sexuais)

Considerando a natureza cambiante da medicina, com o trabalho mais colaborativo e menos formal, e com as fronteiras incertas criadas pelas redes sociais, está ficando mais difícil manter fronteiras profissionais e pessoais claras entre o paciente e o médico. Eu moro e trabalho na mesma área geográfica há três décadas. Costumo encontrar pacientes em eventos sociais, meus filhos estudam na mesma escola dos filhos de pacientes, faço compras nos mesmos lugares e uso os mesmos restaurantes locais que eles. Tive que aprender, como fez meu pai 30 anos antes, a navegar e manter as fronteiras de minhas identidades cambiantes como mãe, estudante, cidadã, amiga e médica do local. Isso pode ser difícil, mas é vital para a prática de uma medicina segura. Por sua natureza, a medicina envolve uma relação íntima e pessoal com os pacientes, e isso se baseia na confiança. Tudo isso pode ser abalado por médicos que não respeitam as fronteiras profissionais.

Por sua natureza, a medicina envolve uma relação íntima e pessoal com os pacientes, e isso se baseia na confiança.

Os problemas de fronteiras envolvem o afastamento em relação à prática profissional habitual, podendo ser imaginado como estando ao longo de um espectro desde o seu "cruzamento" até a sua "violação". O cruzamento de fronteiras não é necessariamente errado. Já revelei informações pessoais, como quando compartilhei que meu pai tinha demência grave como parte da criação de empatia com um paciente que tinha dificuldades para cuidar dos pais idosos. Contudo, em outras situações, o cruzamento de fronteiras pode ocorrer como parte de uma "bola de neve" em que se começa com práticas fora do habitual e se passa a práticas inadequadas, tornando-se uma violação de fronteiras.

As violações são antiéticas e não profissionais, pois exploram a relação médico-paciente, abalam a confiança que os pacientes e a comunidade têm nos médicos e podem causar dano psicológico aos pacientes, comprometendo seu cuidado médico continuado. Elas também ferem o princípio ético fundamental da medicina, contido no Juramento de Hipócrates:

> Nas casas em que eu entrar, entrarei para ajudar os doentes, e me absterei de qualquer malfeito intencional e de causar danos, especialmente por abusar dos corpos de homens e mulheres, cativos ou livres.
>
> **Juramento de Hipócrates, 274 AD**

O GMP do GMC utiliza sentimentos semelhantes ao aconselhar:

> "você não deve utilizar sua posição profissional para obter relação sexual ou emocional imprópria com um paciente ou com alguém próximo a ele" e "você deve se certificar de que sua conduta justifica a confiança de seus pacientes em você e a confiança do público na profissão".

A mais grave de todas as violações de fronteiras é aquela que envolve as contravenções sexuais. Isso abrange uma gama de comportamentos que incluem o contato inadequado com membros da equipe, colegas ou outras pessoas em relações desiguais, como estudantes e pacientes.[13] Os médicos são figuras com autoridade e poder e, ao explorarem os pacientes para sua gratificação pessoal, transgridem uma posição de confiança, o que pode ter um efeito semelhante ao de um pai que abusa de um filho.

É difícil saber quantos médicos cruzaram uma fronteira sexual, pois é improvável que eles revelem esse fato, e os pacientes ficam relutantes para revelar essa forma de abuso para as autoridades devido a constrangimento, medo ou até mesmo a uma lealdade indevida para com o médico. As revisões envolvendo médicos de diferentes países ao longo de vários anos sugerem que entre 0,2 e 10% dos médicos admitem ter tido relações sexuais com um paciente, com cerca de 1,6% dos médicos sendo punidos.[14,15] Esses médicos têm mais chance de trabalhar em clínica geral, psiquiatria e ginecologia/obstetrícia, refletindo a maior probabilidade de contato físico e/ou intimidade psicológica.

Uma característica marcante da literatura sobre a violação de fronteiras sexuais é a ausência de "sinais de alerta", o que significa que os médicos que perpetram as violações não tinham características que pudessem ser identificadas por testes de triagem. Com exceção do estupro, já ocorreram casos sem sinais óbvios de um transtorno de personalidade no médico, tanto em consultórios únicos como em clínicas médicas maiores, e envolvendo tanto pacientes que eram particularmente vulneráveis como aqueles que não exibiam vulnerabilidades especiais além de serem pacientes.[16] Porém, há alguns fatores consistentes entre os casos. Quase todos eram médicos homens, a maioria dos médicos tinha mais de 39 anos (92%), não tinham certificação – este estudo foi feito nos Estados Unidos – (70%) e 72% deles não estavam em posições de consultoria ou trabalhavam em ambientes não acadêmicos. Essas cinco variáveis foram responsáveis por mais de 70% de todos os casos. Porém, elas são variáveis extremamente comuns, e a grande maioria dos indivíduos com todas as cinco variáveis não comete violações de fronteiras sexuais.

Embora a literatura seja rica em exemplos de médicos que cometem crimes sexuais contra seus pacientes, há muito poucos dados reais com relação à compreensão de seus motivos ou de quaisquer características de personalidade preditivas. Um estudo extremamente pequeno que usou um questionário pessoal validado comparou 2 psiquiatras homens cujas licenças tinham sido revogadas por má conduta sexual em comparação com 38 psiquiatras homens sem alegações semelhantes. O questionário foi administrado durante a fase inicial de seu treinamento e antes de qualquer delito ser cometido. Os perfis anteriores aos delitos dos dois agressores sexuais eram característicos de indivíduos com traços de personalidade antissocial ou narcisística, e também de indivíduos que exibiam altos níveis de defensividade.[17] Esse estudo (apesar de muito pequeno) implica que, mesmo antes de terem cometido suas violações, os médicos fugiam dos padrões em termos de perfil de personalidade. Um estudo comparou 19 médicos homens que tinham agredido sexualmente mulheres adultas com um grupo pareado de não médicos com bom nível educacional que tinham cometido delitos semelhantes.[18] O perfil de personalidade de ambos os grupos era muito semelhante. Outro estudo examinou os perfis de personalidade de 88 médicos encaminhados para um programa comportamental para médicos e mostrou que aqueles que tinham sido encaminhados por violação de fronteiras sexuais (em oposição àqueles com comportamento disruptivo ou outro tipo de má conduta) tinham perfis de personalidade que eram mais indicativos de um caráter patológico. Como um grupo, os violadores de fronteiras sexuais tendem a ser mais autocentrados e menos empáticos e têm menos probabilidade de se responsabilizar pelas próprias agressões (de modo que tinham mais chance de culpar os outros ou as circunstâncias) e menos probabilidade de ser influenciados pelas normas sociais.[19]

Acredito que seja justo dizer que não existe, atualmente, nenhuma maneira confiável de predizer qual, entre as muitas centenas de milhares de médicos, cometerá crimes dessa natureza, considerando que o único discriminador é ser do sexo masculino.

É difícil definir os motivos pelos quais os médicos se comportam dessa maneira, além da própria realização do ato sexual. Porém, como tudo na vida, isso não é sempre tão exato. A prática diária da medicina está cheia de oportunidades para o desenvolvimento de emoções intensas entre o paciente e o médico. Essas emoções desencadeadas podem envolver hostilidade, agressividade, desespero e até mesmo amor. Os pacientes podem evocar respostas poderosas no médico que cuida deles, e essas respostas são chamadas de contratransferência. Se isso for reconhecido e compreendido, pode virar uma ferramenta para obter uma melhor compreensão do paciente. Caso contrário, pode ocorrer, por exemplo, um caso em que o paciente evoca sentimentos de amor no médico, e isso pode ter sequelas destrutivas e prejudiciais.

Os próprios médicos, em uma posição vulnerável por seus próprios eventos vitais, podem se achar em um estado psicológico no qual se torna possível o comprometimento de seu profissionalismo. Nesse caso, pode ser que o médico se envolva emocionalmente com um paciente devido, em parte, ao que provém das próprias experiências de vida do médico durante a interação médico-paciente. Por isso é tão importante termos acesso à supervisão, especialmente quando estamos em estados psicológicos de maior suscetibilidade.

EXEMPLOS DE VIOLAÇÕES DE FRONTEIRAS SEXUAIS COM UM PACIENTE

> *Um GP tratou uma paciente (muito mais jovem que ele) com aconselhamento após um luto. Enquanto ela ainda era paciente, eles se encontraram acidentalmente em um evento social. Nos próximos meses, ele a convidou para outros eventos. Em sua última consulta (como ela estava se mudando para outra região), ele a abraçou. Então, ele fez contato com ela uma vez após ela sair do consultório. Em um curto período, o abraço virou uma relação sexual.*

As relações sexuais, como nesse caso, entre médico e paciente, costumam ser o ápice de uma série de "cruzamentos de fronteiras", em que o primeiro pode ter sido percebido como totalmente inocente; por exemplo, ver a paciente por um período estendido ao final do dia ou fornecer o número do telefone pessoal. Outros exemplos podem ser se prontificar a fazer visitas domiciliares em vez de pedir que o paciente compareça ao consultório. Tudo isso acaba aproximando emocionalmente o paciente, usando a relação terapêutica essencialmente para prendê-lo em uma ligação psicológica.

Um relato de uma paciente ilustra o abuso do desequilíbrio de poder:

> Ele colocou sua mão sobre a minha, que estava em minha perna. Eu não o teria puxado para perto de mim. Sou leiga. Não achei que ele faria contato comigo, e eu não iria me aproximar do médico; para mim, um médico é de uma classe superior, e eu não sou ninguém. Quando ele me contatou pela primeira vez, fiquei extremamente feliz.

Este médico teve seu registro do GMC cassado.

COMPORTAMENTO SEXUAL INADEQUADO COM MEMBRO DA EQUIPE OU COLEGA

As violações de fronteiras sexuais também se estendem a médicos que abusam de sua posição com estudantes ou com a equipe. Um desses médicos, o qual passava por problemas conjugais em casa, fez avanços sexuais sobre uma estudante de medicina. O tribunal concluiu que sua conduta era sexualmente motivada e o processou duplamente por comportamento inadequado dentro de um contexto profissional e por haver um desequilíbrio de poder. Ele foi suspenso por 9 meses.

Eu esqueci (desonestidade)

Essa categoria inclui a omissão ao fazer coisas que um médico é obrigado a fazer; por exemplo, manter um seguro médico atualizado, renovar o treinamento necessário (como na Seção 12 do Mental Health Act, Approval for conducting assessments) ou esquecer de informar ao GMC quando se ganha uma advertência ou condenação.

NÃO DECLARAR INFRAÇÕES RELACIONADAS A DIREÇÃO E ÁLCOOL

Um cirurgião esqueceu de informar ao GMC sobre uma infração relacionada a dirigir sob influência de álcool. Quando eles descobriram, emitiram uma advertência. Alguns anos depois, ele recebeu novas infrações de trânsito. Ele novamente "esqueceu" de informar ao GMC. Essas omissões foram descobertas somente quando ele estava se inscrevendo para um posto de trabalho melhor e foi realizada uma busca completa em registros criminais. Ele afirmou que tinha genuinamente esquecido. Porém, o tribunal observou a natureza repetida de suas omissões e concluiu que suas ações eram desonestas; em consequência, ele teve seu registro médico cassado.

RISCOS DO COMPORTAMENTO NÃO PROFISSIONAL

As chances de ser encaminhado ao GMC e receber punições duras não estão distribuídas aleatoriamente entre a profissão médica em geral. A cada 5 casos, 4 envolvem médicos homens. Os médicos com mais de 49 anos são sobrerrepresentados em casos que resultam em suspensão ou eliminação. Metade de todos os casos envolve médicos negros ou de minorias étnicas, embora eles respondam por apenas 30% de todos os médicos com licença no registro médico. Entre os casos em que a punição aplicada era a suspensão ou eliminação, apenas cerca de um terço tinha se formado em medicina no Reino Unido.

- Proporcionalmente, os médicos homens têm 4 vezes mais chances de ser eliminados ou suspensos que as médicas mulheres.
- Os especialistas hospitalares são eliminados ou suspensos com cerca de metade da frequência dos GPs e outros médicos não especialistas que trabalham em ambientes hospitalares ou da comunidade.
- Os médicos em todos os grupos de carreiras têm mais do que o dobro de chances de ser eliminados ou suspensos quando já são mais velhos.
- Os médicos que obtiveram sua qualificação médica primária em outros países têm mais do que o dobro de chances de ser eliminados ou suspensos do que aqueles treinados no Reino Unido.[6]

CONCLUSÃO

A grande maioria dos médicos tem um registro imaculado durante toda a sua carreira. Espera-se que, com serviços terapêuticos confidenciais mais acessíveis, os médicos para os quais as questões de saúde são o problema subjacente busquem tratamento, em vez de arriscar a carreira médica por sofrer em silêncio.

REFERÊNCIAS

1. WMA. Declaration of Geneva. Disponível em: www.wma.net/policies-post/wma-declaration-of-geneva.
2. General Medical Council. Good medical practice [Internet]. Gmc-uk.org. 2019 [citado em 1 de novembro de 2019]. Disponível em: www.gmc-uk.org/ethical-guidance/ethical-guidance-for-doctors/good-medical-practice.
3. Davies M. Fat doctors should be struck off to help tackle obesity epidemic. [Internet]. Mail Online. 2015 [citado em 18 de janeiro de 2020]. Disponível em: www. dailymail.co.uk/health/article- 3150888/Fat- doctors- struck- setting- bad- example-obese-patients--weight-loss-expert-tells-NHS-chief.html.
4. Editorial on GMC and Shipman Report. GMC: expediency before principle. *BMJ* 2004. Disponível em: www.bmj.com/content/suppl/2004/12/13/329.7479.DC1.
5. Wakeford R. Who gets struck off? *BMJ* 2011;**343**(2):d7842.
6. DJS Research Ltd. Analysis of cases resulting in doctors being erased or suspended from the medical register Report prepared for: General Medical Council [Internet]. 2015. Disponível em: www.gmc-uk.org/-/media/documents/Analysis_of_cases_resulting_in_doctors_being_suspended_ or_erased_from_the_medical_register_FINAL_REPORT_Oct_ 2015.pdf_ 63534317.pdf.
7. General Medical Council. Reporting criminal and regulatory proceedings within and outside the UK [Internet]. Gmc-uk.org. 2013 [citado em 18 de janeiro de 2020]. Disponível em: www.gmc-uk.org/ethical-guidance/ethical-guidance- for- doctors/reporting- criminal- and-regulatory-proceedings-within- and-outside-the-uk.
8. Bonta J, Hanson K, Law M. The prediction of criminal and violent recidivism among mentally disordered offenders: a meta-analysis. *Psychol Bull* 1998;**123**:123–42.
9. Hanson RK, Bussiere MT. Predicting relapse: a meta-analysis of sexual offender recidivism studies. *J Consult Clin Psychol* 1998;**66**:348–62.
10. Whitley BE. Factors associated with cheating among college students. A review. *Res High Educ* 1998;**39**:235–74.
11. McMillan J, Wright B, Davidson G, Bennett J. Criminal records and studying medicine. *BMJ* 2009b2076.
12. Personal communication from confidential assessment, as verbal communica- tion from patient about their experiences in court, NHS PHP.
13. Galletly C. Crossing professional boundaries in medicine: the slippery slope to patient sexual exploitation. *Med J Aust* 2004;**181**(7):380–3.
14. Sansone, RA, Sansone LA. Crossing the line. Sexual boundary violations by physicians. *Psychiatry* 2009;**6**(6):45–8. Disponível em: www.ncbi.nlm.nih.gov/pmc/articles/PMC2720840.

15. Galletly C. Crossing professional boundaries in medicine: the slippery slope to patient sexual exploitation. *Med J Aust* 2004;**181**(7):380–3.
16. DuBois JM, Walsh HA, Chibnall JT, *et al*. Sexual violation of patients by physicians: a mixed-methods, exploratory analysis of 101 cases. *Sexual Abuse* 2019;**31**(5):503–23.
17. Garfinkel P, Bagby R, Waring E, *et al*. Boundary violations and personality traits among psychiatrists. *Can J Psychiatry* 1997;**42**(7):758–63.
18. Langevin R, Glancy G, Curnoe S. Physicians who commit sexual offences: are they different from other sex offenders? *Can J Psychiatry* 1999;**44**(8):775–80.
19. Roback HB, Strassberg D, Iannelli RJ, Reid Finlayson AJ, Blanco M, Neufeld R. Problematic physicians: a comparison of personality profiles by offence type. *Can J Psychiatry* 2007;**52**(5):315–22.

CAPÍTULO 26

ENTENDENDO O PROCESSO REGULATÓRIO

Zaid Al-Najjar e Clare Gerada

Tim correu até a porta da frente após ouvir o barulho da correspondência no chão após a passagem do carteiro. Hoje era sábado. Ele sabia disso, mas não sabia que a carta que tinha chegado era do General Medical Council (GMC). Duas semanas antes, alguém do trabalho tinha ido até sua casa para uma "verificação de bem-estar", como a chamaram. Ele ficou 2 dias sem ir ao trabalho por se sentir demasiadamente mal (sofrendo dos efeitos colaterais da metanfetamina em cristais) para ligar para o chefe e avisar que não compareceria. Se pelo menos ele soubesse da visita, teria limpado a parafernália. O que era antes um uso recreacional ocasional tinha se transformado em uso durante todos os finais de semana. A última vez que usou, ele perdeu a consciência. Por não ter comparecido ao trabalho, seus colegas ficaram tão preocupados que mandaram alguém ir até sua casa verificar. Agora, a carta marcada como "confidencial" estava no degrau da casa, e seu coração disparou. Era isso, o fim de tudo aquilo para o que ele tinha trabalhado tão duro. Apesar de não estar bem, ele rasgou o envelope e leu a carta. O GMC o estava investigando após preocupações levantadas por seu empregador, e ele tinha que comparecer a um Interim Orders Tribunal (IOT) na semana seguinte, pois seu registro poderia sofrer algumas restrições. Ele parou de ler após a primeira página e ficou muito assustado. Ele desabou no sofá, sem saber o que aquilo significava e sem saber o que fazer.

Tim não tinha ideia sobre o que significava receber aquela carta do GMC, exceto que algo terrível estava acontecendo. Ele não tinha ideia do que era um IOT, como isso se encaixava no processo do GMC ou como sua carreira seria arrasada. Tudo o que sabia e via eram as palavras do GMC.

Ao trabalhar com médicos em diferentes situações nas últimas duas décadas, ficou claro que a maioria deles não está familiarizada com os processos de Fitness to Practise (FtP) do GMC (mesmo aqueles mais velhos e experientes) – **o que** acontece, **quando** e **como**. Para a maioria dos médicos, seu único contato com o GMC é o pagamento de sua subscrição anual e possivelmente a verificação das exigências para a revalidação. A menos que tivessem sido suficientemente infelizes a ponto de ter uma queixa feita contra si, eles nunca veriam a necessidade de se familiarizar com o trabalho do regulador, em especial os processos disciplinares. Considerando o número de encaminhamentos ao GMC, talvez seja prudente que todos entendêssemos os pontos mais básicos. Espero que este e outros capítulos nesta seção desmistifiquem os procedimentos de FtP do GMC, dando ao leitor uma compreensão mais ampla deles. É sempre melhor estar preparado.

Este capítulo não substitui o conselho especializado de um advogado com experiência em regulação médica e de alguma organização de defesa de médicos que lide diariamente com o GMC.

Embora estes capítulos sejam relevantes para médicos que trabalham no Reino Unido, muitas das questões discutidas serão aplicáveis a médicos de outras jurisdições.

ENCAMINHAMENTOS AO GMC

Anualmente, o GMC recebe 8 mil a 9 mil queixas, e cerca de 200 a 300 acabam no tribunal de FtP, resultando em cerca de 60 a 80 médicos ao ano perdendo sua licença de trabalho e outros cerca de 100 recebendo alguma suspensão. Os casos remanescentes terminam sem qualquer punição ou com uma advertência, acordo ou carta de aconselhamento.

Qualquer pessoa pode fazer uma queixa se estiver preocupada com a capacidade de um médico para o trabalho, sem necessidade de estar pessoal ou profissionalmente envolvido com ele (p. ex., um médico pode ser encaminhado por um membro do público após uma história contada no jornal sobre ele). Os médicos também podem se autorreferenciar – em algumas circunstâncias, eles são profissionalmente obrigados a fazer isso, ou antes que alguém o faça. Em algumas situações, o autorreferenciamento pode ilustrar aspectos importantes de *insight*, honestidade e determinação. Cerca de dois terços das queixas são feitas por membros do público, e o restante são de organizações públicas, incluindo empregadores, polícia e outros.

A grande maioria dos encaminhamentos que o GMC recebe anualmente não passa da triagem inicial ou do estágio de investigação. Entre 2018 e 2019, 73% dos casos foram encerrados no estágio de triagem.[1] Cerca de 5% foram encaminhados de volta ao empregador ou "*responsible officer*" (um médico mais experiente dentro de uma organização de cuidados de saúde que tem a responsabilidade de supervisionar as condutas, monitorar o desempenho e avaliar a capacidade de trabalho dos médicos ligados àquela organização). Outros 6% foram encerrados no estágio de inquérito provisório (PE, do inglês *provisional enquiry*) (ver adiante). No total, mais de 80% de todos os casos são encerrados em um estágio inicial.[2] Uma porcentagem bastante consistente dos casos é encerrada sem ação formal contra os médicos (p. ex., entre 2010 e 2013, 82% das investigações foram encerradas).

A maioria das queixas ao GMC não progride além do estágio inicial de triagem.

INQUÉRITOS PROVISÓRIOS

Em 2014, o GMC introduziu a possibilidade de conduzir o que é chamado de "inquéritos provisórios" (PEs). Um inquérito provisório envolve a obtenção de informações direcionadas e utiliza critérios para decidir se uma queixa deve progredir até uma investigação completa da capacidade de trabalho do médico (FtP, do inglês *fitness to practise*).[3] O GMC visa completar um PE dentro de 63 dias, em comparação com os 6 meses de uma investigação completa. Em 2017, 65% dos casos encaminhados para PEs foram encerrados sem ação, poupando esses médicos da carga de uma investigação completa.

> Um médico que pode demonstrar *insight*, que passou por um período de reflexão e que instituiu medidas de ação para remediar o problema aumenta suas chances de o caso ser encerrado após o inquérito provisório.

O QUE O GMC INVESTIGA?

Uma gama diversa de queixas é encaminhada ao GMC, desde aquelas triviais (p. ex., a cerca do jardim do médico é alta demais) até as muito graves (fraude, má conduta sexual). Conforme citado, em comparação com o número de encaminhamentos recebidos, apenas um número relativamente pequeno de queixas prossegue para o estágio de investigação formal (18% em 2018). Isso pode não tranquilizar aqueles cujas queixas progrediram, mas, mesmo quando o processo continua, a maior chance é de que seja subsequentemente encerrado, a menos que seja considerado demasiadamente grave. Para os casos que são encerrados no estágio de triagem, os médicos podem nem ficar sabendo que o GMC recebeu uma queixa contra eles.

Em geral, o GMC investigará:

- Erros e falhas graves repetidas em relação ao tratamento que o médico oferece aos pacientes (desempenho ruim ou má conduta).
- Fraude ou desonestidade (má conduta e advertência ou condenação criminal).
- Discriminação contra pacientes ou colegas (má conduta).
- Violência, agressão sexual, indecência (relação sexual) e infrações de trânsito (advertência ou condenação criminal).
- Quebras na confidencialidade dos pacientes (má conduta).
- Uma determinação de outro órgão regulador.
- Conhecimento insuficiente da língua inglesa.
- Doença física ou mental que pode impactar na capacidade de trabalho do médico (saúde).

O GMC geralmente não investiga alegações que tenham mais de 5 anos, a menos que isso seja considerado de interesse público. Isso pode incluir casos de fraude significativa ou alegações sexuais graves.[4]

INTERIM ORDERS TRIBUNAL

O GMC pode instaurar um caso contra um médico por meio de um IOT ou por um tribunal de FtP completo. Isso é feito pelo Medical Practitioners Tribunal Service (MPTS), cujos painelistas são independentes do GMC, a fim de assegurar um processo justo.

Tim chegou aos escritórios do GMC em Manchester junto com o advogado que sua organização de defesa tinha instruído para representá-lo. Seu IOT deveria ser a terceira audiência do dia. Ele tinha viajado na noite anterior e ficou em um hotel para garantir que chegasse a tempo, mas ele nem precisaria se preocupar com isso, pois o painel estava muito atrasado. Ele não tinha contado à família ou aos amigos por estar muito envergonhado, e sua mãe ficaria arrasada ao descobrir que o filho do qual tanto se orgulhava estava tão encrencado. O almoço passou e, enfim, era chegada a hora da audiência de seu caso. Ele foi aconselhado a não falar no IOT, exceto para confirmar o número de seu registro no GMC. O GMC apresentou o caso contra ele, e seu advogado apresentou sua defesa. Para os painelistas, foi tranquilizador o fato de que Tim tinha, no curto período desde que foi encontrado em casa, já buscado ajuda médica. Embora o GMC tivesse pedido a suspensão de seu registro até que tivessem tempo para finalizar a investigação, devido à ajuda que ele já tinha buscado, por ter aceitado seu problema e por estar fazendo todo o possível para cessar o uso, os painelistas do MPTS acabaram impondo condições em seu registro, o que significava que ela ainda poderia voltar ao trabalho. Porém, ele foi obrigado a continuar envolvido com seu médico assistente e concordar com uma supervisão médica. Ele ficou aliviado, embora o assustasse a ideia de voltar ao trabalho com todos sabendo o que tinha acontecido. Seu advogado também apresentou vários testemunhos positivos aos painelistas; exceto pelo problema de saúde, estava claro que Tim era um médico e colega muito apreciado.

Ele ficou aliviado, embora o assustasse a ideia de voltar ao trabalho com todos sabendo o que tinha acontecido.

Os IOTs decidem se o trabalho de um médico deve ser restringido enquanto a investigação ocorre ou após ela ser completada por um tribunal de FtP.[5] Eles podem fazer arranjos (suspensão ou condições) sem qualquer julgamento sobre a validade das queixas ou preocupações, apenas porque se elas forem verdadeiras poderiam colocar em risco a segurança dos pacientes ou ameaçar seriamente o interesse do público na profissão, ou por haver uma preocupação de que a capacidade de trabalho do médico possa estar prejudicada em razão de problemas de saúde, desempenho deficiente ou má conduta. Qualquer médico pode ser solicitado a comparecer a um IOT em qualquer estágio, embora isso costume ocorrer logo que o GMC fica sabendo da queixa.[6] Tim foi solicitado a comparecer a um IOT precocemente por haver preocupações sobre ele usar drogas no trabalho.

Se um médico for suspenso após uma audiência do IOT, este período de suspensão normalmente não será considerado nem deduzido de um eventual período de suspensão imposto como punição após um tribunal de FtP. As suspensões ou condições impostas pelo IOT são revisadas a cada 6 meses e podem permanecer por até 18 meses se demorar muito para o GMC realizar uma investigação completa das alegações. Elas podem ser estendidas por uma ordem da Suprema Corte se a investigação do GMC não estiver concluída até então. Um médico pode solicitar uma revisão precoce (após 3 meses) se ele considerar que deve haver um relaxamento ou suspensão de uma ordem temporária.

Embora o médico não possa apresentar evidências ao IOT em sua defesa, ele pode fornecer informações para serem consideradas pelo painel ao tomar sua decisão enquanto se aguarda o final da investigação do GMC. Isso será abordado de maneira mais detalhada no Capítulo 27, mas, em resumo, se, como no caso de Tim, o médico puder demonstrar que ele está tratando os problemas de saúde desde já (envolvido no tratamento, sem usar drogas nem álcool), isso ajudará neste estágio. Ser capaz de demonstrar que refletiu e iniciou alguma ação para remediação (como comparecer ou planejar comparecer a cursos relevantes ou buscar um mentor ou supervisor) também é algo que pode melhorar os resultados.

Em nossa experiência de trabalhar com centenas de médicos envolvidos com processos do GMC, é útil que o médico esteja trabalhando quando ele aparecer no IOT. Isso nem sempre será possível, por exemplo, se ele estiver doente ou tiver sido suspenso do trabalho por seu empregador. O trabalho oferece alguma distração e renda e impede a perda das habilidades. Ele também permite que o médico demonstre que pode ser confiável no trabalho, e isso é muito importante. Em alguns casos, a razão para um médico não estar trabalhando é autoimposta. Por exemplo, um médico se retirou do ambiente de trabalho mesmo sem estar doente, pois "Achava que era um homem marcado e não desenvolveria a carreira de qualquer modo".

Em resposta à carta inicial que o GMC enviou a ele informando sobre a investigação, Tim respondeu com os dados de seu empregador, pois o GMC faria contato com ele para certificar-se de que não havia outras preocupações com ele no trabalho. Seu advogado escreveu uma carta bem curta ao GMC confirmando que ele estava envolvido no tratamento e dizendo que não tinha outros comentários a fazer no momento, mas que se reservava o direito de fazê-lo após a conclusão da investigação.

ESTÁGIO DE INVESTIGAÇÃO

Se a queixa não for encerrada no estágio de triagem ou após o PE, será aberta uma investigação oficial. É nesse ponto que os administradores do caso coletam informações de várias fontes relevantes (empregadores, testemunhas, especialistas, especialistas forenses em computadores, psiquiatras apontados pelo GMC) e tentam determinar se a queixa precisa ser levada a um tribunal de FtP ou se pode ser encerrada com ou sem uma punição. Se a queixa ainda não foi comunicada ao médico, a primeira indicação de que ele está sob investigação do GMC será o recebimento da chamada "**carta Rule 4**". Esta descreve as preocupações e a natureza da investigação e convida o médico a fazer comentários, embora ele não tenha a obrigação de fazer isso. Esses comentários geralmente têm de ser enviados dentro de 28 dias. É importante levar a sério esta carta; o problema não desaparecerá só porque o médico ignora o processo. Na verdade, ele apenas piora. Em alguns casos, geralmente quando a saúde está envolvida, o GMC introduziu recentemente a possibilidade de pausar as investigações para permitir que os médicos obtenham tratamento médico. Conforme citado, mesmo nesse estágio preliminar, a *maneira* como o médico responde pode ter impacto significativo no resultado de seu caso. Quando a queixa tem mérito, é melhor demonstrar conhecimento, refletir sobre suas ações e o impacto delas sobre os outros (paciente, profissão e empregadores) e iniciar alguma ação remediadora.

Neste estágio, o GMC escreverá aos empregadores do médico para perguntar sobre suas preocupações. Pode ser interessante adiantar-se à chegada da carta e contar antecipadamente aos empregadores que o GMC está conduzindo uma investigação e fará contato logo. O médico não precisa fornecer detalhes de quaisquer alegações (a menos que deseje fazê-lo). Pode ser constrangedor saber que os empregadores serão procurados. Porém, lembre-se de que em um grande Truste, um médico sendo investigado pelo GMC não é algo incomum. Mesmo em clínicas pequenas, o médico não será o primeiro a ter uma queixa recebida e a ser encaminhado ao GMC.

O processo de "caça" às evidências pode não parecer justo – e, de certa maneira, não é, mas é importante que o GMC tenha certeza de que o médico não representa risco para os pacientes.

> Não tente passar por esse processo sozinho, **busque um aconselhamento legal profissional**. Lembre-se: você é médico, e não advogado.

O que acontece depois depende, em grande medida, da natureza da queixa e do surgimento de outras preocupações (p. ex., dos empregadores). Em nossa experiência, ao receberem a carta Rule 4, os médicos ficam tão chocados e envergonhados que só pensam em se esconder. Alguns querem parar de trabalhar. Outros não contam nem mesmo para as pessoas mais próximas e deixam de obter o suporte (um "conselho sábio") que os familiares podem oferecer. Alguns médicos em nosso serviço passaram por meses de investigações no GMC e por um tribunal de FtP completo e só contaram para seus entes queridos após serem cassados. Esta é uma carga enorme para qualquer pessoa.

Obtenha suporte emocional de amigos, familiares, colegas ou de serviços especificamente projetados para ajudar os médicos.

Poucas semanas após comparecer ao IOT, Tim foi solicitado a comparecer a duas avaliações de saúde com psiquiatras consultores. Elas foram muito parecidas (foi estranho contar a mesma história duas vezes na mesma semana). Ele teve que contar aos médicos o que tinha acontecido e eles traçaram um histórico detalhado de sua saúde mental, além de solicitar exames de sangue e cabelo. Esses testes confirmaram seu uso prévio de drogas, e Tim recebeu cópias dos relatórios aconselhando o GMC de que ele provavelmente estava capacitado para o trabalho, estando sujeito a restrições de seu registro, as quais eram semelhantes àquelas já impostas pelo IOT.

Quando houver alguma suspeita em relação à saúde, serão realizadas avaliações de dois profissionais de saúde aprovados pelo GMC (em geral, são psiquiatras, mas outros especialistas, como médicos de saúde ocupacional, também realizam essas avaliações). Esses consultores fornecerão um relatório descrevendo suas impressões sobre o diagnóstico e se acreditam que o médico está capacitado para o trabalho, seja de forma geral ou limitada, fazendo recomendações para o manejo do caso. É importante lembrar que você tem a opção de se sentir confortável com a pessoa alocada para sua avaliação. Se você tiver uma relação pessoal ou profissional com ela (o que não é incomum), isso deve ser comunicado ao GMC assim que possível. Embora isso possa ser óbvio, o propósito da consulta com esse avaliador é a produção de um relatório para o GMC. Não se trata de fornecer tratamento nem aconselhamento para o médico. O psiquiatra pode sugerir que você busque ajuda se estiver preocupado com você, mas este será o limite de sua obrigação nos cuidados.

A equipe legal do médico pode instruir seu próprio psiquiatra em vários estágios do procedimento.

O GMC pede, especificamente, que os avaliadores de saúde forneçam uma opinião por escrito sobre a capacidade de trabalho do médico, solicitando que comentem sobre se o médico:

- Tem condições de trabalhar sem restrições.
- Não tem condições de trabalhar.
- Não tem condições de trabalhar, exceto de maneira limitada.
- Não tem condições de trabalhar, exceto sob supervisão médica.

- Não tem condições de trabalhar, exceto de maneira limitada e sob supervisão médica.
- Sofre de uma condição recorrente ou episódica que, embora esteja em remissão no momento da avaliação, pode deixá-lo incapacitado para o trabalho no futuro, ou incapacitado para o trabalho, exceto de maneira limitada e sob supervisão médica.

Em alguns casos em que haja preocupação sobre a prática clínica (competência), o médico será convidado a se submeter a uma avaliação de desempenho.[7]

O tempo entre receber a carta Rule 4 e o resultado da investigação pode parecer uma eternidade (não é incomum que o processo dure de 12 a 18 meses ou até mais). Sentimentos de desamparo, desesperança e isolamento podem ser especialmente evidentes se o médico for suspenso do trabalho. É importante buscar ajuda – pelo menos de alguém que tenha passado por um processo semelhante.

Os examinadores do caso irão considerar todas as evidências ao decidir se o caso deve progredir até um tribunal, incluindo a resposta do médico à carta Rule 4 e o que ele fez desde o incidente que levou à queixa. Os examinadores do caso aplicarão o que é conhecido como o teste legal do "prospecto realista". Isso significa que apenas os casos com um prospecto realista estabelecendo que a capacidade de trabalho do médico está suficientemente prejudicada a ponto de justificar uma ação sobre seu registro serão encaminhados ao tribunal de FtP. Quando os examinadores do caso tiverem quase chegado ao final de sua investigação, o GMC enviará uma carta Rule 7 ao médico. Essa carta descreve as alegações e as evidências que foram coletadas, além das decisões disponíveis para os examinadores do caso. O médico é convidado a responder por escrito ao GMC, geralmente dentro de 28 dias (embora uma extensão possa ser feita em determinadas circunstâncias excepcionais).

RESULTADOS DA INVESTIGAÇÃO DOS EXAMINADORES DO CASO

Algumas semanas após as avaliações de saúde, Tim recebeu uma carta do GMC convidando-o a concordar com as recomendações. Ele chamou seu advogado, o qual explicou que as recomendações eram semelhantes às condições já colocadas sobre seu registro pelo IOT, mas que, em vez de serem impostas, ele era convidado a concordar com elas, o que concluiria a investigação e interromperia a investigação do FtP. Se ele aceitasse as recomendações, então as condições anteriores poderiam ser revogadas, e ele continuaria a trabalhar. Embora, a princípio, ele considerasse que as recomendações eram onerosas demais, ele falou com seu médico assistente, o qual explicou que essas salvaguardas podem servir como um propósito terapêutico útil em seu caminho para a recuperação, e que, se ele aderisse a elas, elas não permaneceriam para sempre. Elas poderiam ser revisadas após 1 ou 2 anos, visando a sua suspensão. Ele pensou a respeito e concordou em aceitá-las. Porém, ele estava preocupado com o impacto que isso teria em sua capacidade de obter um posto como consultor, mas chegou à conclusão de que agora era tarde para voltar.

Ao concluírem o estágio de investigação, os examinadores do caso têm várias opções em aberto. Isso inclui não tomar nenhuma ação adicional, emitir um alerta ou carta de advertência. Isso será um grande alívio para o médico, e se espera que ele possa reassumir sua vida do ponto no qual tinha sido interrompida. Se for oferecido um alerta, o médico pode não querer aceitá-lo, podendo pedir para ser encaminhado ao Investigation Committee do GMC. Esse comitê pode ouvir as evidências, analisar os fatos e decidir se o alerta é apropriado ou se o caso deve ser concluído sem qualquer ação. Em circunstâncias excepcionais, um Investigation Committee do GMC pode encaminhar o caso para o FtP, mas apenas se surgirem novas evidências durante as audiências.

Os examinadores do caso no GMC também podem fazer **recomendações** ao médico como resultado de sua investigação antes de convidá-lo a responder às suas alegações (estágio da Rule 7) se acreditarem que algum risco derivado de problemas de saúde possa ser mitigado com segurança no trabalho. Essas recomendações são restrições da prática (ou do comportamento) acordadas entre o médico e o GMC. Isso pode incluir restrições ao trabalho em determinados locais ou não mais realizar determinados procedimentos. Fundamentalmente, trata-se de "promessas" que, se forem quebradas, podem levar a mais punições. As recomendações podem ser acordadas pelos examinadores do caso antes de a matéria ser levada ao tribunal e após o tribunal ter encontrado alguma incapacidade. Não é incomum que os médicos com problemas de adição recebam essas recomendações, o que geralmente inclui a necessidade de permanecerem em abstinência, comparecerem ao tratamento e, muito provavelmente, trabalharem sob supervisão.

SAÚDE E CAPACIDADE PARA O TRABALHO

O caso de Tim não progrediu até um tribunal de FtP, pois não havia outros problemas envolvidos, como desonestidade ou problemas de desempenho. Ele também tinha demonstrado *insight* da situação e iniciado estratégias para evitar o uso de drogas no futuro.

Dezoito meses após aceitar as recomendações, Tim permanecia bem e em abstinência das drogas. Ele continuava a comparecer a encontros regulares de grupos e estava envolvido em seu tratamento. Ele foi revisado pelos avaliadores de saúde do GMC, os quais observaram seu progresso e suspenderam as recomendações a partir de então. Logo após isso, ele se inscreveu para um posto de consultor e obteve sucesso. Tim continua a trabalhar como consultor e permanece bem e, ainda mais importante, em abstinência. Ele ainda comparece às reuniões de grupo. Ele é grato pelo aconselhamento e suporte que recebeu de amigos para os quais teve coragem de contar sua história, juntamente com sua equipe legal e médica. Olhando para trás, ele não sabe se teria obtido sucesso sem essa ajuda coletiva.

Olhando para trás, ele não sabe se teria obtido sucesso sem essa ajuda coletiva.

Conforme demonstrado por Tim, a adição, **por si só**, raramente faz o médico perder seu emprego, muito menos perder sua licença para o trabalho. Isso também é verdadeiro para outras doenças mentais. Na grande maioria dos casos, ter uma doença física ou mental **não** tem efeito sobre a capacidade de cuidar de pacientes ou de realizar um trabalho de maneira eficiente e efetiva. Porém, seria ingênuo sugerir que a doença mental **nunca** interfere no trabalho, especialmente quando o médico não a percebe. O déficit cognitivo – devido, por exemplo, a doenças neurodegenerativas, intoxicação por álcool ou drogas e até mesmo por depressão grave – pode impactar na capacidade de tomar decisões corretas e oportunas. Algumas doenças mentais podem causar problemas indiretamente, por meio da diminuição da confiança do público na profissão médica, como no caso de um médico que rouba para custear sua dependência de drogas. O GMC afirma que a capacidade de trabalhar deve ser questionada se:

> o médico parece ter uma condição médica grave (incluindo adição a drogas ou álcool); e o médico parece não seguir o aconselhamento médico apropriado sobre a modificação de sua prática conforme a necessidade para minimizar o risco para os pacientes.[8]

Eles também afirmam que:

> Não há necessidade de intervenção do GMC se não houver risco aos pacientes ou à confiança do público quando um médico com um problema de saúde tem *insight* sobre a extensão de sua condição e está buscando tratamento adequado, seguindo o aconselhamento de seus médicos assistentes e/ou departamento de Saúde Ocupacional e restringindo sua prática adequadamente.[9]

Na maioria das vezes, desde que o médico esteja seguindo os conselhos profissionais e não esteja colocando os pacientes em risco, mesmo as doenças mais graves não precisam ser reveladas ao órgão regulador. Apenas quando a doença se sobrepõe a problemas de desempenho e/ou conduta profissional pode haver necessidade de envolvimento do órgão regulador. Isso poderia ocorrer quando a condição exige restrições para a prática do médico ou quando a doença está associada a outros problemas de conduta e desempenho. Os médicos costumam ficar surpresos ao descobrir que o GMC formalmente avalia apenas um pequeno número de casos de saúde por ano.[10] Por exemplo, em 2016, esse número foi de 187, e 51 médicos foram autorreferenciados.[2,10] Esses casos tendem a refletir aqueles nos quais problemas de saúde se misturam com a má conduta (como nos casos de direção e álcool) ou desempenho ruim, afetando, dessa maneira, a capacidade de trabalho do médico.

O quadro a seguir fornece alguns exemplos sobre o impacto potencial sobre o desempenho e conduta de um médico, com base em nossa experiência.

Doença mental	Potencial impacto sobre o desempenho	Potencial impacto sobre a conduta
Doença psicótica	Falta de percepção Concentração ruim	Comportamento inadequado com pacientes Violação de fronteiras/ comportamento desinibido
Abuso de drogas	Intoxicação Presença não confiável no trabalho	Compra de drogas ilegais para uso pessoal Negociação de drogas ilegais Roubo para financiar o hábito Roubo de drogas do empregador Fraude em prescrições Autoprescrição Desordem pública Violência doméstica Fraude Posse de drogas Dirigir sob efeito de drogas
Transtorno da personalidade *borderline*	Comportamento imprevisível	Comportamento disruptivo Violação de fronteiras
Depressão	Depressão da cognição, incapacidade de pensar com clareza, cansaço, comparecimento não confiável, erros médicos, falta de empatia/interesse	Gerenciamento ruim do tempo Gerenciamento ruim do prontuário Dormir no trabalho Autoprescrição

Se o GMC receber uma queixa que envolva questões de saúde, as chances de que ela progrida além dos estágios iniciais depende de uma série de fatores. O GMC ajuda nesse aspecto.[11] Se um ou mais indicadores “positivos” estiverem presentes, isso aumenta as chances de o caso **não** progredir além do estágio de triagem. Essas considerações incluem:

- Se o tipo e a intensidade da doença mental provavelmente não afetam a capacidade de trabalho do médico nem colocam os pacientes sob risco significativo.

- Se não há evidências de que a doença mental tenha tido qualquer impacto significativo sobre o desempenho e a conduta até o momento.
- Se há evidências de que o médico tem *insight*; se ele está recebendo suporte ou tratamento adequados; ou se os empregadores/supervisores locais estão cientes da questão e são capazes de fornecer suporte.
- Se o médico está em uma posição estável e antiga de trabalho ou treinamento ou se ele trabalha apenas em ambientes adequadamente supervisionados.
- Quando necessário, se o médico concordou em restringir suas práticas de trabalho em linha com o aconselhamento fornecido.
- Quando necessário, se o médico não está trabalhando.
- Se não há outros problemas relevantes ou história prévia relativa à capacidade de trabalho.

Há algumas situações em que, independentemente de qualquer problema de saúde subjacente, o caso progride para uma investigação completa e para um tribunal de FtP. Isso inclui:

- Quando houver um problema grave de desempenho ou conduta.
- Quando o médico tiver recebido uma condenação ou advertência.
- Quando o médico não estiver seguindo os conselhos de um médico assistente e parece não ter *insight*.

O GMC deve investigar esses incidentes por razões de segurança e confiança pública. Os detalhes sobre a saúde do médico são mantidos confidenciais pelo GMC, e as referências aos problemas de saúde são feitas em sessões privadas. Nas transcrições, as questões que dizem respeito à saúde são apagadas, da mesma forma que as recomendações ou condições que se referem a um problema de saúde (p. ex., a necessidade de se submeter a testagens para drogas). A maioria dos casos de problemas de saúde investigados pelo GMC se deve a abuso de substâncias, e a maioria desses casos está relacionada ao abuso de álcool, de forma que, entre 2014 e 2018, em 401 médicos investigados pelo GMC por abuso de substâncias, o abuso de álcool era responsável por 57% dos casos (a maioria destes teriam vindo à luz após uma infração de trânsito relacionada ao álcool). O restante envolvia opioides (11%), maconha (6%), sedativos e hipnóticos (6%), cocaína e estimulantes (8%), múltiplas drogas (11%) e outros (1%).[12] Entre os médicos investigados durante esse período de 5 anos, 91% dos casos não progrediram para um tribunal de FtP, e, ao final do estágio de investigação, os resultados foram:

- Recomendações (57%).
- Encerramento (25%).
- Alerta (16%).
- Aconselhamento (2%).

Em geral, apenas 9% dos encaminhamentos terminaram em um tribunal de FtP (para o período de 2014 a 2018, esse número foi de 34 médicos). Se um médico chega a esse estágio, as chances são de que haja um desfecho mais grave, de modo que 90% obtiveram restrições à sua prática, incluindo condições (21%), suspensão (60%) e cassação do registro de três médicos (10%). É preciso lembrar que essas porcentagens se referem apenas àqueles que chegaram até o tribunal de FtP. Isso deveria tranquilizar os médicos, pois, ao longo de 5 anos, muito poucos médicos com encaminhamentos envolvendo o abuso de substâncias receberam uma punição grave e, nos casos em que isso aconteceu, havia o problema concomitante de má conduta grave (como roubo ou fraude).

Em nosso serviço, ao longo do período de 2008 a 2018, 430 pacientes foram envolvidos em processos no FtP, com o número reduzindo anualmente desde 2008. Durante o primeiro ano, 33% de todos os novos pacientes tinham algum tipo de envolvimento com reguladores. Esse número caiu para pouco mais de 5% em 2018 e cerca de 11% no período de 2008 a 2018. Esperamos que a redução ao longo dos anos seja resultado de os médicos buscarem tratamento mais cedo, antes que seus problemas tenham começado a causar dificuldades no trabalho.

Os médicos com doença mental não precisam temer o órgão regulador, embora muitos o façam. Mostrar que tem *insight*, buscar ajuda apropriada e seguir o conselho de seu médico assistente significa que, para a grande maioria dos médicos, o GMC **não precisa ser envolvido**, em especial quando não houver impacto sobre o cuidado com os pacientes. Mesmo quando o GMC é envolvido, quando o problema se restringe à saúde, **o resultado costuma ser muito bom**. Para a grande maioria dos médicos com doença mental, eles podem procurar cuidados e receber tratamentos sem envolver ninguém além de seu médico assistente.

Os médicos com doença mental não precisam temer o órgão regulador, embora muitos o façam.

TRIBUNAL DE *FITNESS TO PRACTISE* (FtP)

O caso de Tim não chegou até um tribunal de FtP. Os tribunais de FtP são mantidos pelo MPTS. Durante este período, é vital que o médico se prepare bem. Isso pode ser muito difícil, e muitos tentarão evitar qualquer lembrança de que estão passando por esse pesadelo e desejarão se esconder. Apenas uma porcentagem muito pequena das queixas originais (menos de 3%, em 2018) são encaminhadas a um tribunal de FtP completo. Esses casos incluirão as alegações mais graves, as quais, se forem comprovadas, provavelmente resultarão na tomada de ações sobre o registro do médico. Esses tipos de casos tendem a cair em cinco categorias principais:

- Indecência ou agressão sexual.
- Violência.

- Relação emocional ou sexual imprópria com um paciente ou alguém próximo a ele.
- Desonestidade.
- Praticar a medicina sabidamente sem licença.

Espera-se que os registrantes compareçam aos tribunais do MPTS, embora a cada ano muitos não o façam ou não estejam representados por advogados. Há uma sobreposição significativa entre o não comparecimento ao tribunal e não ter representação legal. Não ser representado reduzirá as chances de um resultado melhor, embora, em alguns casos, o médico possa entender o recado e desejar se proteger de uma conclusão inevitável não comparecendo. Tudo o mais sendo igual, as características pessoais e o primeiro local de qualificação não estavam relacionados com a gravidade dos resultados regulatórios no Reino Unido. Em vez disso, o envolvimento (comparecimento e representação legal), a natureza da alegação e a fonte de encaminhamento foram associados aos resultados de maneira importante.[13]

O nível de provas aplicado no tribunal é menor do que em casos criminais; assim, o GMC não tem que provar seu caso contra o médico além da dúvida razoável, mas, em vez disso, em relação ao balanço das probabilidades (o limiar necessário em casos cíveis). Isso significa que o GMC tem que provar que o caso contra o médico tem mais chance de ter ocorrido do que de não ter ocorrido.

Durante um tribunal de FtP, o painel ouvirá as evidências de ambos os lados (do GMC e do médico), antes de iniciar um processo de três estágios:

- **Busca de fatos:** o painel ouvirá as evidências e decidirá se as alegações foram comprovadas. Se as alegações forem provadas, ele passará para o segundo estágio.
- **Comprometimento:** o painel considerará se a capacidade de trabalho do médico está comprometida. Essencialmente, isso envolve decidir se deve ser tomada alguma ação contra o registro do médico. Se o painel decidir que a capacidade de trabalho do médico está comprometida, ele passará para o terceiro estágio.
- **Sanções:** o painel se referirá ao Indicative Sanctions Guidance do GMC, o qual oferece orientações sobre as sanções apropriadas.

Se a capacidade de trabalho for considerada comprometida, o painel decidirá sobre a sanção a ser aplicada ao registro do médico. Ao fazer isso, ele deve considerar primariamente a proteção dos pacientes, a confiança do público na profissão médica e a necessidade de manter os padrões da prática médica. O tribunal pode levar em conta a mitigação de fatores como a demonstração de *insight* pelo médico e quaisquer passos que ele tenha dado para remediar o problema. As evidências disso podem ser fornecidas por meio de testemunhos de colegas, pacientes e outros. O tribunal de FtP pode decidir pelas seguintes sanções:

- Suspender o médico do registro de médicos.
- Eliminar o médico do registro de médicos.

- Impor condições sobre o registro do médico.
- Acordar recomendações com o médico.
- Gerar um alerta.
- Decidir não tomar nenhuma ação adicional.

O MPTS publica seu guia de sanções para os membros do painel.[14] Vale a pena ler não apenas pela explicação das diferentes sanções que podem ser aplicadas, mas também porque ele fornece uma indicação sobre o que pode levar o painel a escolher entre uma ou outra sanção, ajudando o médico a levar seu caso até um resultado mais favorável.

Resultados de tribunais de prática médica no período de 2014 a 2018

	2014	2015	2016	2017	2018
Cassação	71	72	70	62	65*
Suspensão	86	95	93	76	101
Condições	22	24	17	13	25
Recomendações	3	1	0	0	0
Sem comprometimento - alerta	10	6	11	13	10
Comprometimento - sem ação adicional	4	2	2	4	2
Sem comprometimento	37	38	34	27	41**
Eliminação voluntária	4	1	2	0	3
Total	237	239	229	195	247

*Este número não inclui 14 eliminações adicionais realizadas pelos tribunais de revisão MPT em 2018.

**Este número inclui ordens expiradas de tribunais novos e de revisão.

CONDIÇÕES E SUSPENSÃO

A suspensão pode ser o resultado se o tribunal considerar que o desempenho do médico impõe riscos aos pacientes. Caso contrário, geralmente são impostas condições. As condições típicas exigem que o médico obtenha treinamento supervisionado adicional, que tenha um mentor e, se houver problema de saúde, que ele receba e demonstre adesão ao tratamento.

As condições visam impor salvaguardas sobre a prática do médico para proteger os pacientes e também fornecer um pacote geral de reabilitação para o profissional. O médico deve informar seu empregador (e futuros empregadores) sobre as condições que devem estar instaladas antes que um futuro emprego seja assumido, obter relatórios do mentor e do supervisor e fornecer evidências em um tribunal reduzido de que as condições foram atendidas. A falha em satisfazer as condições pode resultar na aplicação de novas sanções.

ELIMINAÇÃO

Embora os números sejam baixos (apenas 60 a 80 médicos por ano entre os 8 mil a 9 mil encaminhados ao GMC acabam com sua licença de trabalho sendo removida), a eliminação tem implicações graves para o médico individualmente afetado. Acordos internacionais de compartilhamento de informações regulatórias significam que o médico não conseguirá trabalhar em muitas jurisdições no mundo todo. Alguns médicos que encontramos em nosso serviço já estavam esperando a eliminação como resultado final, enquanto para outros ela chega com total surpresa e choque quando a determinação é recebida ao final do tribunal.

Os médicos podem solicitar a restauração de seu registro após 5 anos. Não há certeza quanto ao retorno, e o médico terá de apresentar seu caso perante um tribunal e demonstrar que tem *insight* e que lidou com as questões que levaram à eliminação, que tem conhecimento e habilidades médicas atualizadas e pode retornar com segurança a uma prática irrestrita. O processo de restauração do registro no GMC é explicado em seu *site*.[15] Trata-se de uma longa jornada, mas essa restauração pode ser obtida. Este é um relato pessoal de um médico, cujo nome foi eliminado e que batalhou muito para voltar ao registro:

> *Meu instinto de viver era maior que o de morrer, e minha primeira tarefa era focar em minha saúde e melhorar. Finalmente, eu já conseguia aceitar meu alcoolismo ao perceber que ele tinha me levado a uma catastrófica cadeia de eventos, incluindo uma estada na unidade de terapia intensiva (UTI) com um acidente vascular cerebral (AVC) que me deixou permanentemente incapacitado. Eu estava determinado a seguir vivendo e prosperando, além de restaurar meu registro médico. Percebi que o próprio processo de restauração era incrivelmente recompensador, pois fui forçado a confrontar a maneira como e o porquê de minha vida inteira ter sido tão pública e dramaticamente destruída pela doença. Mas ele também me permitiu ser forçado a reconhecer que eu tinha virado minha vida de cabeça para baixo. A jornada de volta tem sido dura e complicada. Mais ainda para mim, pois minha incapacidade (por ter tido um AVC) significa que não era fácil me concentrar por longos períodos. Porém, com a ajuda de minha equipe de suporte legal, do psiquiatra e de minha intensa*

Eu estava determinado a seguir vivendo e prosperando, além de restaurar meu registro médico.

determinação, após 12 anos eu finalmente recebi minha licença para trabalhar de novo. Estou profundamente envergonhado pelas consequências de minha doença, mas estou bastante feliz por minhas tentativas de reabilitação pessoal e profissional nos anos que se seguiram a tudo isso.

Para um médico ter seu nome restaurado, não basta apenas "ter ficado um tempo afastado". Ele precisará demonstrar que refletiu sobre as razões pelas quais foi eliminado (e aceitar os achados) e manter-se atualizado, idealmente acompanhando atividades clínicas não remuneradas para a observação de atendimentos clínicos/cirurgias/serviços. Isso pode ser muito difícil de obter, principalmente se o médico não estava em um sistema gerenciado (como uma parceria, rotação de treinamentos ou posto de consultoria). Por fim, o GMC deve ser tranquilizado de que o médico está capacitado para trabalhar com segurança no caso de ter sua licença restaurada. Cerca de 20 médicos por ano solicitam a restauração de seu nome, e cerca de 4 deles obtêm sucesso.

CONCLUSÃO

Os médicos que recebem um encaminhamento podem se sentir perdidos, como se um resultado negativo fosse inevitável. Neste capítulo, mostramos que este não é o caso. Menos de 2% dos médicos que têm um caso aberto contra si acabam com uma sanção grave (eliminação ou condições).[16] As duas variáveis que afetarão o resultado são a **natureza da queixa** e o **nível de envolvimento** do médico com todo o processo.

Os médicos costumam ter medo de que, se tiverem cometido um erro médico que seja investigado pelo GMC, isso sinalize o final de sua carreira, e eles acabam catastrofizando. Novamente, isso não é verdade. O GMC sabe bem que erros médicos ocorrem e que o sistema onde trabalhamos é imperfeito. Desde que o médico lide com o erro médico de maneira aberta, honesta e reflexiva, demonstrando aprendizado para o futuro, é improvável que o caso progrida para um tribunal de FtP. É claro que isso depende de o médico não cometer erros repetidos, o que pode indicar um problema real de desempenho. Em nossa experiência, os casos que tendem a "andar" no GMC são aqueles em que os médicos demonstraram suspeitas em relação à sua honestidade e integridade.

No caso de problemas exclusivos de saúde mental e adição, os resultados nos tribunais de FtP costumam ser positivos; é geralmente o próprio processo que pode deixar os médicos mais doentes devido ao sofrimento associado. Assim, o GMC fez grandes melhorias em seus procedimentos de FtP nos últimos anos para garantir que os médicos que sofrem de problemas de saúde sejam tratados com mais compaixão e compreensão. Nosso serviço se esforça para trabalhar com o GMC a fim de garantir que isso continue, além de considerar quaisquer outras mudanças no sistema que possam ser feitas para oferecer uma jornada mais suave e justa para os médicos que sofrem de doenças mentais.

REFERÊNCIAS

1. General Medical Council. Fitness to practise statistics 2018. Disponível em: www.gmc--uk.org/-/media/documents/fitness-to-practise-statistics-report- 2018_pdf-80514861.pdf.
2. General Medical Council. The state of medical education and practice in the UK [Internet]. General Medical Council, 2018. Disponível em:www.gmc-uk.org/about/what-we-do-and-why/data-and-research/the-state-of- medical-education-and-practice-in-the-uk.
3. General Medical Council. Guidance on conducting and deciding the outcome of single clinical incident provisional enquiries [Internet]. Disponível em: www. gmc-uk.org/-/media/documents/dc11439-deciding-the-outcome-of-sci-pes_ pdf-75558315.pdf.
4. General Medical Council. Guidance for decision makers in applying the five-year rule [Internet]. 2020. Disponível em: www.gmc-uk.org/-/media/documents/dc12553--guidance-for-decision-makers-on-the-five-year-rule-- external-_pdf-82134517.pdf.
5. Doctors Defence Service – UK. GMC/MPTS Interim Orders (IOT) Hearings Representation [Internet]. Doctorsdefenceservice.com. [citado em 18 de janeiro de 2020]. Disponível em: https://doctorsdefenceservice.com/gmc-interim- orders-iot-hearings-representation.
6. Medical Practitioners Tribunal Service. Taking interim orders into account: supplementary guidance to the Sanctions guidance [Internet]. Disponível em: www.mpts-uk.org/-/media/mpts-documents/DC10553___Taking_interim_ orders_into_account.pdf_72188146.pdf.
7. Doctors Defence Service – UK. GMC Performance Assessment Law [Internet]. Doctorsdefenceservice.com. [citado em 18 de janeiro de 2020]. Disponível em: https://doctorsdefenceservice.com/gmc-performance-assessment/.
8. General Medical Council. The meaning of fitness to practise [Internet]. 2014. Disponível em: www.gmc-uk.org/-/media/documents/DC4591_The_meaning_of_fitness_to_practise_25416562.pdf.
9. General Medial Council. Guidance on thresholds [Internet]. 2018. Disponível em: www.gmc- uk.org/– /media/documents/dc4528- guidance- gmc- thresholds_pdf-48163325.pdf.
10. General Medical Council. How we work with doctors with health concerns [Internet]. Medical professionalism and regulation in the UK. 2017 [citado em 8 de novembro de 2019]. Disponível em: gmcuk.wordpress.com/2017/09/12/how-we-work-with-doctors-with-health-concerns.
11. General Medical Council. Guidance for decision makers on assessing risk in cases involving health concerns [Internet]. 2018. Disponível em: www. gmc-uk.org/-/media/documents/dc4315-health-concerns---assessing-risk---guidance-for-decision--makers-48690195.pdf.
12. Freedom of Information to GMC, 2019.
13. Caballero J, Brown S. Engagement, not personal characteristics, was associated with the seriousness of regulatory adjudication decisions about physicians: a cross-sectional study. *BMC Med* 2019;**17**(1):211.
14. Medical Practitioners Tribunal Service. Sanctions guidance for members of medical practitioners tribunals and for the General Medical Council's decision makers [Internet]. 2019. Disponível em: www.mpts-uk.org/-/media/mpts- documents/dc4198-sanctions--guidance--november-2019_pdf-80152538.pdf.

15. General Medical Council. Restore your registration [Internet]. Disponível em: www.gmc-uk.org/registration-and-licensing/managing-your-registration/changing-your-status-on-the-register/restoration-to-the-register.
16. Tomkins C. Should doctors fear the regulator? [Internet]. Mdujournal.themdu. com. 2019 [citado em 18 de janeiro de 2020]. Disponível em: https://mdujournal.themdu.com/issue-archive/autumn-2019/should-doctors-fear-the-regulator.

CAPÍTULO 27

MELHORANDO O RESULTADO DE UMA INVESTIGAÇÃO GRAVE

Clare Gerada e Zaid Al-Najjar

Nada do que está escrito aqui deve substituir o aconselhamento legal profissional.

No caso de um médico que seja sujeito de uma queixa grave, processo disciplinar ou investigação, este capítulo visa ajudá-lo a preparar uma defesa adequada.

INTRODUÇÃO

Muitos dos médicos que nos procuram em busca de ajuda o fazem por terem recebido uma queixa grave ou por terem sido encaminhados ao General Medical Council (GMC) e, como consequência disso, sentem-se desamparados no mundo. Alguns ficam deprimidos, outros ansiosos e outros apenas querem desaparecer. Infelizmente, alguns se matam antes de buscar nossa ajuda. Apesar de serem altamente inteligentes e, até então, competentes na solução de problemas, eles acreditam não haver nada mais a ser feito para influenciar seu "destino certo como eliminados do registro médico". Há muita coisa que o médico individual **pode** fazer, e seu destino está longe de estar definido. Como já citamos, menos de 2% das queixas ao GMC acabam com o médico recebendo uma punição grave. Porém, estar sujeito a uma investigação disciplinar ou queixa grave é algo muito doloroso para o indivíduo. O mínimo que se pode dizer é que cada dia, à medida que a investigação ou queixa progride seu curso lento, é cheio de ansiedade. Esta é uma reação absolutamente normal. Seria muito incomum não se sentir ansioso. A partir do momento em que o envelope chega ou que o *e-mail* marcado como "confidencial" é recebido, até a determinação final, desenrola-se uma experiência enervante, e alguns médicos veem sua carreira desmoronar à sua frente. Aqui, a questão mais importante é aceitar que esta é uma resposta normal a uma experiência anormal (fora do habitual). Este capítulo é ideal tanto para o indivíduo que passa pelo processo como para seus parentes e entes queridos, os quais querem dar suporte a ele durante o processo. Como parente, tente não tranquilizar (isso raramente ajuda), mas, em vez disso, simplesmente esteja presente e dê suporte, amor e ajuda de maneiras práticas, como na preparação das respostas.

O PROCESSO

A grande maioria dos médicos deseja fazer o melhor por seus pacientes, e receber a notícia de uma queixa parece um ataque pessoal. Por já terem sido sujeitos de queixas, ambos os autores deste capítulo sabem que, independentemente de quão trivial ou infundada elas sejam, elas sempre ferem e nunca são totalmente esquecidas, independentemente de quanto tempo passe. Elas são como cicatrizes de nosso profissionalismo. Alguns colegas descreveram ter recebido a notícia de estarem sob investigação do GMC como sendo semelhante a receber um diagnóstico de uma doença grave e, talvez, incurável. Uma médica disse que era mais fácil receber um diagnóstico de câncer de mama em si mesma do que receber uma carta dizendo que ela tinha deixado de fazer um diagnóstico de tuberculose em um paciente.

A resposta inicial do médico costuma ser semelhante aos estágios do luto, e, como na morte, isso pode ser extremamente doloroso e chocante. O primeiro estágio de choque costuma ser seguido pela negação ("isso não pode estar acontecendo comigo"), seguida, em pouco tempo, pelos sentimentos de raiva, vergonha e medo. Os médicos experimentam uma sensação de isolamento e fracasso, acreditando que são os únicos que já receberam uma queixa. Você não está sozinho. **Milhares de médicos recebem queixas contra eles anualmente**, e **o risco de uma punição grave é muito pequeno**.

As queixas aumentam o risco de depressão, ansiedade, pensamentos suicidas e, algumas vezes, até mesmo de suicídio.[1] Pergunte a qualquer um que tenha sido sujeito de uma queixa oficial e a reação cognitiva é geralmente catastrofizante: "*Serei chutado da medicina*".

Ser encaminhado para o órgão regulador também pode colocar o indivíduo em uma espiral de confusão, a qual pode ser especialmente difícil para as pessoas acostumadas a ter o controle da situação. O psiquiatra Max Henderson e colaboradores conduziram um estudo sobre as experiências de médicos com doença mental envolvidos em investigação do GMC.[2] O título de seu artigo era *You feel you've been bad, not ill: sick doctors' experiences of interactions with the General Medical Council*, o qual descreve, de forma adequada, a maneira como os médicos entrevistados se sentiam em relação ao processo.

Se a queixa for grave, deve-se estar preparado para uma longa jornada, pois as queixas graves podem levar a "múltiplos perigos" à medida que as diferentes organizações, incluindo o empregador, o órgão regulador, o investigador e o sistema de justiça criminal, completam seus próprios processos, e cada um deles pode demorar muitos meses para chegar a uma conclusão.

Deve-se estar preparado para bastante trabalho extra em resposta aos vários processos que foram desencadeados pela queixa, o que inclui encontros com a equipe de defesa, preparação de respostas, leitura das informações enviadas e assim por diante.

Arranje tempo especificamente para isso e reúna o apoio da família, dos amigos e dos colegas. Lembre-se de que é normal sentir-se ansioso. Este é um período altamente estressante, imprevisível e desorientador.

O advogado Stephen McCaffrey resumiu sua visão do motivo por que um encaminhamento para o GMC, especificamente, é tão pessoalmente traumático para os médicos.[3] Ele escreve que as investigações:

- São demoradas: o tempo médio desde a queixa chegar ao GMC até sua conclusão em um tribunal de Fitness to Practise (FtP) é de cerca de 107 semanas.[4]
- São processos altamente públicos com determinações publicadas *on-line*.
- São legalistas, contraditórias e inquisitoriais.
- Mudam sua prática, e não necessariamente para melhor.
- Decisões excessivamente lenientes podem ser apeladas na Suprema Corte.

O GMC está ciente dos problemas que seus processos podem causar e, nos últimos anos, revisou-os para reduzir a ansiedade excessiva e desnecessária. Isso inclui mudar o tom de suas cartas, certificar-se de que as cartas não sejam enviadas todas no mesmo dia, treinar sua equipe para interagir de maneira compassiva e sensível, além de encurtar os processos. O GMC também iniciou um processo de transformação, reconhecendo a necessidade de suporte para os médicos sob pressão. Essas mudanças já estão deixando um processo compreensivelmente estressante um pouco menos estressante.

Em todos os estágios de uma queixa, desde o primeiro recebimento da notícia de que se está sob investigação até o comparecimento a um tribunal ou inquérito de FtP, deve-se obter ajuda profissional. Um problema compartilhado é um problema diminuído. Mesmo se você for um médico experiente e acostumado a lidar com problemas complicados no trabalho, você não é advogado. Esta também pode ter sido a primeira vez que você recebeu uma queixa. As organizações de defesa médica fazem isso diariamente, e eles sabem o que estão fazendo. Aproveite sua experiência mais cedo em vez de tarde demais. Eles podem ajudar a orientá-lo ao longo do processo para garantir que obtenha o melhor resultado possível. Falar com eles sobre o problema também dará a você uma ideia de sua gravidade. A busca de ajuda psicológica é algo que os médicos nessa posição devem considerar seriamente, devido ao risco aumentado de depressão e suicídio.[5]

Mesmo se você for um médico experiente e acostumado a lidar com problemas complicados no trabalho, você não é advogado.

A seguir, estão descritos alguns resultados específicos possíveis após uma investigação do GMC e a forma como o médico pode se sentir ou responder a esses estágios.

SUSPENSÃO

Parte do processo de investigação pode incluir a suspensão do trabalho. Isso é difícil, considerando o quanto o trabalho integral faz parte do senso de identidade de um médico, e ele deve estar preparado para (desculpe-me pelo clichê) uma montanha-russa de emoções. Em resumo, há **três** situações em que um médico pode ser suspenso do trabalho:

- Exclusão do local de trabalho, geralmente chamada de "ato neutro", enquanto um empregador realiza investigações sobre uma queixa ou incidente grave. Um médico também pode sofrer restrições no trabalho, como não realizar cirurgias, mas com permissão para estar presente para serviços administrativos limitados.
- Suspensão por um Interim Order Tribunal (IOT) enquanto aguarda a finalização de uma investigação do GMC.
- Como punição pelo GMC após um tribunal de FtP.

Todas estas são formas de suspensão.

A suspensão pelos empregadores também pode ser informal, como na chamada "*licença-jardinagem*". Neste caso, solicita-se que o médico trabalhe em casa ou a partir de outro local. O uso da "licença-jardinagem" pode levar a mais confusão e a uma sensação de estar no limbo, sem direitos e sem um plano de ação ou escala de tempo claros.[6] Longe de assemelhar-se a um ato neutro, isso pode parecer como se você fosse considerado culpado antes de poder provar sua inocência, e como um ato de punição.

A exclusão do local de trabalho pode ser percebida como injusta, pois os médicos são suspensos antes de haver provas de culpabilidade ou de terem uma oportunidade de responder a quaisquer alegações. Porém, isso pode estar justificado como intervenção necessária e proporcional para manter a segurança dos pacientes. Para um médico, a exclusão costuma resultar em redução da autoestima e em perturbações emocionais. Wendy Savage, uma obstetra, foi suspensa após queixas contra sua prática clínica. Ela descreveu:

> A perda de meu trabalho foi como um luto. Emoções fortes, confusas e cambiantes tomaram conta de mim – descrença (isso está realmente acontecendo?), tristeza, culpa, dúvidas sobre si mesma e raiva.[7]

Se um médico não conseguir trabalhar, isso aumenta a insegurança financeira de uma situação já intolerável, pois muitos fornecem a principal renda da família. Escrevendo um relato na British Medical Association, um médico formado em outro país foi encaminhado ao GMC para investigação e acabou suspenso. Esse médico descreveu sua visão pessoal em um relato chamado *Stand by me: surviving a GMC investigation*. Ele escreve:

> Eu estava extremamente ansioso, e estávamos com pouco dinheiro. A cada dia, tínhamos que pensar no que íamos comer. Nós íamos até o mercado mais

> próximo à noite, logo antes de fecharem, e comprávamos o pão mais barato em oferta. Fomos até o Tesco e verificamos tudo que estava à venda. Eu e minha esposa só bebíamos água.

Durante essa época, sua sensação de vergonha e estigma era tão intensa que ele não conseguia falar com ninguém nem confidenciar seus problemas a os amigos e familiares em casa. Ele parou de telefonar para os amigos porque não sabia o que dizer a eles. Ele também parou de ir à igreja, pois não tinha dinheiro para a gasolina e sentia-se envergonhado demais para contar a alguém o que tinha acontecido.[8] Esse médico exemplifica os problemas da suspensão: isolamento, medo, vergonha, insegurança financeira, estigma e perda de confiança.

SUPORTE PARA MÉDICOS EXCLUÍDOS

Como antes, se você for suspenso ou não conseguir trabalhar, obtenha o máximo possível de suporte psicológico. Além do suporte individual, há grupos disponíveis para médicos suspensos ou que tiveram sua licença revogada.[9] Eles podem fornecer suporte psicológico e aconselhamento prático sobre como preparar-se para as audiências ou buscar trabalho durante a suspensão.

ENCONTRANDO UM EMPREGO TEMPORÁRIO

Os médicos podem precisar buscar um trabalho alternativo que não exija o registro médico e uma licença de trabalho. É impressionante a frequência com que os médicos supõem que, por não poderem trabalhar como médicos, eles não podem trabalhar em outras funções. Mas isso não é verdade. Todos nós temos várias habilidades transferíveis: conseguimos liderar equipes, tomamos decisões sob pressão, somos excelentes comunicadores, temos boas habilidades de escrita e tecnologia da informação (TI) e diversas outras competências. O trabalho voluntário é outra opção para o médico suspenso. Um dos grupos para carreiras alternativas é o "Medic Footprints".[10]

É improvável que a renda de um emprego alternativo seja tão alta como do trabalho médico, de modo que, nos estágios iniciais, mesmo que seja muito difícil fazer isso, é importante fazer mudanças se o médico tiver grandes dívidas ou despesas (p. ex., hipotecas, mensalidades escolares). Apesar de ganharem bem, os médicos também tendem a gastar bastante, podendo ter poucas reservas. As organizações de caridades médicas oferecem suporte financeiro e pode-se fazer uma análise inicial por meio de um portal de acesso único.[11] A falta de recursos pode significar a necessidade de solicitar benefícios do Estado, o que pode ser assustador e dolorosamente difícil para o indivíduo.

INTERESSE DA IMPRENSA

Em alguns casos mais importantes, pode haver interesse da imprensa, sendo importante que o médico não navegue sozinho nessa área. As organizações de defesa e os grupos profissionais oferecerão acesso ao aconselhamento sobre como lidar com o interesse da mídia e podem emitir declarações em nome do médico, de maneira que, mais uma vez, é importante buscar ajuda sempre que necessário. Em resumo, se for abordado por um jornalista, não diga "*sem comentários*", o que sempre soa mal. É melhor descobrir quais são os detalhes e questões que eles querem que sejam respondidos e buscar aconselhamento sobre uma resposta após ela ter sido considerada adequadamente. A imprensa geralmente só estará interessada no primeiro dia (e, talvez, no último) de qualquer julgamento ou tribunal. Na pior hipótese, a imprensa pode tentar procurá-lo em casa, se houver uma linha fina percebida dentro da mídia entre a justiça genuína e o entretenimento. Nas ruas, tente não fugir da imprensa nem cobrir a cabeça. Em vez disso, use uma roupa casual, mas neutra, mantenha a cabeça erguida e caminhe em passo normal, olhando para a frente em direção a um objeto imaginário distante.

CASSAÇÃO

A cassação do registro é um resultado raro. A palavra "cassação" traz à mente a finitude e a erradicação. É uma palavra horrível para descrever uma situação muito dolorosa que o médico enfrenta. Em um momento, ele é um "médico" com todo o *status* e a pompa que o papel traz, e no outro ele é um indivíduo desgraçado, removido de sua comunidade profissional e envergonhado perante seus pares e comunidade pessoal. Porém, é importante não perder a esperança, conforme o testemunho deste médico:

> Uma síndrome de dependência de álcool rapidamente agravante deixou o GMC com uma única opção: eu tive que ser removido do registro do GMC. "Cassação" é um termo altamente emotivo. Em resumo, trata-se da completa remoção do nome de uma lista de profissionais que podem praticar legalmente a medicina. Suponho que o próprio termo se proponha a soar mal para gerar uma sensação de vergonha ou culpa. Isso também me fez sentir um imenso estigma, uma "morte social" absoluta, sensação de alteridade e de ser um "forasteiro". Na pior das hipóteses, eu o associava com ódio, o qual tinha experimentado em relação a alguns colegas, o que era particularmente cruel para alguém como eu, que sofria de uma doença potencialmente fatal como um grave transtorno por abuso de substâncias. O termo "cassação" implica finitude, mas o que deve ser lembrado em relação à cassação é que, na verdade, alguns médicos têm seu registro médico restaurado, como foi o meu caso após mais de 8 anos. Esses médicos precisam de suporte, não apenas para lidar com uma situação emocional profundamente traumática, mas também para serem reabilitados em uma profissão que eles provavelmente nunca deixaram de amar.

Isso também me fez sentir um imenso estigma, uma "morte social" absoluta, sensação de alteridade e de ser um "forasteiro".

COMO MELHORAR AS CHANCES DE UM BOM RESULTADO

Este tópico supõe que exista fundamentação na queixa e oferece ajuda para que o médico aumente suas chances de obter um resultado mais favorável.

Pare de cavar

A Lei dos Buracos é um adágio que afirma que "se você estiver em um buraco, pare de cavar"; se você continuar cavando, você aumentará o buraco e, assim, terá mais dificuldade para sair. É por isso que, em uma situação insustentável, é melhor **parar** do que piorar a situação.

Isso se aplica a qualquer médico que se encontre como sujeito de uma queixa ou investigação. Pare de cavar, largue a pá e saia do buraco. Pare de fazer qualquer coisa que piore o caso além do que talvez já esteja. A tentação natural após receber uma queixa pode ser a de dar uma resposta imediata formulada em meio à raiva e à frustração. Não faça isso. Coloque a resposta na "Caixa de rascunho" e volte a ela no dia seguinte ou talvez 3 dias depois, quando os sentimentos iniciais de raiva e frustração já tiverem assentado e você consiga abordar o problema de maneira mais racional e com a cabeça fresca. Enquanto isso, obtenha ajuda.

Comece bem

Embora seja sempre melhor envolver-se de maneira construtiva no processo, isso não significa abrir mão de seus direitos de se manter informado ou de ser tratado com justiça pelo reclamante. Ser tratado com justiça significa ter tempo para responder adequadamente. Sabemos de médicos que foram informados de uma queixa ao final de um longo plantão, convocados para reuniões com pouca antecedência, sendo solicitados a dar uma resposta ali, naquele momento. Essas reuniões geralmente podem esperar. O médico costuma estar cansado e emotivo, devendo ter tempo para buscar um aconselhamento e até mesmo ser acompanhado nas reuniões. A forma como os primeiros estágios são respondidos pode ter uma influência grande no que acontece depois. Fazer admissões apressadas ao final de um plantão longo ou quando você não pensou com calma sobre os fatos pode ter graves implicações mais adiante. A pessoa que faz as perguntas pode estar com pressa para que você "conte o que aconteceu", mas as declarações não podem ser apressadas nem dadas quando o médico não está pensando com clareza. As promessas de confidencialidade também não podem ser honradas nessa situação. Conhecemos médicos que, após a morte de um paciente, se culparam completamente (esta é uma emoção natural), quando, na verdade, este não era o caso. É isso que aconteceu com Hadiza Bawa-Garba, uma médica que acabou recebendo uma sentença de prisão suspensa condicionalmente por ser considerada culpada de assassinato por negligência após a morte de uma criança, Jack. Embora ela claramente tivesse participado, houve uma série de erros significativos no sistema que contribuíram para sua morte.[12] Uma semana após sua morte, enquanto ainda tentava entender o que estava acontecendo à sua volta, Bawa-Garba foi solicitada a encontrar seu consultor na cantina do hospital. Ele pediu que ela listasse tudo que poderia ter feito de maneira diferente e compartilhasse seu processo de reflexão pessoal com o consultor. Mais tarde, ela escreveu:

> Eu estava me martirizando em relação a cada detalhe e obviamente desejando ter reconhecido a sepse, então falamos sobre isso e fui muito aberta e expliquei tudo. Aquilo continha o que achava que poderia ter feito melhor mais algumas das coisas que [o consultor] também sentia que eu poderia ter feito melhor.[12]

Durante o encontro, o consultor fez anotações, as quais foram depois transferidas para seu formulário de treinamento, e Bawa-Garba foi solicitada a assinar isso como uma verdadeira reflexão da discussão. Considerando que esse caso envolvia a morte inesperada de uma criança, a justiça natural ditaria que o médico deve estar protegido em relação ao que diz quando isso puder implicá-lo em algo sobre o que ele não é total ou parcialmente responsável. Vemos esse tipo de problema em casos menos trágicos. Por exemplo, um médico pode ser pego roubando uma ampola da sala de anestesia e, ao ser "convocado" a se explicar, "admite em excesso", a ponto de, em sua culpa e vergonha, confessar ter roubado mais drogas do que realmente o fez.

Quanto mais grave for o problema, mais importante é estar preparado, descansado, apoiado e informado em vez de cansado, assustado e sozinho.

Quanto mais grave for o problema, mais importante é estar preparado, descansado, apoiado e informado em vez de cansado, assustado e sozinho. Busque o máximo de informações sobre a que se refere a reunião, e então chame sua organização de defesa, advogado ou sindicato para falar sobre os próximos passos antes de comparecer. Ninguém pode criticá-lo por fazer isso. Dependendo da gravidade da queixa, esses encontros podem ser muito importantes e influenciar a maneira como a queixa progride e até mesmo o resultado final para o médico.

Peça desculpas

Oferecer desculpas não significa uma admissão de negligência ou de quebra do dever estatutário, e, assim que possível, após ficar sabendo que algo deu errado, o médico deve procurar o paciente ou seus familiares para se desculpar e reconhecer o ocorrido. A honestidade é sempre a melhor política. No Capítulo 26, fornecemos alguns exemplos em que o destino do médico pareceu ser definido por ele ter mentido e tentado encobrir a transgressão inicial. Ser aberto e honesto, desculpando-se por algo que tenha dado errado, em vez de tentar esconder, é sempre a melhor abordagem.

Insight, reflexão, remediação

Em nossa experiência, a participação em qualquer processo investigativo ou a resposta a queixas envolve **três processos**:

- Demonstração de ***insight***.
- **Reflexão** sobre o dano e o impacto da ação.
- Realização da **remediação** para evitar recorrências.

Estes três processos estão interconectados e exigirão tempo e suporte para serem realizados adequadamente. Mesmo se parecer que a queixa não tenha fundamentação, é importante que o indivíduo pense a respeito dessas três áreas críticas.

> Mesmo quando um médico não admite todas ou algumas das alegações feitas contra ele, ainda assim ele deve passar pelo processo de demonstrar *insight*, refletir sobre as alegações e executar alguma possível ação de remediação.

Os médicos que conseguem demonstrar o *insight* do impacto de suas ações sobre os pacientes e a profissão mais amplamente, que expressaram arrependimento e se desculparam, que passaram por uma fase de aprendizado reflexivo com a expressão do comprometimento de melhorar e que (idealmente) demonstrem evidências de melhora prática têm menos chances de receber sanções sobre seu registro médico. Isso é apoiado por casos analisados em tribunais de FtP em relação à conduta e ao desempenho. Dos 60 casos nos quais o médico se desculpou ou realizou alguma remediação após o evento, 5% foram eliminados do registro no GMC. Por outro lado, nos casos em que o painel considerou que o médico não tinha demonstrado *insight*, 59% foram eliminados. A remediação é uma forma efetiva de demonstrar *insight* sobre os fatos.[13,14]

O *insight* exige reflexão, e esta, por sua vez, costuma levar a um maior *insight*, e assim por diante. Trata-se de partes do mesmo processo. A reflexão verdadeira pode ser um processo doloroso, pois significa explorar todos os aspectos de si mesmo, incluindo valores, personalidade, relacionamentos com pessoas significativas e defeitos.

Insight

Insight é a capacidade de obter uma compreensão acurada e profunda de algo ou alguém. Fundamentalmente, é importante observar que existem alguns mal-entendidos em relação ao *insight*. Isso não necessariamente significa aceitar a culpa ou admitir ter feito algo, mas inclui o porquê de os outros pensarem que isso aconteceu. Isso também não significa defender-se.

Um bom lugar para começar na demonstração de *insight* é considerar as seguintes questões:

- O que aconteceu (em detalhes)?
- Quais eram as circunstâncias, e o que você estava pensando/sentindo naquele momento?
- Quem mais estava envolvido?
- Quais foram os fatores que levaram ao evento?
- Havia algum outro fator envolvido?
- Qual foi a duração?
- Qual papel eu desempenhei?
- Quais foram os resultados?

É provável que um médico não tenha *insight* se ele se recusar a pedir desculpas ou aceitar os erros, não demonstrar ter pensado sobre o ocorrido e não falar a verdade em nenhum estágio.

Reflexão

Há diferentes modelos a seguir na reflexão sobre um evento. O GMC publicou um documento útil sobre a prática reflexiva para todos os médicos, o modelo *What? So what? Now what?*.[15] O que importa é que o médico pense sobre o impacto dos eventos sob **todas** as perspectivas. Pense também sobre o impacto em relação aos domínios do *Good Medical Practice* do GMC e na possibilidade de que suas ações possam não estar de acordo com o que se espera de um médico. Pode ser que *nenhum dano tenha ocorrido*, mas ainda assim vale a pena considerar cada um destes:

- Impacto sobre os pacientes.
- Impacto sobre a profissão.
- Dano ao público.
- Dano à minha organização.
- Dano aos outros.

Considerando o quanto pode ser incluído sob o título "reflexão", é fácil ver que esse processo leva tempo. Quando bem realizado, este pode ser, no mínimo, um processo poderoso, podendo ser útil na preparação do caso. Um bom texto reflexivo ajudará o médico quando ele tiver que fornecer evidências. Quando possível, qualquer escrita reflexiva deve ser apoiada pelas evidências.

Remediação

A remediação decorre da reflexão. Trata-se do processo pelo qual um médico visa melhorar aspectos de má prática, má conduta ou problema de saúde.

Mesmo nos estágios iniciais de encaminhamento ao GMC ou do recebimento de uma queixa, a remediação pode ter impacto significativo nos desfechos gerais, independentemente de se tratar de um caso de saúde ou de um caso que envolva má conduta grave. Consideramos que a remediação envolve a resposta às seguintes questões:

- O que eu fiz para abordar o problema atual que me levou a ser encaminhado ao GMC ou a receber uma queixa?
- O que farei para evitar que isso se repita?

A forma como se responde a essas **duas** questões depende do *motivo* do encaminhamento ao GMC. Por exemplo, se o caso envolve adição, então a remediação significa participar do tratamento, comparecer a grupos de apoio como os Alcoólicos Anônimos ou o equivalente específico para médicos, o British Doctors and Dentists Group, além de explicar como será feito o manejo futuro de quaisquer condições presentes ou recaídas.

Para os médicos com questões relacionadas a probidade ou fronteiras sexuais, também pode ajudar comparecer a um "curso de fronteiras", realizar o treinamento em ética médica ou envolver-se com um mentor, conselheiro ou tutor pessoal para conversar e compreender os problemas que contribuíram para a má conduta.

O médico precisa demonstrar a compreensão de seu comportamento, e não apenas fazer um registro dele. Com muita frequência, é feito este último, mas não o primeiro. O médico também precisa pensar sobre o que faria no futuro se enfrentasse dificuldades novamente, e registrar isso. Para um médico com doença mental, pode ser tranquilizador estar registrado com um clínico geral, fazer psicoterapia, comparecer a grupos de autoajuda ou terapia e recrutar familiares e amigos para ajudar. Não basta meramente comparecer aos cursos; o médico deve fazer reflexões detalhadas sobre os cursos realizados e sobre o que aprendeu com eles.

O exame dos casos de médicos no *site* do GMC que apareceram em um tribunal de FtP mostra a importância colocada pelos membros do painel no *insight*, na reflexão e na remediação. A demonstração de **todos os três** pode fazer a diferença entre um médico receber uma punição menor ou a eliminação. Todo o processo de demonstração de *insight*, reflexão e participação na remediação pode ser muito doloroso, pois significará inevitavelmente o exame do senso de propósito, valores e desejos do próprio médico. A reflexão verdadeira demora e consome energia psicológica. Sugerimos que isso seja feito com um mentor, supervisor, parceiro ou conselheiro, sempre que possível.

Agradecemos ao nosso grupo de pacientes e voluntários, muitos dos quais passaram por processos disciplinares, por seu aconselhamento sobre como se preparar após um encaminhamento para o GMC (ou qualquer ação disciplinar). Isto é o que eles aconselham:

- **Reconhecimento:** aconteceu algo que representa um risco para os pacientes, o público ou a profissão, o que significou que o GMC teve que tomar alguma atitude. Simplesmente negar a queixa pode sugerir uma falta de *insight*, o que será usado contra você se os fatos mostrarem que sua capacidade de trabalho está prejudicada.

- **Remorso:** não apenas sentir pena de si mesmo, mas arrepender-se de maneira genuína pelo dano que pode ter causado aos pacientes, aos parceiros, à confiança do público e à reputação da profissão.
- **Reflexão:** repasse o que aconteceu, o que foi feito e o porquê, além do que faria de maneira diferente.
- **Remediação:** o que pode ser feito para reparar o dano, melhorar o desempenho, salvaguardar contra recorrências e mudar o comportamento?
- **Reconforto:** quais evidências podem ser oferecidas ou serão coletadas para confirmar que houve melhora da prática/desempenho/comportamento e que as melhorias serão mantidas?

Admita a desonestidade

Se o médico *souber* o que fez desonestamente (p. ex., roubar receitas, furtar em lojas, trabalhar durante licença de saúde, alterar o currículo ou falsificar uma referência), então é melhor ele admitir isso. A desonestidade é a razão mais comum pela qual os médicos recebem punições duras do GMC, pois todos os reguladores profissionais desprezam as acusações de desonestidade. Se um médico for persistentemente desonesto ou tentar encobrir suas ações, é provável que ele seja eliminado do registro. É evidente que a admissão de desonestidade deve ser feita com cuidado, e os médicos são orientados a obter aconselhamento legal antes de admitir quaisquer acusações.

Devemos muito a um de nossos pacientes por compartilhar conosco sua jornada desde o encaminhamento até a suspensão. É importante manter a esperança enquanto se caminha pelo labirinto de uma investigação do GMC. O GMC está apenas tentando executar sua função conforme especificado pela lei estatutária.

Uma jornada reflexiva (escrita por um membro do Grupo de Pacientes e Voluntários)

Este médico foi suspenso por 12 meses após já ter sido suspenso por 12 meses enquanto aguardava o tribunal. Ele forneceu um relatório médico desonesto. O relato aqui descrito oferece uma descrição honesta do que significou a "reflexão" para este médico e a esperança que ela criou no processo:

> *Quando um paciente me denunciou ao GMC por ter preenchido um relatório médico privado de maneira desonesta, senti como se meu mundo fosse implodir. Sei que isso parece clichê, mas de uma hora para outra sua vida parece mudar completamente. O paciente era um jornalista disfarçado. Em poucos dias, eu estava em todos os jornais do país. Alguns dias depois, fui solicitado a comparecer ao GMC, onde fui imediatamente suspenso. Ainda lembro do deprimente*

caminho de volta para casa enquanto me perguntava como iria contar para a família. Naquela noite, eu sentei no escuro e chorei durante o que pareciam ser horas, e meus sentimentos de vergonha, culpa e desapontamento em relação a todos à minha volta eram imensos. Eu tinha desapontado minha família, os pacientes, os familiares e a profissão médica.

Quando um médico que levava uma vida frenética tem agora que ficar parado, isso deixa um vazio que parece gigante. Eu não sabia o que fazer. Senti-me assustado, sozinho e, pela primeira vez em minha vida, sem propósito. Comecei a visitar minha mesquita diariamente, algo que não fazia há anos. Enquanto estava lá, um paciente me abordou e disse que tinha ouvido falar sobre o que tinha acontecido comigo, e que sentia muito. Então, ele me pediu para dizer "Alhamdulillah", que significa "Alá seja louvado". Ele disse que o que tinha acontecido tinha me devolvido minha fé. Aquele foi um momento de epifania, e comecei minha jornada de reflexão e remediação.

Quero compartilhar o que aprendi sobre mim mesmo.

Meu propósito como médico era ajudar as pessoas a ficarem melhores – curá-las, acabar com a dor, prolongar suas vidas saudáveis –; mas com meu relatório médico desonesto eu tinha traído esses princípios. Um mapa começou a se desenhar, e passei a participar de mentorias com colegas mais experientes, compareci a cursos, a clínicas como observador e escrevi muitas reflexões pessoais. Estudei os resultados do tribunal e percebi que os médicos que retornavam à prática eram aqueles que demonstravam insight, *expressavam remorso e se arrependiam, além de fornecer evidências para o painel sobre suas mudanças positivas, e foi isso que passei a fazer da forma mais honesta e cuidadosa possível. O processo foi difícil e também humilhante. Sentei junto com estudantes de medicina ao observar o trabalho em clínicas ou com ex-colegas ao participar de cursos. Retirei-me de meus círculos sociais para evitar ter de responder à questão terrivelmente comum "o que você faz?". Eu queria evitar aquele assunto. O processo todo foi assustador, e eu nunca mais serei o mesmo. Descobri quem eram meus verdadeiros amigos. Tive sorte porque a maioria dos colegas me apoiou e escreveu testemunhos de suporte, mas houve alguns que me evitavam completamente, o que era doloroso. Em toda minha autopiedade, comecei a perceber que tinha causado isso a mim mesmo e que merecia aquilo pelo qual estava passando. Compareci ao tribunal e fui suspenso por 12 meses (lembre-se de que o tempo em suspensão não está incluído em qualquer punição após o tribunal). Fiquei aliviado por não ser cassado.*

Em toda minha autopiedade, comecei a perceber que tinha causado isso a mim mesmo e que merecia aquilo pelo qual estava passando.

Porém, os 12 meses seguintes foram difíceis, pois tive que manter minha mente forte e focada para evitar que escorregasse para a depressão. É fácil perder as esperanças durante o longo processo. Houve momentos em que me senti tão isolado que pensei que não conseguiria e só queria morrer. Mas me mantive firme. Minha resiliência foi testada até seu limite. Acredito que minha fé e o apoio da família e dos colegas me permitiram prosseguir. Com o passar do tempo e à medida que crescia o conteúdo de minha remediação com todo o trabalho que estava fazendo, e à medida que me aproximava da audiência de revisão, surpreendi-me com o quanto tinha crescido como pessoa. Eu havia refletido sobre meus múltiplos papéis como médico, marido, pai, filho, amigo e colega. Desapontei tantas pessoas que nunca conseguiria escapar dessa responsabilidade. Em minha audiência de revisão, fui aceito novamente na medicina com efeito imediato. Senti-me muito agradecido e, ainda assim, exausto. Minha determinação tinha valido a pena, e fui lembrado de que, se tivesse desistido ou perdido as esperanças, isso teria sido o fim. Quero espalhar a mensagem de que os médicos em posição semelhante não estão sozinhos. É estranho, mas minha jornada teve um propósito – ajudar os outros a melhorarem. Sim, eu queria ajudar os pacientes; mas os médicos também são pacientes e precisam de ajuda.

REFERÊNCIAS

1. Bourne T, Wynants L, Peters M, *et al.* The impact of complaints procedures on the welfare, health and clinical practise of 7926 doctors in the UK: a cross- sectional survey. *BMJ Open* 2015;**5**(1):e006687.
2. Brooks S, Del Busso L, Chalder T, *et al.* You feel you've been bad, not ill: sick doctors' experiences of interactions with the General Medical Council. *BMJ Open* 2014;**4**(7):e005537.
3. GMC Fitness to Practise Investigations: 15 things you can do today to protect your medical licence and registration – Fitness to Practise Guide [Internet]. [citado em 18 de janeiro de 2020]. Disponível em: www.fitnesstopractise.uk/gmc.
4. Professional Standards Authority. Annual review of performance 2016/17: General Medical Council [Internet]. Disponível em: www.professional standards.org.uk/docs/default-source/publications/performance-reviews/performance-review-gmc-2016-17.pdf.
5. BMA. Doctor support service [Internet]. Bma.org.uk. 2019 [citado em 18 de janeiro de 2020]. Disponível em: www.bma.org.uk/advice/work-life-support/your- wellbeing/doctor-support-service.
6. Empey D. Suspension of doctors. *BMJ* 2004;**328**(7433):181–2.
7. Savage W. A Savage Inquiry. London: Virago, 1986.
8. BMA. Stand by me: surviving a GMC investigation [Internet]. Bma.org.uk. 2018 [citado em 18 de janeiro de 2020]. Disponível em: www.bma.org.uk/news/2015/february/stand-by-me-surviving-a-gmc-investigation.
9. Doctors' Support Group. Suspended doctors [Internet]. Doctors' Support Group. 2006 [citado em 18 de janeiro de 2020]. Disponível em: https://doctorssupportgroup.com/suspended-doctors.
10. Medic Footprints. Alternative careers for doctors [Internet]. Medic Footprints [citado em 19 de janeiro de 2020]. Disponível em: https://medicfootprints.org.

11. Help me I'm a Doctor. Financial help for doctors and their dependents [Internet]. [citado em 18 de janeiro de 2020]. Disponível em: www.doctorshelp.org.uk.
12. www.bbc.co.uk/news/resources/idt-sh/the_struck_off_doctor.
13. DJS Research Ltd. Analysis of cases resulting in doctors being erased or suspended from the medical register Report prepared for: General Medical Council [Internet]. 2015. Disponível em: www.gmc-uk.org/-/media/documents/analysis- of- cases- resulting- in-doctors- being- suspended- or- erased-from-the-medical-register--63534317.pdf.
14. General Medical Council. The state of medical education and practice in the UK [Internet]. 2018. Disponível em: www.gmc-uk.org/about/what-we-do-and-why/data-and-research/the-state-of-medical-education-and-practice-in-the-uk.
15. General Medical Council. The reflective practitioner – guidance for doctors and medical students [Internet]. Gmc-uk.org. 2019 [cited 9 November 2019]. Available from: www.gmc-uk.org/education/standards-guidance-and-curricula/guidance/reflective-practice/the-reflective-practitioner---guidance-for-doctors-and-medical-students.

POSFÁCIO

Você deve ter notado um tema comum neste livro, que é garantir que você busque ajuda.

Embora alguns dos resultados desses processos e seu impacto possam mudar a vida da pessoa, as organizações que visam ajudar os médicos podem fazer muita diferença em toda a experiência e no resultado final. Seja buscar um aconselhamento porque um jornalista fez contato com você para uma reportagem ou acessar o *site* da Practitioner Health (www. practitionerhealth.nhs.uk), o qual tem todo o conteúdo necessário, é importante saber que não precisa fazer isso sozinho. Há muitas pessoas dedicadas lá fora que estão prontas para ajudar. A mensagem mais importante é que, embora se trate de um período extremamente difícil, há outras pessoas que estão ou já estiveram nessa situação, e elas conseguiram – e você também pode conseguir – superar tudo isso e voltar para o trabalho e a normalidade. Certifique-se de estar recebendo o máximo possível de suporte emocional, médico e financeiro ao longo do processo, especialmente agora que estamos passando pela pandemia de covid-19. Este não é o momento de se esconder e sentir-se envergonhado, mas, em vez disso, de procurar os amigos e os entes queridos para buscar apoio. Afinal de contas, você faria o mesmo por eles se estivessem em circunstâncias semelhantes.

Por fim, gostaria de agradecer mais uma vez a todos os profissionais que cruzaram o limite entre o profissional e o paciente. Agradeço por seu comprometimento com seus próprios pacientes e sua confiança em meu serviço. Mais uma vez, meu muito obrigado àqueles que me ajudaram a escrever este livro – a Shibley Rahman, que o leu nos estágios iniciais, a todos aqueles que contribuíram com capítulos, à Jo Koster da Routledge/CRC Press, à equipe dos Doctors in Distress (em especial a Anne, Marie, Roma, Bertie, Amandip e Suzanne) que me ajudou com meu trabalho assistencial e a meus parceiros e à Rylla, do Hurley Group, que estiveram comigo nas horas boas e ruins.

ÍNDICE

Nota: os números de páginas em **negrito** se referem a tabelas e aqueles em *itálico* se referem a figuras.